150 *Jahre*
Kohlhammer

Béla Bartus, Dörte Hilgard, Michael Meusers

Diabetes und psychische Auffälligkeiten

Diagnose und Behandlung von Kindern, Jugendlichen und jungen Erwachsenen

Verlag W. Kohlhammer

1. Auflage 2016

Alle Rechte vorbehalten
© W. Kohlhammer GmbH, Stuttgart
Gesamtherstellung: W. Kohlhammer GmbH, Stuttgart

Print:
ISBN 978-3-17-026856-2

E-Book-Formate:
pdf: ISBN 978-3-17-026857-9
epub: ISBN 978-3-17-026858-6
mobi: ISBN 978-3-17-026859-3

Für den Inhalt abgedruckter oder verlinkter Websites ist ausschließlich der jeweilige Betreiber verantwortlich. Die W. Kohlhammer GmbH hat keinen Einfluss auf die verknüpften Seiten und übernimmt hierfür keinerlei Haftung.

Inhalt

Geleitworte

Geleitwort Martin Holtmann

Die Behandlung von Kinder und Jugendlichen, die neben einem Typ 1 Diabetes auch an einer psychischen Störung leiden, stellt für die notwendigerweise kooperierenden ärztlich und psychotherapeutisch Tätigen eine große Herausforderung dar. Für die Diagnostik und Therapie und auch für die langfristige Begleitung der betroffenen Kinder, Jugendlichen, jungen Erwachsenen und deren Familien ist die vertrauensvolle Zusammenarbeit der verschiedenen Fachdisziplinen immens wichtig. Es gibt aber bis heute weder Leitlinien noch Therapiestudien, welche die Besonderheiten dieser Komorbidität angemessen aufgreifen.

Das vorliegende Buch ist aus den langjährigen Erfahrungen der kooperativen Behandlung geschrieben. Das Autorenteam umfasst alle drei Berufsgruppen: Pädiater, Kinder- und Jugendpsychiater und Psychologische Psychotherapeuten bzw. Fachpsychologen DDG. Sie beschreiben, an welcher Stelle eine psychiatrische Behandlung unter Berücksichtigung eines Diabetes modifiziert werden muss und informieren über die Kenntnisse, die jede Berufsgruppe über das Gebiet des Kooperationspartners haben sollte.

Zwei Dinge sind neu: zum einen das Thema selber und zum anderen das Anliegen, ein Buch als Hilfe für fachübergreifende Medizin zu schreiben. Durch die zunehmende Spezialisierung der Medizin drohen bei allen Vorteilen gemeinsame Aspekte in den Hintergrund zu treten. Dieses Buch ist der konstruktive Versuch, die Nachteile einer hochspezialisierten Medizin zu überwinden, indem der Fokus auf dem Wissen liegt, das jede der beteiligten Berufsgruppen haben sollte, damit gemeinsame Versorgung gelingen kann.

Hamm, Oktober 2015
Prof. Dr. Martin Holtmann

Geleitwort Martin Holder

Erfahrungen in der jahrelangen Betreuung von Kindern und Jugendlichen mit Typ 1 Diabetes zeigen, dass neben dem individuell angepassten Insulinschema oder der neuesten technischen Ausrüstung eine gefestigte und stabile Beziehung zu den wichtigsten Bezugspersonen (Eltern, Freunde, Betreuer etc.) und ein geregelter Alltag ganz wichtige Voraussetzungen für eine gute Stoffwechseleinstellung sind. Gibt es massive Probleme in der Familie, im Freundeskreis oder in der Schule, ist in der Regel der Diabetes auch nicht gut eingestellt. Dahinter verbergen sich nicht nur Störungen in der Akzeptanz der chronischen Erkrankung, sondern oft auch tiefer gehende oder vielschichtigere Probleme, welche auch schon vor Manifestation des Diabetes bestanden haben.

Eine psychiatrische Komorbidität kann eines dieser vielschichtigeren Probleme darstellen, aber auch psychologische Aspekte. Als betreuendes Diabetes-Team sollte es uns gelingen, rechtzeitig ungünstige bzw. für die Diabetesversorgung gefährliche Veränderungen bei den Kindern, Jugendlichen oder deren Eltern zu erkennen, richtig einzuschätzen und zu verändern. Mit seinem praktischen Ansatz kann dieses Buch dafür eine große Hilfe sein.

Den Autoren gebührt Dank und Anerkennung, dass sie diese wichtigen Themen aufgegriffen haben. Ihr Wissen resultiert aus jahrelangen Erfahrungen, die sie unter anderem während ihrer Intensiv-Seminare gesammelt haben.

Aber auch für alle Kinderpsychologen und Kinderpsychiater ist dieses Buch wichtig, damit sie mehr über die Besonderheiten des Diabetes und seines Managements erfahren. Nur mit einem gegenseitigen Austausch und dem Verständnis für die jeweils andere Berufsgruppe können wir mehr für unsere Kinder und Jugendlichen mit Typ 1 Diabetes erreichen.

Stuttgart, Januar 2016
Dr. med. Martin Holder
Facharzt für Kinder-und Jugendmedizin

Danksagung

Wir möchten uns bei allen Kollegen und Patienten bedanken, die uns mit wertvollen Hinweisen und Anregungen die Erstellung dieses Buches ermöglicht haben. Insbesondere möchten wir den jungen Helfern der Diabetes-Schulungskurse Herdecke danken, die uns aus ihren persönlichen Erfahrungen und Anregungen stets die Brauchbarkeit unserer Ideen für den Alltag rückgemeldet haben. Unseren Patienten möchten wir für ihre Geduld danken: dass wir uns mit ihnen auf den Weg begeben und gemeinsam nach guten Lösungen für sie suchen konnten. Viele Denkanstöße kamen von den Teilnehmern der Intensiv-Seminare, die als Weiterbildung für Diabetes-Teams nun schon seit über 5 Jahren turnusmäßig stattfinden und immer wieder neue Aspekte in die Kinderdiabetologie einbringen. Schließlich bedanken wir uns für das ausgezeichnete Lektorat des Verlages, das die Publikation dieses Werkes ermöglichte. Und last not least sei erwähnt, dass wir als interdisziplinäres Team aus Diabetologie, Psychologie und Psychiatrie das Buch erstellt haben und trotzdem immer noch einen freundschaftlichen Umgang miteinander pflegen.

Béla Bartus, Dipl.-Psychologe, ist Kinder- und Jugendlichenpsychotherapeut und Fachpsychologe Diabetes DDG in der Filderklinik, Filderstadt.

Dr. med. **Dörte Hilgard** ist Kinder- und Jugendärztin im Gemeinschaftskrankenhaus Herdecke. Sie leitet dort die Kinder-Diabetologie.

Dr. med. **Michael Meusers** ist Kinder- und Jugendpsychiater, -psychotherapeut, Neuropädiater und leitete langjährig die Kinder- und Jugendpsychiatrie im Gemeinschaftskrankenhaus Herdecke.

1 Einleitung

Den Autoren ist es ein Anliegen, dass dieses Buch einen nützlichen Beitrag leistet für eine Verbesserung der kooperativen Betreuung von Kindern und Jugendlichen mit Diabetes mellitus Typ 1 seitens der Kinderdiabetologie und der Kinder- und Jugendpsychiatrie, sowie für ein verbessertes gegenseitiges Verständnis dieser Berufsgruppen.

Die reguläre Diabetesversorgung im Kindes- und Jugendalter gelingt bei vielen Familien gut dank der kompetenten Unterstützung des betreuenden kinderdiabetologischen Teams. In einigen Familien bedarf es einer einmaligen oder kurzfristigen psychologischen, psychotherapeutischen oder kinder-/jugendpsychiatrischen Intervention oder einer Erziehungsberatung (z. B. bei Spritzverweigerung, Interaktionsproblemen oder akuten familiären Krisensituationen). Doch da Kinder und Jugendliche mit Diabetes ein erhöhtes Risiko für psychiatrische Erkrankungen im Vergleich zu gesunden Gleichaltrigen haben (Blanz 1995 geht von ca. 20 % aus), lohnt es sich, in diesem Kontext ein besonderes Augenmerk auf die notwendige Kooperation (angemessene Diagnostik, Therapie und Betreuung) der beteiligten Berufsgruppen zu werfen. Denn insbesondere, wenn somatische und psychiatrische Erkrankungen gemeinsam oder in Folge auftreten, ist das Risiko groß, dass Betroffene entweder nur aus diabetologischer Sicht oder nur aus psychiatrischer Sicht versorgt werden – der Gesichtspunkt der gegenseitigen Bedingtheit wird übersehen und bleibt unberücksichtigt. In der Vergangenheit war dies eine Schwachstelle, welche für das betroffene Kind zu belastenden Situationen mit unerfreulichen Erfahrungen führen konnte (teils desaströse Schulkarrieren, häufige Wechsel von Betreuungseinrichtungen, häufige Krankenhausaufenthalte u.a.m.).

Berührungsängste, fehlendes gegenseitiges Verständnis und ausbildungsbedingte Unkenntnis können die Kooperation in der Diabetes-Behandlung häufig gravierend erschweren. Um erlebte Beispiele zu nennen: Bei Minderbegabung hilft auch wiederholte Diabetes-Schulung nichts, bei Angsterkrankung werden auch gute Spritzpläne im entscheidenden Moment einfach ignoriert, bei Dyskalkulie ist ein sorgfältig erarbeiteter Insulinspritzplan wenig wert. Selbst, wenn die psychische Störung aus psychiatrischer Sicht sonst im normalen Alltag unbedeutend wäre, kann es im Diabetesalltag bereits zu einer erheblichen Beeinträchtigung kommen. Z. B. kann die geringe Antriebsstörung einer subklinischen Depression die Durchführung der erforderlichen Handlungen bei der eigenständigen Versorgung des Diabetes erheblich behindern.

Aus dem Erleben solcher Patientenschicksale und aus der erfolgreichen beruflichen Kooperation des Autorenteams ist die Idee zu diesem Buch entstanden.

Alle langjährig mit Diabetes-Patienten Tätigen und alle Betroffenen wissen, dass Diabetologie mehr als eine kompetente Diabetes-Schulung und mehr als eine erfolgreiche Insulineinstellung ist. Kinder und Jugendliche mit Diabetes und ihre Familien haben besondere seelische Bedürfnisse, weisen eine erhöhte psychische Vulnerabilität auf und leisten weitere entwicklungstypische Aufgaben. Sie sind sozial vernetzt in Familie und Peergroups, sie haben Perspektiven, persönliche Fähigkeiten und Begabungspotentiale: All dies sind Themen, die für eine gelungene Diabetesversorgung berücksichtigt werden müssen, wenn das »Gesamtprojekt« denn gelingen soll. Diese Inhalte werden im normalen klinischen Alltag durch ganz verschiedene Fachgebiete begleitet, die natürlicherweise nicht direkt kooperieren, sondern sich eher fremd sind: Kinder- und Jugendpsychiater[1], Kinder- und Jugendlichenpsychotherapeuten, Psychologen, Lehrer und Kinderdiabetologen sowie Diabetesberater: für den betroffenen Patienten jedoch ist ein Zusammenspiel all dieser Disziplinen für den langfristigen Erfolg und das Ziel »Großwerden mit Diabetes« von entscheidender Wichtigkeit.

Die Zusammenarbeit gelingt deutlich besser, wenn jeder »Teilnehmer« den anderen versteht, mindestens über Basiswissen und die »Sprache« der Nachbardisziplin verfügt und so eher »passgenaue« Hilfen von den anderen Fachrichtungen anfordern kann, und damit aus einer Teamleistung heraus eine »Hilfe als Gesamtkunstwerk« für den einzelnen, individuellen Patienten entsteht!

Dieses Buch ist als ein praxisnahes Handbuch für die interdisziplinäre Zusammenarbeit von Diabetesteams, Mitarbeitern der Kinder- und Jugendpsychiatrie, für Mitarbeiter in Jugendhilfe-Einrichtungen, aber auch für interessierte Eltern und junge Erwachsene mit Diabetes angelegt.

Das Autorenteam schöpft seine Erfahrung aus gemeinsamen Seminaren und Tagungsbeiträgen der letzten fünf Jahre zu diesem Themenkomplex. Besonders erwähnt sei hier das Intensivseminar der PPAG e.V. (Arbeitsgruppe für psychotherapeutische, psychiatrische und psychologische Aspekte der Kinderdiabetologie, AG in der AGPD), welches inzwischen im fünften Jahr in Herdecke durch das Autorenteam (in drei Wochenend-Blocks) abgehalten wird.

Aus diesem Austausch und dem konkreten Einüben von psychotherapeutischen Grundlagen haben wir als Referenten ständig dazu gelernt – als Ergebnis davon und auf vielseitige Nachfrage hin soll hiermit dieses Buch vorgelegt werden. Da das Thema noch ein »junges« Arbeitsfeld ist und sich noch »in process« befindet, können wir in vielen Bereichen nicht auf einschlägige Studien und Forschungsergebnisse zurückgreifen. Das Dargestellte beruht, dort wo wir »Neuland« betreten, auf Erfahrungen aus dem klinischen Alltag und Gesprächen mit Kollegen und erfahrenen Betroffenen. Die eingefügten Beispiele entstammen unserem Behandlungsalltag, die Namen sind aus datenschutzrechtlichen Gründen jeweils geändert.

In der Entwicklung der Kinderdiabetologie in Deutschland, aber auch weltweit wird die Bedeutung der psychologischen Begleitung präventiv und bei Problemen

---

1 Aus Gründen der besseren Lesbarkeit wird in der Regel die männliche Form verwendet, die weibliche Form ist jedoch immer mit gemeint. Wir danken für Ihr Verständnis.

der Alltagsbewältigung zunehmend erkannt und ist für viele Diabetesteams Realität geworden. Dies führte u. a. zur Einführung des »Fachpsychologen DDG« als notwendigem Teammitglied in größeren Einrichtungen.

Das vorliegende Werk geht über diesen Schritt hinaus, indem es sich mit der Erkennung und Behandlung von psychiatrischen Komorbiditäten bei Kindern und Jugendlichen mit Diabetes mellitus befasst. Die Interaktion von Diabetes und psychiatrischen Komorbiditäten wird praxisorientiert beleuchtet. Die Autoren repräsentieren einen interdisziplinären Behandlungsansatz aus

1. den wichtigsten Faktoren der Diabetesbehandlung unter Berücksichtigung der kindlichen Entwicklungsschritte und dem psychosozialen Umgang mit ihnen,
2. psychiatrischen Gesichtspunkten entsprechend den typischen Notwendigkeiten der Diabetesbehandlung sowie
3. psychotherapeutischen Gesichtspunkten.

Es werden sowohl entwicklungsbedingte Normvarianten berücksichtigt, als auch psychiatrische Erkrankungen, soweit sie sich signifikant auf die Behandlung des Diabetes auswirken. Die psychotherapeutische Sichtweise konzentriert sich auf die Interaktion in der Familie, zwischen Diabetes-Teams und Patienten und dem gesamten sozialen System, indem das Kind beziehungsweise der Jugendliche aufwächst.

Es werden die Themen der Entwicklungspsychologie und -pathologie, psychiatrische Krankheitsbilder, Therapieformen einschließlich Medikamenten allgemeinverständlich in ihren Grundzügen vermittelt – immer aus dem Blickwinkel der Besonderheiten des Lebens mit dem Diabetes. Sicher mag sich manches davon auch als nützlich für den Alltag im Umgang mit anderen chronischen Krankheiten erweisen.

Die Erkennung und Behandlung von entwicklungs- bzw. altersbedingten Schwierigkeiten bei der Umsetzung der Diabetestherapie sowie Unterscheidung von psychiatrisch bedingten Auffälligkeiten bzw. psychiatrischen Erkrankungen ist die wesentliche Diktion des Buches.

Neben Verhaltensauffälligkeiten, die sich ungünstig bis hinderlich auf die Selbstbehandlung und Versorgung des Diabetes im Alltag des Kindes und Jugendlichen auswirken, werden umschriebene psychiatrische Erkrankungen wie Depression, ADHS und Impulsivität ausführlich dargestellt und die Folgen für die Diabetesbehandlung geschildert.

Aus kinderdiabetologischer Sicht werden die Möglichkeiten einer Diabetestherapie unter erschwerten Bedingungen beschrieben und gleichzeitig Lösungsansätze für das Vorgehen des Diabetesteams und für die Eltern selber angeboten. Gleichzeitig werden Vorgehensweisen und Strategien beschrieben, die es Diabetesteams gegenüber Kindern und Jugendlichen mit auffälligem Verhalten ermöglichen sollen, umsichtig und wertschätzend handeln zu können. Dazu gehören Aspekte der Gesprächsführung, Formen von verhaltenstherapeutischer Modifikation und schließlich systemische und familientherapeutische Ansätze.

Das übergeordnete Ziel ist es, Diabetesteams hinsichtlich der Erkennung, Einschätzung und Veränderungen von Verhaltensweisen, die ungünstig bis gefährlich für die Diabetesversorgung sind, kompetenter zu machen. Dazu gehört die Beschreibung der Strukturen in der Kooperation zwischen Diabetesteams und der Kinder- und Jugendpsychiatrie, der Psychosomatik, die Zusammenarbeit mit psychologischen Psychotherapeuten und die Nutzung von psychosozialen Hilfesystemen für die Versorgung von Kindern und Jugendlichen mit Diabetes.

Konkrete Problemlösungen, oft anhand von Fallbeispielen illustriert, werden dargestellt, sodass die Leser daraus eigene Strategien für ihren Behandlungsalltag entwickeln können. Es werden Fertigkeiten vermittelt, die auf die frühzeitige Erkennung von psychiatrischen Auffälligkeiten bei Kindern und Jugendlichen zielen und entweder eine aus dem Diabetesteam erfolgte Lösung ermöglichen oder aber die konsiliarische Zusammenarbeit mit der Kinder- und Jugendpsychiatrie explizit anstreben.

Durch die klinische Erfahrung der Autoren aus ihrem speziellen Fachgebiet kann gerade die Schnittstelle zwischen der eher somatisch orientierten Kinderdiabetologie und der Kinder- und Jugendpsychiatrie herausgearbeitet und für die Leser konkretisiert werden.

Zusammenfassend bietet das Buch für Diabetesteams der stationär tätigen Pädiatrie als auch für die Mitarbeiter ambulant tätiger diabetologischer Schwerpunktpraxen eine Arbeitsgrundlage, um problematische sog. »Non-Compliance«-Patienten zu erkennen und so psychischen Auffälligkeiten rechtzeitig auf die Spur zu kommen: mit dem Ziel, eine gute Adhärenz zu erreichen.

Auch Mitarbeiter aus sozialen Einrichtungen, wie Jugendämtern, Jugendhilfe, Betreuungseinrichtungen und Schulen, die mit der Aufgabe der Betreuung von Kindern und Jugendlichen mit Diabetes konfrontiert sind, können neue Kompetenzen erwerben, sodass die gesamte Betreuung dieser Patientengruppe eine deutliche Verbesserung erfahren kann.

2 Wie man mit dem Buch arbeitet

Natürlich ließe sich eines der schon evaluierten und etablierten psychiatrischen Diagnosesysteme hier vorstellen. Doch diese sind für kinder- und jugendpsychiatrisches Fachpersonal (Psychologen, Psychotherapeuten und Kinder- und Jugendpsychiater) konzipiert, und ohne klinisch-diagnostische Erfahrung wenig hilfreich! Fragebogendiagnostik ohne klinische Exploration führt leicht zu Fehldiagnosen.

Ebenso könnten hier die üblichen Grundlagen der Gesprächsführung dargestellt werden, aber ohne konkrete Übung sind sie nicht umsetzbar.

Doch für kinder- und jugenddiabetologische Teams ist es wichtig, im Alltag einer Diabetessprechstunde oder im stationären Setting in schwierigen Behandlungssituationen mit Kindern, Jugendlichen, jungen Erwachsenen und deren Familien zu wissen, an wen man sich wendet, welche Schritte zur Diagnostik bei der Frage einer möglichen Komorbidität die richtigen sind und wie diese eingeleitet werden können.

Diabetesteams erleben im klinischen Alltag nicht selten Situationen, die Fragen nach dem geeigneten Umgang mit dem Kind bzw. einer Familie, aber auch einer psychiatrischen Diagnostik und angemessenen Therapie bei ggf. vorhandener Komorbidität aufwerfen. Der in der Regel psychiatrisch weitgehend unerfahrene (Kinder-) Diabetologe benötigt als Hilfestellung hierzu ein alltagstaugliches Einschätzungs-Schema, um handlungsfähig zu sein. Ebenso kann für die Diabetesberater/innen, die häufig engen Kontakt zu den Patienten haben, ein psychologischer Blickwinkel bei der Beurteilung von Kind und Familie sehr nützlich sein.

Im Normalfall gelingt es, dass das Kind oder der Jugendliche mit Unterstützung seiner Familie bzw. die Familie mit einem neu diagnostizierten Diabetes nach Insulineinstellung und umfassender altersgerechter und strukturierter Diabetes-Schulung die Diabetesselbstbehandlung schnell relativ gut durchführt. Angebote wie eine Diabetes-Hotline werden angemessen genutzt, Ambulanztermine werden regelmäßig wahrgenommen, Beratungsbücher werden gelesen und verstanden.

Bei einem kleinen Teil der Patienten gelingt dies jedoch nicht: Manchmal kommt es bereits kurze Zeit nach Manifestation der Diabetes-Erkrankung zu ersten Schwierigkeiten, in anderen Fällen werden Probleme der Diabetesversorgung erst im Verlauf auffällig. Wenn die Ergebniserwartung des Kinder- und Jugend-Diabetologen bzw. des Diabetesteams nicht erfüllt werden, d. h. der HbA1c-Wert längerfristig erhöht ist, es gehäuft zu Ketoazidosen oder/und schweren Hypoglykämien mit Krankenhausaufenthalten kommt, gravierende Diabetesbehandlungslücken auffallen, Konflikte rund um die Diabetesversorgung immer häufiger werden, können folgende Fragen aufgeworfen werden:

1. Wie ist die Begabung des Kindes/der Eltern, wurde sie bisher richtig eingeschätzt?
2. Liegt eine Dyskalkulie vor?
3. Das Verhalten des Kindes/Jugendlichen ermöglicht keine angemessene Unterstützung:
   - Liegen heftige Emotionen, Scham, Wut, erhöhte Kränkbarkeit zugrunde? oder
   - Impulsives, unüberlegtes-spontanes Handeln?
   - Mangende Konzentration, ständige motorische Unruhe?
   - Mangelnde Aktivität, fehlender Antrieb?
   - Unausgesprochene Ängste vor Hypoglykämien, Spritzen, Diabetesversorgung in der Öffentlichkeit?
   - Verständnisprobleme des Kindes in den Diabetesschulungen trotz guter Begabung?
   - Dysfunktionale gedankliche Konstrukte?
4. Missverhältnis von Fähigkeiten des Kindes und Erwartungen der Eltern hinsichtlich seiner Selbstständigkeit, die nicht dem Entwicklungstand oder den Möglichkeiten entspricht.

In den folgenden Kapiteln wollen die Autoren Tipps und Grundlagen für ein Verstehen von scheinbar unsinnigem Verhalten des Kindes/Jugendlichen und Hilfestellungen für eine Lösung daraus entstandener Probleme geben.

Auch wenn das Verhalten eines gesunden Kindes (►Kap. 9.3.1–9.3.3) oder Adoleszenten (►Kap. 9.3.4) im Umgang mit dem Diabetes schon einige Fragen aufwerfen kann (z. B. in Bezug auf heimliches Essen beim Kindergartenkind), so sind hierfür doch eine gute Diabetes-Nachschulung, ein Gespräch über das Problem und eine altersgemäße und individuelle Motivierung oder Belohnung (►Kap. 5.3) in aller Regel wirksam.

Wenn aber eine psychiatrische Komorbidität vorliegt oder vermutet werden muss, hat die Abklärung, Diagnostik und der Beginn von angemessenen therapeutischen Interventionen den Vorrang in der Behandlung: also zunächst die Diagnose und Behandlung der psychiatrischen Störung, dann erst kann die Optimierung der Diabetesselbstbehandlung wieder gelingen!

Insofern könnte auch gelten: Bei wem nach angemessener Diabetesschulung die Therapiedurchführung nicht gelingt, benötigt nicht noch mehr Schulung, sondern ein Mehr an Abklärung der Ursache, insbesondere Diagnostik hinsichtlich psychiatrischer Komorbidität! Hier wird der Diabetologe eine gute Zusammenarbeit mit psychiatrischen Fachleuten benötigen, die wiederum auf die Rückmeldung des Diabetologen angewiesen sind, ob seine Maßnahmen denn diabetologisch effektiv waren.

Man könnte also bei Kindern und Jugendlichen mit Diabetes und psychiatrischer Komorbidität keck postulieren, dass die Qualität der psychiatrischen/psychotherapeutischen Therapie sich am Verlauf des HbA1c beurteilen lasse: ein für Psychiater/Psychotherapeuten und Psychologen ungewohnter, völlig neuer Gedanke, der in dieser Konstellation aber tatsächlich stimmt!

Vielleicht sollten die Familien (z. B. auch durch die Beratung der Kinder-Diabetologen) bei Misslingen der Behandlung auch nicht sofort den Kinder- und Jugendpsychiater wechseln, sondern Kinderdiabetologen und Kinder- und Jugendpsychotherapeuten/-psychiater sollten sich gemeinsam auf den Weg machen und die psychiatrische Diagnose, Therapie erneut hinterfragen, ggf. revidieren lernen, und nach optimierten Hilfen suchen.

Wir begeben uns mit dem Inhalt dieses Buches gemeinsam mit dem Leser auf einen innovativen und durchaus gemeinsamen Weg des Lernens, für den es einen wichtigen Antrieb gibt.

Merke

Der Diabetes fordert besonders im Kindes- und Jugendalter, aber auch bei jungen Erwachsenen, bei denen mit der Volljährigkeit das familiäre Unterstützungssystem nicht mehr gesichert ist, stets eine zuverlässige Selbstversorgung mit hoher Stringenz. Sonst wird er für die private und berufliche Lebensperspektive von deutlichem Nachteil und birgt in sich das Risiko einer Verschlechterung der Lebensqualität und Verkürzung der Lebenszeit.

Die Einsicht, dass bei Diabetes die Adoleszenz nicht einfach »ausgesessen« werden kann, ist in Fachkreisen angesichts des Wunsches, doch in jedem Falle die therapeutische Beziehung zu schützen, ein neuer Gedanke, insbesondere in der psychiatrischen Versorgung junger Erwachsener, die im Rahmen ihrer Adoleszenz – anders als somatisch Gesunde – nicht einfach drei Jahre »Auszeit« von der Diabetesversorgung nehmen können, um zunächst einmal Autonomie üben zu können. Bei Diabetes droht rasch die Konsequenz, keinen angemessenen Schulabschluss zu schaffen, nicht ins Berufsleben zu finden, im sozialen Kontext zu scheitern und bereits früh mit diabetischen Folgeerkrankungen konfrontiert zu werden. Es bedarf einem Umdenken in der Betreuung dieser Patienten sowohl aus diabetologischer als auch psychiatrische Sicht. Aus diesem Grund haben die Autoren dem Thema der Adoleszenz auch ein eigenes Kapitel (▶ **Kap. 9.3.4**) gewidmet. Begriffe wie »bezogene Individuation«, Schritte zu mehr Individuation bedeuten nicht Ablösung, sondern Veränderung der Beziehung (Stierlin 2007) oder »Modifikation von Bindung« (Bohleber 2011). Dies sind weiterführende Begriffe, die es gilt, mit neuen Strategien alltagstauglich für diese Patientengruppe umzusetzen.

3 Diabetes im Alltag – was macht er mit der Psyche?

3.1 Einleitung

Das Ziel vieler Eltern in der Diabetesversorgung ist, dass ihr Kind später als Erwachsener selbstsicher, durch den Diabetesalltag möglichst unbelastet und erwartungsfroh in die Zukunft blicken kann und nicht durch bereits aufgetretene Folgen oder eine gescheiterte Schul- oder soziale Karriere beeinträchtigt ist.

Das Leben mit dem Diabetes beeinflusst den Blick in die Zukunft in vielen kleinen Details nachhaltig. Bei bewusstem Umgang können sich jedoch hierdurch auch neue Ressourcen für das Leben ergeben.

Im Folgenden richten wir unseren Blick darauf, was ein Alltag mit Diabetes bedeutet – aber auch, wie man ihn erfolgreich gestalten kann:

Diabetes bedeutet für die betroffenen Kinder und deren Familien eine neue zusätzliche Aufgabe, mehr als eine Krankheit (im gewohnten Sprachverständnis). Die Kinder, ihre Eltern, aber auch Lehrer, Erzieher, Verwandten und sonstigen Betreuungspersonen müssen nach dieser für das Leben einschneidenden Diagnose lernen dem Diabetes im Leben des Kindes »den richtigen Platz zuzuweisen«, den Alltag also so meistern zu lernen, dass die Kinder ein (fast) normales Leben führen können.

Aphorismen und Bilder können bei der Vermittlung dieser Aufgabe helfen (► Kap. 3.9).

Bild 1:
»Diabetes ist ein von dir nicht eingeladener Untermieter (z. B. vom Amt einquartiert), du kannst ihn nicht rausschmeißen, er hat Wohnrecht auf Lebenszeit – das einzige, was das Zusammenleben angenehmer macht ist, ihm immer wieder seinen Platz in deinem Haus zuzuweisen und genügend aufmerksam mit ihm umzugehen, sonst macht er Blödsinn und gefährdet dein »Haus«.«

Bild 2:
Diabetes als »kleiner Bruder«: Man kann ihm einen Namen geben (z. B. Heddas »Aboudjani«, der sich manchmal gut benimmt, aber auch mal Quatsch macht und die Familie ärgert). Das Kind kann mit ihm auch sprechen, auch kann die Familie mal gemeinsam auf ihn schimpfen.

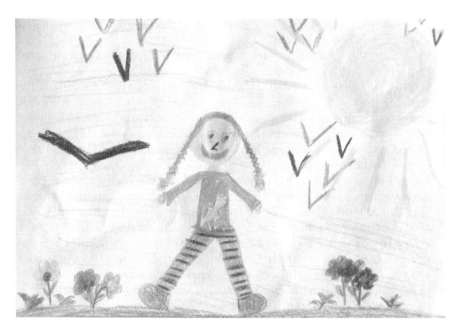

Abb. 3.1: Der Diabetes heißt Aboudjani und lebt in Heddas Körper (mit freundlicher Genehmigung von Hedda Biermann und Familie)

Um ein möglichst normales und unbelastetes Leben zu ermöglichen, brauchen die Erwachsenen im Umfeld ein Grundverständnis der *Besonderheiten des Alltags mit Diabetes*:

- *Mehr Tagesstrukturierung*: Durch Diabetes ist die Spontanität des Handelns in vielen kleinen Details eingeschränkt, z. B. muss ein Kind mit Diabetes, wenn es Schwimmen gehen will, vorher sorgfältig überlegen, ob alle notwendigen Utensilien (Katheter oder Pen, genügend Insulin, Testgerät und genügend Teststreifen, Traubenzucker und Sport-KE's) dabei sind und ob es sich genügend sicher ist, wie es sich verhalten soll. D. h., mit Diabetes kann man nicht völlig spontan aus dem Haus gehen und eine Unternehmung unvorbereitet beginnen.
- *Hohes Maß an Flexibilität*: Der Tagesablauf ist bei Kindern und Jugendlichen nur selten vorhersehbar: Dies gilt insbesondere für die Bewegung und Ernährung. Der Insulinbedarf schwankt abhängig vom Maß der Bewegung (auch mit Auswirkungen auf den nächtlichen BZ-Verlauf), Infekte beeinflussen den Insulinbedarf (vor allem bei kleinen Kindern sehr relevant) und die Art der Nahrungszusammensetzung hat einen Einfluss. Bei den meisten Menschen ist der Alltag nicht immer gleich, also bedarf es jedes Mal der Anpassung und der »Behandlungsgestaltung«.
- *Vorausdenken*: Mit Diabetes lernt man, seine Handlungen besser vorauszuplanen. Die Medikamenten- und Hilfsmittelversorgung muss bedacht, Insulin und

Teststreifen rechtzeitig nachbestellt und die Vorbereitungen, z. B. für Reisen, sorgfältiger getroffen werden.

- Diabetische Stoffwechselschwankungen (sowohl Hyperglykämien als auch Hypoglykämien) beeinträchtigen die Befindlichkeit: D. h., durch den Diabetes verursachte *Stimmungsschwankungen* haben relevanten Einfluss auf das Alltagsleben. So sind Kinder und Jugendliche oft bei Hyperglykämien unleidlich, lustlos oder aggressiv im Umgang. Sie sind in der Schule bei hohen BZ-Werten nicht mehr aufmerksam, unkonzentriert und müde oder unruhig. Dies ist für das Umfeld wichtig zu wissen, da sonst die Schulkarriere oder Freundschaften negativ beeinflusst werden. Hyperglykämische Stoffwechselsituationen am Morgen können leicht zu schlechten Leistungen und damit schlechten Benotungen führen, Misserfolge in der Schule wiederum bringen zusätzlichen Frust über den Diabetes. Durch eine Hypoglykämie verursachte Albernheit oder Müdigkeit kann von einem Lehrer leicht als Fehlverhalten getadelt werden: Zumal Hypoglykämien schnell durch sog. »schnelle Kohlenhydrate« behoben werden können und somit der Eindruck entsteht, der Schüler »kann ja auch anders«. Überzuckerungen dagegen benötigen mehr Zeit zur Korrektur.
- Insbesondere für die *intrafamiliären Interaktionen* sind die durch Stoffwechselentgleisungen entstandenen Stimmungsschwankungen von hoher Bedeutung. Es ist wichtig, dass Eltern schon früh lernen, bei ihren Kindern mit Diabetes zuerst den aktuellen BZ-Wert zu erfragen, um nicht bei Hypo- oder Hyperglykämien fälschlich z. B. die »Aggressivität« oder das »Desinteresse« mit pädagogischen Maßnahmen zu belegen.
- Kinder und Jugendliche mit Diabetes müssen für ihr Alter sehr viel *zuverlässiger* sein als ihre Altersgenossen. Die Versorgung des Diabetes fordert eine hohe Berechenbarkeit des Handelns des Kindes und seine Absprachefähigkeit. Andererseits sind Kinder mit Diabetes auch auf eine höhere Verlässlichkeit seitens ihres Umfelds angewiesen als gesunde Gleichaltrige. Dies erfordert eine für Kinder und Jugendliche ungewöhnliche, anhaltende soziale Kompetenz.
- Kinder mit Diabetes brauchen für eine gelungene Alltagsgestaltung ein stabiler ausgeprägtes *Selbstbewusstsein*: Dieses Selbstbewusstsein muss nicht nur gewährleisten, dass die Kinder sich in ihrem Umfeld als Individuen, so wie sie sind, präsentieren, sondern sie müssen Advokat für die sichere Versorgung ihres Diabetes sein. Sie leisten eine besondere Aufgabe, müssen sich (unter allen Bedingungen) z. B. die Pausen nehmen, die sie zum Messen oder Spritzen benötigen. Jedes Kind und jeder Jugendliche mit Diabetes braucht das Selbstbewusstsein, dass sein Diabetes in der Wichtigkeits-Skala vor allen anderen Dingen des Alltags rangiert und einer angemessenen Berücksichtigung bedarf (das heißt nicht, dass sich der Betroffene den ganzen Tag damit beschäftigen muss – die Kunst ist, dass die Diabetesversorgung zuverlässig erfolgt, aber möglichst wenig Aufwand dafür erforderlich ist).
- Die Fähigkeit, seinen Diabetes in der *Öffentlichkeit* zu vertreten gelingt nicht jedem Kind primär (schüchterne Kinder haben es oft schwerer, oder auch Kinder, die in der Öffentlichkeit gerne »perfekt« dastehen wollen). Für manche Kinder helfen dazu verschiedene alltagstaugliche »Mutproben«. Man muss lernen einzufordern, dass die Menschen im Umfeld Rücksicht nehmen und ggf.

helfen sollten (d. h. zuvor erklären, wobei Hilfe nötig werden kann und wie diese aussieht). Mit Diabetes muss man aushalten lernen, dass andere Menschen Unverständnis zeigen, »dumme« Fragen stellen oder »unbrauchbare« Ratschläge geben. Manche oft gut gemeinte Ratschläge von Erwachsenen muss ein Kind/Jugendlicher für sich einschätzen lernen und ggf. angemessen entgegnen können. Das erfordert frühzeitig ein besonderes Maß an sozialer Kompetenz.

- In der Jugend ist aus den Gegebenheiten der Adoleszenz (▶ Kap. 9.3.4) das »Spiel mit Risiken« gefragt und beliebt – der Diabetes macht in vielen Teilen genau dies unmöglich oder nur mit deutlich erhöhtem Risiko!

Merke

Diabetes ist eine zusätzliche, ganztägige Aufgabe!

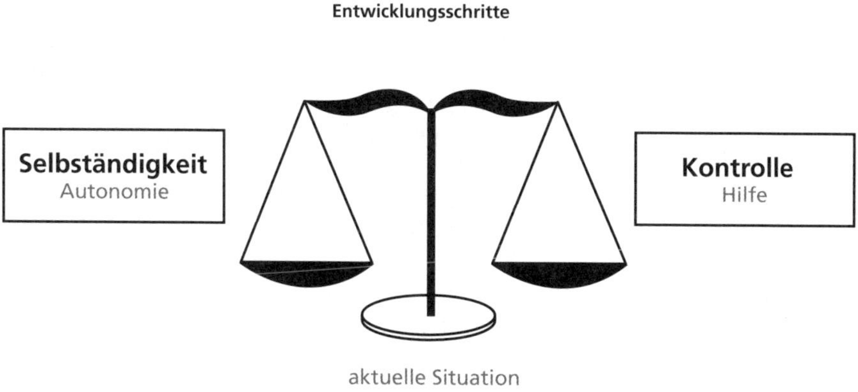

Entwicklungsschritte

Selbständigkeit
Autonomie

Kontrolle
Hilfe

aktuelle Situation

Abb. 3.2: Kind sein mit Diabetes... bedeutet ein aktiv zu haltendes, dauerndes labiles Gleichgewicht

Die stetig zunehmende Verselbständigung von Kindern und Jugendlichen erfordert ein ständig sich anpassendes und ggf. wiederholendes, fein abgestimmtes System von Vertrauen und Kontrolle.

Es lohnt sich, dies situationsabhängig mit dem Kind zu besprechen und dem Kind die Chance zu geben, die Verantwortung kleinschrittig übernehmen zu lernen. Gesunde Kinder und Jugendliche lernen gerne. Sie erleben ihre Lernerfolge am besten, wenn sie spüren, wie sie sich durch selbständigere Diabetesversorgung immer mehr Autonomie und Freiräume erarbeiten.

Diabetesalltag kann Ressource fürs Leben werden

Jeder Mensch hat unterschiedliche Ressourcen um den Alltag zu bewältigen. So können für die Diabetesversorgungen Fähigkeiten wie z. B. Genauigkeit, Ehrgeiz,

Liebe zu gewohnheitsmäßigem Handeln, gute intrafamiliäre Kommunikation, Einschätzen sozialer Unterstützungsstrukturen hilfreiche Bausteine für das Gelingen sein.

Andererseits schildern langjährige Diabetiker gelegentlich, welche Fähigkeiten sie durch das Leben mit dem Diabetes hinzugewonnen haben:

- Freundschaften sicher auf Verlässlichkeit einzuschätzen
- Sorgfältiges Tagesstrukturieren und Vorausplanen
- Verantwortung für sich selber übernehmen lernen
- Umgang mit Risiken frühzeitig einschätzen lernen

Ein sog. *Overprotecting* (d.h. »Überversorgung« ausüben, ohne dass eine Wahrnehmung des Hilfebedarfs stattfindet – die gegenseitige Wahrnehmung und Kommunikation ist dabei dysfunktional) der Eltern kann auf konkreten Besonderheiten im Familiensystem beruhen, die vom Therapeuten zunächst verstanden werden müssen, bevor man den Eltern rät: »Lassen sie das Kind doch mal den Diabetes alleine versorgen, halten sie sich doch mal raus.«

Wenn fürsorgliche Mütter von ihren Kindern/Jugendlichen keine Rückmeldung erhalten, welche und wieviel Hilfe gewünscht ist, neigen sie dazu, mehr Hilfe zu geben als notwendig. Das ist aus dem Erleben der Mütter zwar richtig, der Beobachter versteht diese Interaktion meist nicht und sieht dies evtl. ganz anders. Der einfache Rat: »Lassen Sie doch mal ihr Kind los« führt meist zum Gegenteil von dem Erwünschten (die Diabetesversorgung scheitert) oder wird einfach nicht befolgt. In kleinen Schritten Hilfe zu reduzieren, ist hier das richtige Vorgehen, es bedarf oft eines langsameren Tempos, als externe Helfer es sich wünschen – also bestimmen die Mütter/Väter das Tempo (▶ Kap. 9.4)! Eine Familie ist immer als ein System zu verstehen, welches aktuell unter diesen Bedingungen gerade so am besten funktioniert. Erst wenn ein von allen Beteiligten des Systems annehmbares besseres »Angebot« vorliegt, kann etwas im System verändert werden. (▶ Kap. 5.2).

Was erforderlich ist, um als Familie in der Diabetesversorgung aktiv mitarbeiten zu können

- Wissen über Krankheitsabläufe (Pathophysiologie und -genese)
- Detailliertes Therapiewissen
- Kenntnisse über Risikosituationen
- Praktische Fähigkeiten zum Therapiehandling
- Altersgerechte Einsicht in Therapiebedarf und Auswirkungen
- Geeignete Strukturierung des Tagesablaufes
- Funktionierendes soziales Unterstützungsmodell
- Selbstbewusstsein
- Einsicht in Krankheitsfolgen
- Emotionale Steuerungsfähigkeit

Risiken in Familien, die Schwierigkeiten der Diabetesversorgung verursachen können

Diabetes ist nicht selten das »Kampffeld« bei anderweitigen intrafamiliären oder sozialen Konflikten. Deshalb ist es in der Begleitung der Familien durch das Diabetesteam von besonderer Bedeutung, solche potentiell zugrundeliegenden Konfliktsituationen zu erkennen.

- Konfliktbelastete Familien, fehlende Kohärenz der Eltern
- Elterliche Trennungssituation
- Überforderungssituationen der Eltern
  - alleinerziehendes Elternteil
  - bildungsferne Schicht
  - ökonomische Probleme
  - Arbeitslosigkeit
- Somatische/psychische Krankheit eines Elternteils oder engen Familienmitglieds
- Unsicheres elterliches Erziehungsverhalten
- Sprachbarrieren bei Migranten, geringe soziale Integration
- Medienmissbrauch (bei Eltern und/oder Kind)

Bausteine der Selbstbehandlung

Es ist erstrebenswert, dass der BZ 4–6 Mal tgl. gemessen wird, um eine optimale Stoffwechseleinstellung realisieren zu können. Zum Erfolg der Diabetesbehandlung im Alltag gehören zehn Aspekte, die für den Alltagsumgang und die Kommunikation darüber sauber unterschieden werden sollten:

1. Die Häufigkeit der Messung per se
2. Die Resultate der Messung
3. Das angemessene Berechnen/Einschätzen von Nahrungsmitteln
4. Berechnung des KE-Bolus
5. Die Korrektur entgleister BZ-Werte, Anpassung der Therapie an den Bedarf
6. Berücksichtigung von Bewegungsausmaß in der Insulintherapie
7. Sich Hilfe zu holen in schwierigen Situationen
8. Der Eintrag ins Tagebuch, geeignete Dokumentation
9. Sicherstellung von Materialien (Insulin, Katheter-, Nadelwechsel u. a. m.)
10. Die angemessene Kommunikation über den Diabetes unter Freunden und in der Öffentlichkeit.

Menschen fallen einzelne Bausteine der Behandlung unterschiedlich leicht oder auch schwer. Es lohnt sich, dies in der Behandlung und Schulung zu berücksichtigen. So gibt es Patienten, die nur 2–3 BZ-Messungen pro Tag machen, dabei aber stets einen sehr guten HbA1c-Wert aufweisen ohne Hinweise auf Entgleisungen: Da braucht man keine Mühe auf eine Intensivierung der Messfrequenz legen. Auch gibt es Patienten, welche alle Ereignisse der letzten Wochen perfekt erinnern und ihre Therapie deshalb auch ohne Tagebuchführung optimieren können, oder die nur einen Freund in die Tatsache der Diabetesversorgung eingeweiht haben – damit aber perfekt klar kommen.

So gibt es bei uns in der Ambulanz die Regel:

Wer ohne Tagebuch einen HbA1c unter 7,5 % halten kann, muss kein Tagebuch führen, allerdings ändert sich das, sobald der HbA1c-Wert gestiegen ist: Das wird von vielen Jugendlichen als gute Motivationshilfe verstanden.

Entlastung des Kindes durch Übernahme der Therapie durch die Eltern

In Einzelfällen kann es eine Hilfe sein, dass dem Kind für eine begrenzte Zeit ein Teil der Verantwortung von seinen Schultern genommen wird. Dazu bedarf es einer genauen Absprache, welche Aufgabe wirklich abgenommen werden soll und wie dies praktisch umzusetzen ist. So können die Eltern z. B., statt die Kinder daran zu erinnern, selber den BZ messen, das Essen und die Insulingaben ausrechnen – alles sollte dann jedoch »freundlich« geschehen. Eine »Pumpenpause« wünschen sich auch manche Kinder, allerdings entdecken viele nach wenigen Tagen, dass es ohne Pumpe eher mehr Aufwand ist. Weiterhin gibt es die Möglichkeit, dass die Eltern das Buch führen, ohne die Werte zu kommentieren. Dies alles entlastet die Kinder oft sehr, wenn das Vorgehen vorher detailliert abgesprochen wird. Wichtig ist, dass mit den Kindern das Zeitfenster klar abgesprochen und vereinbart wird, was die Eltern sich im Gegenzug davon erwarten. Wenn dieses Verfahren keinen Erfolg zeigt, sollte nach verabredeter Zeit jedoch verlässlich eine neue Strategie gewählt werden, denn Ziel ist ja die Autonomie-Entwicklung mit dem Diabetes.

Erziehen mit der chronischen Krankheit Diabetes

Mitleid der Eltern und der Angehörigen darf nicht die altersgerechte Entwicklung verhindern. Die Eltern müssen lernen, dass sie ihrem Kind nicht die Aufgabe (die Krankheit) abnehmen können, sondern es nur darin begleiten und unterstützen werden. Ihre Aufgabe ist, die Kinder zu befähigen, nachhaltig zu lernen, auch diese Aufgabe erfolgreich meistern zu können. D. h. übliche häusliche Regeln gelten ebenso wie bei den Geschwistern. Diabetes schützt nicht vor ungeliebten Hausaufgaben! Bei älteren Kindern und Jugendlichen sollten die Regeln der Beteiligung konkret ausgehandelt werden, keine Diabetesversorgung, hoher HbA1c und keine Übernahme von Aufgaben im gemeinsamen Haushalt gehen gar nicht!

Niemand trägt Schuld am Diabetes, seine Versorgung ist ein Muss und mit heutiger Technik als »etwas aufwendigere Körperpflege« möglich – diese Sichtweise möchten wir den Familien ans Herz legen! Wenn auffälliges Verhalten eines Kindes durch den aktuellen BZ-Wert verursacht ist, sollte dieser zunächst korrigiert werden, und erst, falls das Verhalten trotz Normalisierung des Blutzuckers weiter nicht angemessen ist, sollten erzieherische Maßnahmen einsetzen.

Gute Versorgung gelingt mit Helfern, das sind nicht nur die Eltern. Ein Leben ohne Diabetes zu bewältigen, bedarf ebenfalls der Hilfe und Unterstützung anderer, zu wissen, wie sie zu erlangen ist, lernen Menschen mit Diabetes früh. Damit muss Diabetes keine dauerhafte erlebte Behinderung sein.

Aspekte der Beschulung bei Diabetes

Die Entscheidung, in welche Schule ein Kind mit Diabetes gehen soll, bedarf komplexer Überlegungen. Von Seiten der Schulen wird den Familien nicht selten vorgeschlagen, eine die Begabung unterfordernde Schulform zu wählen, da der Diabetes ja allein schon belastend sei. Die Kinder und Familien dagegen streben eher an, sich selbst und dem Umfeld zu beweisen, dass trotz und mit Diabetes die höchstmögliche, der Begabung angemessene Schulform gelingt. Diabetes darf nicht Grund für Unterforderung in der Schule sein, insbesondere begründet Diabetes keine Beschulung in einer Sonderschule!

Die Maxime ist also: Auch Kinder mit Typ 1 Diabetes werden selbstverständlich begabungsorientiert beschult und in keinem Fall »behindertenorientiert«, selbst wenn sie einen Behinderten-Ausweis besitzen.

3.2 Blutzuckerwerte und Emotionen

3.2.1 Die regelmäßigen BZ-Messungen – notwendiges Übel oder Hilfe zur gelungenen Stoffwechselkontrolle?

Die ausreichend häufigen BZ-Messungen fallen insbesondere Jugendlichen, aber auch jüngeren Kindern und sogar Erwachsenen, in ihrem turbulenten Alltag nicht immer leicht. Andererseits gelingen stabile BZ-Verläufe und deutliche Verbesserungen der Stoffwechsellage erst, wenn genügend oft der Blutzucker gemessen, sprich »hingeschaut« wird. Auch ein Glukose-Sensor oder ein Flash Glucose-Monitoring-System ist nur so viel wert, wie die gemessenen BZ-Werte reflektiert werden.

Damit die Messung des Blutzuckers im Alltag gelingt, empfiehlt es sich für Eltern von Beginn an die selbständig gemessenen BZ-Werte spontan mit Lob zu versehen: denn diese Leistung des Kindes ist nicht selbstverständlich.

Merke

Lob für die erfolgte selbstständige BZ-Messung, für die erfolgte (ungeliebte) Tätigkeit auszusprechen, ist also für die Seele der Kinder motivierend. Als zweiter Schritt folgt die Bewertung des Resultats: Diese Reihenfolge kann Kindern und Jugendlichen zu einer positiven Prägung dieser nun mal notwendigen Maßnahme des BZ-Messens verhelfen. Denn die Handlung des Messens soll belohnt (gefördert) werden, nicht das oft unkalkulierbare (und leider auch manchmal unbefriedigende) Ergebnis!

Beispiel

Das Kind zeigt der Mutter frustriert das Messgerät, es zeigt »HI«.

Mutter: »Schön, dass du den Wert gemessen hast, so können wir das Problem jetzt schnell gemeinsam beheben. Lass uns mal überlegen, was die Ursache sein kann und wie wir vorgehen«.

Bestrafen für entgleiste BZ-Werte ist kontraproduktiv, es führt eher zum Fälschen oder Verheimlichen der BZ-Werte. Auch empfiehlt sich nicht, Belohnungen für »gute« BZ-Werte auszusetzen (z. B.: »Wenn du eine Woche nur BZ-Werte unter 150 hast«), denn das Entscheidende und für das Kind Nachvollziehbare ist die eigenständige Durchführung der BZ-Messung – die dann wiederum sekundär zum Gelingen von weitgehend guten BZ-Werten führt.

Für den Umgang mit gemessenen BZ-Werten können positive Assoziationen wie etwa das Segeln auf hoher See für die Bewältigung des Diabetes nützlich sein »Segeln dicht am Kurs – nehmen sie es sportlich!«:

Da sogar auch noch bei jungen Erwachsenen (die ansonsten bereits selbständig ihr Leben gestalten) oft allein das intrinsische Abwehrgefühl bei hyperglykämischen Werten zur Vermeidung der Durchführung einer Blutzuckerkontrolle führt, plädieren wir inzwischen außerordentlich dafür, sich einen positiven Umgang mit entgleisten BZ-Werten zu erarbeiten. Sie können, im gelungenen Fall, als eine Herausforderung, die erfolgreich gemeistert werden kann, verstanden werden und müssen nicht beim Anblick eines hohen BZ-Wertes auf dem Messgerät Angst vor Ärger mit den Eltern oder Einschränkungen von Freiheitsgraden auslösen – nur ohne Angst gelingt es, die BZ-Selbstkontrolle unter allen Bedingungen durchzuführen.

Eine Hilfe kann sein, das Messen der hohen Werte (die erfolgte Handlung also) besonders zu loben, ohne auf die Höhe der Werte einzugehen. Damit werden hyperglykämische Werte als Herausforderung »gelabelt« (»pack sie bei den Hörnern«), der anschließend gelungene Normalwert braucht daraufhin ebenfalls ein besonderes Lob. So kann der durch hohe BZ-Werte in der Seele des Betroffenen entstehende Druck abgebaut und angemessenes Handeln in solchen Situationen optimiert werden.

Merke

Nur wer es geschafft hat, den richtigen Umgang mit entgleisten BZ-Werten als persönlichen Erfolg anzusehen, ist auch bereit, die Messung zu erwartender hyperglyämischer Blutzuckerwerte sich als »persönliches Projekt« vorzunehmen und den BZ in solchen Situationen tatsächlich zu messen. »Ich bin klasse, weil ich messe, hohe Werte sind »egal«, denn ich bekomme sie wieder in Griff!«

Wirkung der Blutzuckerwerte auf das Familienleben

Der gemessene Blutzuckerwert des Kindes gerät von Beginn an und im Verlauf des Diabetes unversehens zum zentralen und allgegenwärtigen Gesprächs-Thema in der Familie. Das ist einerseits normal, denn nur durch die richtige Interpretation und Bewertung des Blutzucker-Wertes kann eine adäquate Insulintherapie erfolgen. Andererseits müssen die Eltern lernen, mit den Auswirkungen dieser »Blutzucker-Fokussierung« im Alltag angemessen umzugehen. Wenn man weiß, wie Schulnoten die Familiendynamik beeinflussen können, bekommt man eine erste Vorahnung davon, welchen Einfluss Blutzuckerwerte auf die innerfamiliäre Kommunikation nehmen können. Deshalb lohnt es sich, schon bei Manifestation des Diabetes dieses Thema zu erkennen und aktiv die Kommunikation der BZ-Werte in der Familie zu gestalten.

Wichtige Voraussetzung dafür ist, dass sich alle Beteiligten bewusst machen: Die BZ-Werte sind ihrer Natur nach nicht statisch, sondern schwankend. Bei stoffwechselgesunden Menschen halten sich diese Schwankungen in einem engen »normalen« Bereich, während es bei Menschen mit Typ 1 Diabetes eine erhebliche Schwankungsbreite gibt.

Ein großer Teil der BZ-Entgleisungen entsteht jedoch ungewollt und bleibt schwer erklärbar. Und doch wird dem Betroffenen oft ein Verschulden hierfür angelastet. Dadurch können Belastungen, Konflikte und Barrieren in der diesbezüglichen Kommunikation entstehen.

> **Beispiel**
> Kommt ein Kind mit Diabetes aus der Schule, fragt die Mutter nicht selten zuerst: »Wie ist dein BZ-Wert?« Erst danach wird nach anderem, etwa »Wie war Dein Schultag?«, gefragt. Also empfindet das Kind: Gute Werte=guter Tag=gutes Kind.

Im Diabetes-Alltag dominiert das Thema »Blutzuckerwerte« die Kommunikation, anders ausgedrückt: Der Diabetes wird leicht Teil der intrafamiliären Beziehungsgestaltung und droht, diese zu dominieren!

Viele Kinder wünschen sich, dass ihre Eltern zur Begrüßung zunächst nach ihrem Befinden oder ihren Erlebnissen in der Schule fragen und danach erst die BZ-Werte thematisieren. Sie möchten nicht auf ihren Diabetes reduziert, sondern als Individuum von den Eltern geschätzt werden, welches auch (unter anderem) seinen Diabetes »managen« muss und dies erfolgreich meistert.

Im Umgang mit gemessenen BZ-Werten sollte ein weiterer wichtiger Faktor nicht übersehen werden:

Das somatische und psychische Befinden bei hyperglykämischen, insbesondere bei ketotischen BZ-Werten ist sehr oft deutlich beeinträchtigt und macht »handlungsunfähig«: Gereiztheit, Empfindlichkeit wie ein »Rühr-mich-nicht-an«-Gefühl, Antriebslosigkeit, Aggressivität, Traurigkeit, reduzierter Antrieb, Müdigkeit, Irrtierbarkeit, Lustlosigkeit, Konzentrationsstörungen verhindern eine sachliche Kommunikation und machen Jugendliche in dieser Situation zusätzlich angreifbarer. Wenn dann ein Elternteil oder das Fachpersonal Belehrungen gibt – »Warum hast Du denn nicht den BZ gemessen und kein Insulin gespritzt?« – hängt flugs der Haussegen schief.

Merke   -

In der Hyperglykämie und vor allem bei Ketonurie oder Ketoazidose ist der Betroffene nicht adäquat kommunikationsfähig – es ist nicht sinnvoll, unter diesen Bedingungen mit ihm über seine »Fehler« zu sprechen oder gar zu schimpfen!
Denn: Das »Label« entscheidet!

So hat sich z. B. das Herdecker Diabetesteam zur Handlungsregel gemacht, bei Entgleisungen zunächst sachlich, objektiv für die Stoffwechselstabilisierung zu sorgen, erst am folgenden Tag mit den Kindern/Jugendlichen die Ursachensuche und -besprechung vorzunehmen (aber keiner »Fehlersuche«) – das ist für alle Beteiligten entlastend (zumal man sich bei hohen BZ-Werten wenig merken kann).

Also: Bei Ketoazidosen erst am folgenden Tag das Ereignis nachbesprechen und Lösungen suchen, welche helfen, dass solch ein Ereignis nicht nochmal geschieht. Lernen aus Pannen: »Wie gut, dass Deine Eltern dich rechtzeitig hierher gebracht haben. Was kannst du tun, damit du beim nächsten Mal gar nicht erst ins Krankenhaus kommen musst?«.

Nachhaltiges Management der Blutzuckerwerte in der Familie: Erfolgsgeschichte oder dauernder Horror-Trip?

Abgesehen davon, dass die direkte emotionale Reaktion auf stark erhöhte (auch auf stark erniedrigte) Blutzuckerwerte kaum konstruktiv ist, hat sie über die Zeit negative psychische Auswirkungen. Wenn die elterliche Emotionalität, also die Gefühlslage im Alltag, von den Schwankungen des Blutzuckers des Kindes abhängt, quasi damit synchronisiert wird, erleben die Eltern eine Form von Hilflosigkeitserfahrung oder auch Schuldgefühl, allein weil der Blutzucker (teils ganz unberechenbar) schwankt. Die reaktive negative Emotionalität können sie nicht kontrollieren, was kompensatorisch zu vermehrter Aggression beziehungsweise depressiven Phasen führt und in einer Erschöpfungssituation münden kann. Aus diesem Grund müssen wir den Eltern von Anfang an vermitteln, dass sie die »Gleichschaltung« ihrer Gefühle mit den Blutzuckerwerten Ihres Kindes aktiv vermeiden lernen. Die Sicherstellung dieser Fähigkeit (die Vermeidung der Synchronisierung) ist der erste Schritt dazu, diese verhängnisvolle Konditionierung zu vermeiden.

Ist es bereits zu einer konditionierten Verknüpfung zwischen Blutzuckerwerten und den elterlichen emotionalen Reaktionen gekommen, wird ein objektiver Umgang mit den Blutzuckerwerten für die Diabeteseinstellung erheblich erschwert und in vielen Fällen unmöglich gemacht. Anstatt sich auf der kognitiven Ebene mit den

Ursachen und der Vermeidung eines hohen Blutzuckerwertes zu befassen (ein Bearbeitungskonzept für dieses Problem zu haben, z. B. Ursachen-Checkliste, Behandlungs-Schema) kommt es zu einer unmittelbaren negativen emotionalen Reaktion, die eine konstruktive Auseinandersetzung mit dem hohen Blutzuckerwert zunächst verhindert.

Check-Liste für BZ-Entgleisungen:
Um auf unerwünscht hohe oder tiefe Blutzuckerwerte mit angemessenem Handeln reagieren zu können (bzw. noch besser vorzubeugen) hilft es sehr, in solchen Situationen folgende Punkte abzufragen, um auf die tatsächliche Ursache des Problems zu kommen:

- *Insulin:* Welches Insulin und in welcher Menge ist gerade wirksam?
- *Bewegung:* Wie viel hat das Kind sich heute bewegt?
- *Essen:* Was wurde in den letzten Stunden gegessen (schnelle, langwirksame KE's, fetthaltige Nahrung), hat das Kind sich in der Menge verschätzt oder eine KE vergessen?
- *Katheterproblem:* Wie lange liegt der Katheter schon? Ist er verstopft, abgeknickt, rausgerutscht, entzündet oder abgerissen?
- *Spritztechnik:* Ist das Insulin tatsächlich in allen Details richtig gespritzt/gebolt worden (kein Tropfen rausgelaufen, Pen funktioniert u. a.)?
- *Messtechnik:* Stimmt der gemessene BZ-Wert? (z. B. kein Zucker an den Fingern?)
- *Spritz-, Katheterstelle:* Welche Spritzstelle wurde gewählt? Spritz-/Katheterstelle verhärtet?
- *Insulinmenge:* Wurde die richtige Menge Insulin gespritzt?
- *Insulinsorte:* War es die richtige Insulinsorte (Verzögerungs-, Normal-, schnellwirksames Insulin)?
- *Alter des Insulins:* Wie alt ist die verwendete Insulinflasche?
- *Krankheit:* Ist das Kind krank (Fieber, Husten, Entzündung o.a.)?
- *Dauer der Entgleisung:* Seit wann sind die BZ-Werte hoch (Ist eine Insulin*un*empfindlichkeit entstanden)?

Wenn man diese Liste (ohne Anspruch auf Vollständigkeit) regelmäßig durchgeht, kann man aus jeder »Panne« für ein nächstes Mal dazulernen und rasch angemessen reagieren, d. h. schwere Entgleisungen vermeiden.

Für Familien, in denen sich bereits eine gefühlsintensive Reaktion auf hohe Blutzuckerwerte etabliert hat, sollte diese durch gezielte psychologische Beratung, Aufdeckung der Mechanismen und Training verringert, beziehungsweise vermieden werden.

Beispiel
In einer unserer Gesprächsrunden im Rahmen des Jugend-Schulungskurses schilderten die Jugendlichen anschaulich die Dynamik, welche in ihrer Familie bei hohen BZ-Werten abläuft: Bei hyperglyämischen BZ-Werten beherrschen Ärger, Schuldzuweisung, Schimpfen, emotional geführte Diskussionen und

Konflikte in der Familie den Tag. »Schöne«, d. h. normnahe Werte werden hingegen von den Eltern mit Kommentaren wie »Das ist doch normal« als Selbstverständlichkeit abgewertet.

Diabetes ist deutlich leichter zu handhaben, wenn man als Familie lernt, sich immer wieder neu an den gelungenen »guten« Tagen zu erfreuen (und sich auch mal dafür lobt!).

Ein weiteres Risiko im Diabetesalltag ist, dass das Kind sich als Person selbst durch die Kritik an entgleisten BZ-Werten bewertet fühlt: Es kommt in solchen Situationen leicht zu einer Verwechslung der Person mit ihrer Erkrankung – oder das Kind hat zumindest das Gefühl, dass dies so ist. Das bedeutet, wenn die BZ-Einstellung schlecht gelingt, sind die Eltern ärgerlich auf das Kind selbst – dieses wiederum fühlt sich von den Eltern schlecht behandelt, weil der Zucker ja auch für es selbst ärgerliche Ausreißer macht. Die Sorge der Eltern vor Folgeerkrankungen oder der Ärger über den Diabetes wird manchmal vom Kind wahrgenommen, als ob die Eltern es selbst (nämlich das Kind) als lästig, ärgerlich oder störend empfinden und sie es für die Diabeteserkrankung verantwortlich machen.

Beispiel
Egon berichtet im Rahmen einer Psychotherapie (aufgrund seiner Therapieverweigerung), dass er davon ausgegangen sei, dass seine Eltern sich getrennt hätten, weil es so viel Ärger wegen seiner BZ-Werte gab und sein Vater ihn nicht mehr haben wollte. Bei Befragung des Vaters in Gegenwart Egons stellte sich heraus, dass die Trennung der Eltern und der Auszug des Vaters in keinerlei Kontext zum Diabetes gestanden haben. Allerdings hat der Vater Egon nie mitgeteilt, welche Achtung er vor dessen Leistung der Diabetesselbstversorgung hat.

Überzuckerungen können in den Eltern, aber auch den Kindern und Jugendlichen Ärger, Wut und Frustration auslösen: Doch nicht das Kind oder die Eltern haben etwas »falsch« gemacht (Schuldgefühl) – sondern der Diabetes ist eine schwierige Aufgabe, die einem nicht immer nur gut gelingt! Doch, anders gesprochen, ist jeder gelungene Wert nicht von alleine entstanden, sondern in hohem Maße positives Ergebnis der persönlichen Selbstversorgung.

Daraus kann man schließen: Die Familien dürfen sich in einer solchen Situation höchstens mal kräftig gemeinsam über den Diabetes ärgern (»Wir haben einen gemeinsamen »Gegner«, mit dem wir umgehen müssen«) – aber sie sollten darüber das *Handeln* niemals vergessen (die Energie vom Ärgern wird dadurch sinnvoller genutzt) und immer rasch nach einer geeigneten Lösung suchen!

Die emotionale Wertigkeit der Blutzuckerwerte für Eltern von Kleinkindern

Eltern von kleinen Kindern mit Diabetes sind oft besonders durch die Erkrankung ihrer kleinen Schutzbefohlenen belastet und leiden selber stark unter dem Behandlungsalltag. Das hat einerseits damit zu tun, dass die Behandlung u. a. angesichts der noch wenig voraussehbaren Bewegungs- und Nahrungsmenge recht instabil ist, andererseits ist die Verbindung zwischen Eltern und Kind in diesem Alter noch sehr eng. Die Eltern fühlen sich angesichts der recht großen Hilflosigkeit des Kindes noch in allen Belangen sehr verantwortlich für alles, was mit dem Kind geschieht. So entstehen bei Stoffwechselentgleisungen aller Art bei den Eltern auch besonders leicht Schuldgefühle, was zu einer sehr intensiven und auch belastenden Betreuung führen kann, insbesondere wenn es mit vielen nächtlichen BZ-Messungen verbunden ist, die Erschöpfungszustände und elterliche Konflikte zur Folge haben können.

Auch hier empfiehlt sich, dass die Eltern schon früh verstehen lernen, »Stabilität der BZ-Verläufe« nicht als selbstverständlich zu erwarten, BZ-Schwankungen sind normal bei Diabetes. Wichtig auch ist, dass einzelne Entgleisungssituationen kein Versagen der Familie bedeuten und die Eltern damit nicht ihr Kind schädigen. Ein Abwägen von Lebensqualität im Verhältnis zu optimierten BZ-Verläufen gehört zum Behandlungserfolg (»der Diabetes darf nicht das Leben beherrschen, sondern er soll sich in das individuelle Leben der Familie einfügen«).

In der Diabetessprechstunde ist es wichtig, dass vor allem die Eltern von Kleinkindern genügend Gesprächsraum für die Themen Krankheitsbelastung und Schuld finden.

Wirkung der Blutzuckerwerte auf das Behandlerteam und in der Interaktion mit der Familie

Für Ärzte und Diabetesberater sind Blutzuckerwerte und die dazugehörigen Messzeitpunkte klinische Informationen, die eine Vielzahl von therapierelevanten Entscheidungen beeinflussen: Überlegungen für erforderliche Therapieänderungen und die Verbesserung der Alltagsbehandlung der betroffenen Familie (z. B. durch weitere Schulung). Auf dieser Grundlage schwingt bei den Mitarbeitern des Diabetesteams im Patientengespräch oft eine Bewertung der BZ-Werte mit: z. B. die Zufriedenheit über das Ergebnis der bisherigen Behandlung, die wiederum Einfluss auf den evtl. nahenden Entlass-Termin hat. Oder auch, im negativen Fall, eine kritische Nachfrage wie: »Hast du da etwas heimlich gegessen?«. Dies sind dezente Signale, die vorbildhaft den späteren Umgang der betroffenen Familie mit BZ-Werten prägen. Während das Fachpersonal weitgehend objektiv die Blutzuckerwerte als wichtige Informationsquelle für die Insulin-Dosisanpassung ansieht, verbinden Eltern diese zusätzlich mit Emotionen, einem Urteil über das Gelingen ihrer eigenen Bemühungen, und antizipieren den aktuellen und künftigen Gesundheitszustand ihres Kindes. Für Eltern haben die Aussagen des Diabetesteams eine weit über die klinische Relevanz hinausgehende emotionale Dimension. Im Verlauf spiegeln diese Emotionen das dauernde Bemühen um eine gute Diabeteseinstellung wider, offenbaren, wie weit das Kind bei der Therapie mitmacht und sind zudem der Indikator für die augenblickliche Stoffwechseleinstellung, also eine Art »vitaler Gesamtindex« mit einem starken Aufforderungscharakter zum Handeln.

Diese so entstandene Bedeutung und Grundhaltung zu den Blutzuckerwerten kommt bei den Familien nicht zufällig zustande: Häufig wird bei Manifestation und bei den dazugehörigen Aufklärungsgesprächen und Schulungen der Blutzuckerwert seitens der Behandler zwar meist objektiv dargestellt, aber seiner emotionalen Aufladung seitens der Eltern nicht genügend entgegengewirkt. Die »optimalen BZ-Bereiche« werden vermittelt, dabei wird aber leicht vergessen, dass im Alltag dieser »Traumbereich« nicht einfach dauerhaft realisierbar ist.

Der Blutzuckerwert erwirbt als interpersoneller Reiz die Eigenschaft, Emotionen zu binden und auszulösen. Entsprechend der klassischen Konditionierung führt der Anblick des hohen Blutzuckerwertes direkt, etwa bei der Mutter, zu einer emotionalen Reaktion oder zu einer verärgerten Äußerung (oder auch nur einem kritischen Blick – ebenso wirksam!) beim Vater, ohne dass eine bewusste kognitive Bewertung stattfindet. Umgekehrt führen normale und ausgeglichene Blutzuckerwerte zu einem Gefühl der Beruhigung und des Wohlbefindens, das jedoch, zum Bedauern der Betroffenen, meist deutlich seltener angesprochen wird.

Auch Fachpersonal ist leicht versucht, auf die schlechten BZ-Werte zu fokussieren: sie werden gezielt aus dem Tagebuch/Messgerät herausgesucht und besprochen (manchmal sogar in vorwurfsvoll-emotionalem Tonfall), die »Fehler« werden gesucht, doch über die vielen Tage mit geglückten, schönen BZ-Verläufen wird nicht gesprochen – aus dem guten Glauben, damit könne man eine Verbesserung der Behandlung erreichen.

Für die Betroffenen fühlt sich dies so an, als ob das intrinsisch bereits angelegte schlechte Gewissen bestätigt wird, sie damit also an allen hyperglykämischen Werten »schuld« seien und es hätten besser machen sollen.

> **Beispiel**
> Einige Tage nach Entlassung aus dem Krankenhaus (nach Manifestation) ruft eine Mutter dort an, um sich Rat zu holen. Der diensthabende Arzt fragt als erstes energisch, warum sie nicht nachts mindestens drei Mal den BZ gemessen habe, das sei nachlässig von ihr. Die Mutter fühlt sich unverstanden und als schlechte Mutter dargestellt (da das Kind in der Remission derzeit kaum noch Insulin braucht und die BZ-Werte morgens gut sind).

So wie die Eltern und andere emotional mit dem Betroffenen verbundene Menschen aus dem Umfeld, werden auch Behandler leicht durch die Sorgen über die Zukunft für den Betroffenen, Gefahren von Folgeerkrankungen und rezidivierenden Entgleisungen in ihrem Handeln und Sprechen mit dem Kind, bzw. dem Jugendlichen geleitet. Diese Sorgen unverblümt und drohend den Betroffenen zu vermitteln, wird altersbedingt jedoch noch in keiner Weise verstanden und kann nicht zugeordnet werden (▶ **Kap. 9.3**). So kommt es im Kontext des Therapiegesprächs gelegentlich zu emotionalen Äußerungen der Behandler, weil die Kinder, bzw. Jugendlichen so »uninteressiert« wirkten – was wiederum für Verärgerung seitens der Betroffenen führt. Diabetologen und Diabetesberaterinnen fühlen sich im besten Falle eben verpflichtet, »ihr Bestes für jeden ihrer Patienten zu geben«.

Tipp: Ein Jugendlicher würde verstehen, wenn der Behandler oder die Eltern authentisch mitteilen könnten, dass sie sich an dieser Stelle konkret Sorgen um seine Zukunft machen und deshalb seine Mitarbeit brauchen und wünschen.

Während im gelungenen Fall der erhöhte Blutzucker als eine Aufgabe oder Herausforderung gesehen wird, die gemeinsam gelöst werden sollte, wird dies im belasteten Fall zunächst emotional abgearbeitet – wodurch angemessenes Diabeteshandeln verhindert wird. So (wenn problematische Werte immer zu aggressiven Reaktionen führen) haben weder das Kind noch die Eltern eine tatsächliche Motivation, sich objektiv damit zu befassen. Zudem ist das Kommunikationsklima zu diesem Zeitpunkt bereits unerträglich. Das sind beste Voraussetzungen für ein resultierendes Vermeidungsverhalten durch das Kind (z. B. nicht mehr den BZ zu messen).

Hier kann ein sachliches Gespräch in der Diabetesambulanz Entlastung und einen »emotionalen Neustart« bringen:

Beispiel
In der Diabetesambulanz fällt bei der 13jährigen Jane trotz »Es hat gut geklappt in letzter Zeit« ein HbA1c von 10 % auf. Das BZ-Tagebuch wurde zuhause vergessen. Die verabredeten täglichen Tagebuch-Besprechungen (»Sugar-Hour«) hätten in letzter Zeit in der Familie nicht mehr stattgefunden (Jane habe jeweils so ein Theater gemacht, das wäre für die Eltern schließlich zu aufwendig und ärgerlich geworden) und wenn, dann habe sie nur noch der Mutter die BZ-Werte erzählt. Bei freundlicher Unterhaltung über die Erlebnisse der letzten Tage zeigt mir Jane auf meine Bitte hin ihr Messgerät und ihre Pumpe: In der Pumpe finden sich etwa 1–2 Mal tgl. 2,5IE-Bolusabgaben, fast immer zur gleichen Zeit vor der vereinbarten Tagebuchbesprechung abends, aber keine berechneten Boli zu den eingenommenen Mahlzeiten – im BZ-Messgerät weitgehend nur Werte über 200 mg/dl bis »HI«. Mein Kommentar: »Das ist aber interessant, ich finde hier nur 2,5IE-Boli. War dir in letzter Zeit das Berechnen der genauen Einheiten recht mühsam? Oder gab's viel Stress, Streit?« Antwort des Mädchens: »Ja, ich hatte keine Lust mehr auf den Diabetes, die hohen Werte und fühlte mich damit alleingelassen.« Der anwesende Vater ist ganz betreten, gibt zu, dass er sich auf seine Tochter habe verlassen wollen. Ihm sei gar nicht aufgefallen, dass es ihr schlecht gehe. Die Familie entscheidet sich, wieder täglich das Tagebuch gemeinsam zu besprechen, dabei auch Messgerät und Pumpe anzuschauen, sich bei Problemen früh genug beim Diabetesteam zu melden und auch das Lob bei gelungenen Tagen wieder einzuführen. Jane hatte sich aufgrund des Frusts und der Konflikte bei hohen BZ-Werten für eine konfliktvermeidende »Minimalbehandlung« entschieden – die Eltern waren dem Ärger aus dem Weg gegangen, indem sie ihrer Tochter »jetzt Vertrauen schenken wollten«.

Eine im Alltag wichtige Frage: Wem gehören die BZ-Werte?

Die Eltern dürfen ins Messgerät der Kinder schauen, sachlich, unterstützend und ohne Vorwürfe – denn sie sind für die Gesundheit ihrer Kinder bis zur Volljährigkeit verantwortlich. Die Kunst ist, den richtigen Stil zu finden!

In der Diabetesschulung sollte das Thema »BZ-Selbstkontrolle« für Familien so vermittelt werden, dass vom Patienten der Umgang mit den mehrfach täglich zu messenden Blutzuckerwerten individuell in eine für die Diabetesbehandlung förderliche Stimmung eingebettet werden kann und durch das Gelingen derselben Zufriedenheit in der Seele entsteht. Dies braucht auch eine entsprechende Anleitung der Eltern, da die vorhandene Sorge in deren Seelen nicht das Handeln der Kinder blockieren darf.

Alles menschliche Lernen gelingt besonders gut, wenn der erforderlichen Aufgabe ein positives Grundgefühl beigeordnet wird und wenn dem Kind/dem Jugendlichen vermittelt werden kann, dass es selber im Behandlungsprozess stets handlungsfähig bleibt: »Du als Diabetiker bist der Chef oder Steuermann im Boot – du hast ein Unterstützungsteam dabei. Pflege die Menschen, die dir bei deiner Aufgabe helfen wollen und achte darauf, dass sie nicht aus deinem Boot fallen.«

Fälschen und Verheimlichen von BZ-Werten, »Naschen«

Viele Menschen mit Diabetes, nicht nur Kinder und Jugendliche, fühlen sich emotional belastet, wenn sie auf dem Messgerät einen hohen BZ-Wert feststellen – oft auch schon, wenn sie sich hyperglykämisch fühlen. Oft wird der BZ dann zur Vermeidung dieses unangenehmen Gefühls

- gar nicht erst gemessen,
- ein geschönter Wert ins Tagebuch eingetragen,
- das Tagebuch wird verloren oder
- die Messung selber wird gefälscht (z. B. Blut verdünnt).

Es ist dieses Unwohlsein den unerträglichen Werten gegenüber (teils auch Wut, Gefühl von Hilflosigkeit oder Trauer), welches zu verschiedenen Arten von Vermeidungsverhalten führt – und nicht, weil die Kinder die Eltern ärgern wollen (was oft von den Eltern vermutet wird).

Einige häufig durchgeführte Tricks in solchen »Not«-Situationen:

- statt 477mg/dl 177 mg/dl ins Tagebuch schreiben
- ausgedachte Werte stehen im Tagebuch
- Uhr im Messgerät wird verstellt – Eltern finden die Werte nicht mehr
- nasse Hände: BZ-Wert ist deutlich niedriger
- BZ bei Freunden, Geschwistern messen
- BZ-Messgerät und Tagebuch werden häufig »verloren«

Auslöser hierfür sind häufig:

- Kinder wollen ihren Eltern keine Belastung sein (»Mama hat eh schon so viel zu tun«), sie wollen ihnen keine Sorgen bereiten
- Die eigene Beurteilung der BZ-Werte macht auch den Kindern selbst oft erheblichen Stress. Sie fühlen sich von den hohen Werten so belastet, dass sie diese nicht ertragen können.

- Sie wollen intrafamiliäre Konflikte vermeiden (z. B. aus Angst, dass ein Ereignis sonst verboten wird)
- Sie haben Angst vor Bestrafung (hohe Emotionalität zuhause?)
- Hohe BZ-Werte werden mit dem eigenen Selbstwert verknüpft
- Scheu oder fehlender Mut, für diese Werte einstehen zu müssen

Wichtig: Es kann dem jedoch auch eine psychiatrische Erkrankung zugrunde liegen.

Jüngere Kinder naschen aus Neugierde, ältere bewusst. BZ-Werte werden versuchsweise im Grundschulalter eher mal spielerisch gefälscht. Benignes (Gelegenheits-)Naschen, BZ-Fälschen muss von malignem (habituellem) unterschieden werden. Sowohl heimliches Naschen als auch Fälschen von BZ-Werten hat meist den Zweck der Stress-Vermeidung.

Die Eltern oder auch das Diabetesteam fühlen sich nach Entdeckung meist persönlich getäuscht und hintergangen. Die Kommunikation und Verhaltensänderung gelingt deutlich besser, wenn der Erwachsene zu verstehen versucht, unter welchen Beweggründen der Betroffene solche Handlungen durchführt, sich nicht emotional tangieren lässt und nicht mehr persönlich angegriffen fühlt. Emotionsarmes »Aufdecken« mit Ursachensuche hilft also, den Wiederholungsfall zu vermeiden.

Wenn Fälschen jedoch schon häufiger vorgekommen ist, also unschöne Gewohnheit geworden ist, bedarf es einer Sicherstellung, damit das Kind nicht erneut in eine seelische Notlage gerät und als Ausweg eine Fälschung der Testergebnisse wählt.

Hierzu hilft folgendes Vorgehen als »*Sicherheitsnetz unter dem Artisten*«:

1. Die Eltern (oder wer im nahen Umfeld sonst diese Aufgabe emotionsarm durchführen kann) kontrollieren ca. 2–3 Mal die Woche zu einer vom Kind unerwarteten Tageszeit unangekündigt den BZ. Sie schauen dabei genau beim Messen zu, damit keine »Panne« passiert.
2. Die Eltern haben den Auftrag, gelegentlich, aber oft genug, unangekündigt eine Ketonmessung vom Kind durchführen zu lassen, notfalls sogar unter Aufsicht.

Wenn dies mit den Kindern vorher gut vorbesprochen wurde, verstehen diese, dass es zu ihrem eigenen Schutz ist und willigen ein.

Diese Maßnahme muss allerdings lange genug beibehalten werden – der häufigste Fehler ist, dass es die Eltern beenden, da ja alles so gut lief.

Was für die Selbstbehandlung im Alltag (unabhängig vom Alter) wichtig ist

Ein *einzelner* hoher BZ-Wert verursacht keinen hohen HbA1c-Wert, schon gar nicht Folgeschäden. Einen BZ-Wert über 300 mg/dl für vier Stunden zu haben ist für die Stoffwechselbehandlung kaum bedeutsam, wenn man bedenkt, dass der HbA1c-Wert den Durchschnitt über drei Monate wiedergibt. Denn: Vier Std. hoher BZ-Wert im Verhältnis zu 2160 h (3 Monate) = 0,05 % der 3 Monate – dies hat also alleine keine relevante Bedeutung – wenn der BZ-Wert anschließend innerhalb von wenigen Stunden wieder normalisiert wird. Im Vergleich dazu bedeutet: täglich so hohe Werte über vier Std. = 17 % dieser Zeit.

Daraus kann man verstehen lernen: kurzfristig hohe BZ-Werte sind relativ harmlos, wenn man sich darum kümmert.

Deshalb ist ein erfolgversprechendes Behandlungsmodell, dass man eine Freude daran entwickeln lernt, hohe BZ-Werte frühzeitig im Sinne einer Herausforderung zu erkennen und angemessen, und damit erfolgreich, zu senken, nach dem Motto »Fang den hohen Wert«. Somit könnte der Kampf gegen zu hohe BZ-Werte spielerisch angegangen werden. Dies ist noch steigerbar (der Erfolg prägt sich noch besser ein), wenn man anderen von diesen Erfolgen erzählen kann und sich dafür loben lässt.

Motto: »Fang die hohen BZ-Werte ein und du bleibst gesund«.

3.2.2 Präventionsaspekte für Eltern im Umgang mit Blutzuckerwerten in der Interaktion

1. Der Umgang mit den Blutzuckerwerten gelingt deutlich besser, wenn die erfolgreiche Therapie positiv bewertet werden kann und von den Eltern und dem Behandlerteam Freude an Gelungenen generiert wird. Dies fördert die Handlungsfähigkeit der Kinder und Jugendlichen, aber auch junger Erwachsener im Sinne einer gelungenen Diabetesversorgung.
2. Entwicklungsschritte gelingen besonders gut, wenn die kleinen Erfolge zeitnah und authentisch mit Lob versehen werden. Das heißt übersetzt auf Blutzuckerwerte: Jeder gelungene, schöne BZ-Wert sollte Anlass zum Feiern sein (immerhin stellt er eine selbsterbrachte Leistung dar!), ein entgleister BZ-Wert ist Anlass zum Knobeln, Tüfteln, eine Herausforderung, der man sich stellen will, um wieder einen Erfolg einstreichen zu können.
3. Hohe BZ-Werte werden sehr oft als emotional ausgesprochen belastend empfunden, dies ist von wesentlicher Bedeutung für die Selbstbehandlung des Diabetes und die damit verbundenen intrafamiliären Interaktionen.
4. Diese Belastung wird durch den Betroffenen selber erlebt, wenn er den Ehrgeiz hat, die Stoffwechseleinstellung möglichst optimal zu schaffen und deshalb die hohen BZ-Werte als Kränkung erlebt (viele Jugendlichen »brauchen« dafür gar nicht die Kommentare der Eltern!).
5. Die Belastung wird in der Interaktion der Betroffenen mit den Eltern oder auch dem Umfeld erlebt, z. B. verbunden mit einem hohen Anspruch an das Gelingen der Stoffwechseleinstellung.
6. Das subjektive (Krankheits-)erleben hyperglykämischer Werte ist für die meisten Patienten ausgesprochen unangenehm: man fühlt sich unwohl, träge, lustlos, kann sich nicht konzentrieren, ist schlechter Laune, gereizt und möchte am liebsten nicht angesprochen werden.

7. Fast jeder Betroffene (und damit auch die Jugendlichen, selbst wenn sie sich »cool« zeigen) fühlt sich durch hohe BZ-Werte schlichtweg in seinem Lebensgefühl beeinträchtigt. Evtl. kann man geplante Aktivitäten nicht (so gut) mitmachen oder ist nicht so leistungsfähig, wie man will (sowohl körperlich als auch intellektuell).

8. In dem Moment, wenn hohe BZ-Werte im Messgerät zu sehen sind oder vermutet werden, verbindet sich damit möglicher Ärger mit den Eltern, deren Sorgen, die Gefahr, deshalb etwas nicht machen zu dürfen, und die eigene Furcht, den elterlichen Erwartungen nicht gerecht werden zu können.

Was also nicht hilft:

- über *schlechte BZ-Werte* mit emotionaler geladener Stimmung zu sprechen – das führt nur zum Ausblenden (oder gar Fälschen) der Problemwerte. Es ist eine misserfolgsorientierte Bewertung.
- Schuldzuweisungen (»warum hast du da nicht gespritzt«, »du hast ja schon wieder nicht gemessen«) und Vorwürfe fördern nur Stress und emotionale Belastung – sie führen zu Vermeidungsverhalten oder verhindern Veränderungen.

Merke

Nur selten hört jemand mit dem Rauchen auf, weil er weiß, dass er davon Lungenkrebs bekommen kann – also Lernen aus Androhung von negativen Folgen gelingt nach heutigem Forschungsstand nicht.

Beispiel

Beim Anschauen des Tagebuches sieht die Mutter (oder der Therapeut) zuerst die gelungenen »schönen« Werte an und fragt: »Klasse Werte, wie hast du denn das hingekriegt, dass die Werte hier so gut gelungen sind?« So werden mehrere schöne Werte gelobt. Es entsteht eine gehobene, positive Stimmung.

An Tagen, an denen die Werte nicht so optimal sind, sagt sie zunächst: »Schön, dass du alle Werte gemessen hast«. Danach kann die Mutter auf einen hohen Wert zu sprechen kommen: »Jetzt habe ich noch Lust, mit dir etwas zu knobeln: Dieser (hohe) Wert war sicher für dich auch eine Herausforderung – hast du dafür schon eine Erklärung gefunden?« Und dann kann man mögliche Ursachen besprechen. Auch kann man jetzt (emotionsarm) über die durchgeführten Lösungswege und Verbesserungsvorschläge sprechen.

Denn in der Seele des Betroffenen haben die hohen Werte ja bereits zuvor (durch die Symptome und/oder den gemessenen BZ-Wert) Unwohlsein verursacht.

Hilfreich können folgende Worte sein

- »schöne Werte«, »Baustellen«, »Knobelwerte«
- Das Tagebuch und Messgerät kann zum »Helfer« werden
- Diabetesversorgung ist »Körperpflege« oder »Organpflege«

Ebenfalls hilfreich kann im Gespräch eine Personifizierung sein:
»Wenn ich mich in deine Gefäße versetze, geht es mir mit deinen derzeitigen BZ-Werten gar nicht gut. Sie fühlen sich verklebt und verkleistert und machen sich Sorgen, dass es bald eng wird auf ihren Bahnen. Was meinst du, was sich deine Gefäße von dir wünschen? Was meinst du, wie sie dich beschimpfen würden, wenn sie nur könnten! Wie können wir deinen Gefäßen helfen, dass sie nicht so jammern müssen? Wir müssen da nochmal deine Gefäße fragen...«

3.2.3 Umgang mit den HbA1c-Werten

Die HbA1c-Werte sind bekanntermaßen das Ergebnis von drei Monaten Stoffwechselführung (Bindung an Hämoglobin, Erythrozyten-Lebenszeit von drei Monaten). Da in der Zwischenzeit die jeweils erfolgte Bindung der Glukose an das Hämoglobin nachträglich nicht geändert werden kann (d. h. irreversible Bindung), ist dieser Wert zwar ein hervorragender Langzeitparameter (»Langzeitgedächtnis«) für die Beurteilung der Stoffwechseleinstellung, nicht aber als alleiniges Mittel für die Verhaltensmodifikation der täglichen Diabetesselbstbehandlung geeignet.

Für Kinder oder Jugendliche mit Diabetes ist der HbA1c als alleiniges Kriterium einer Beurteilung ungeeignet. Wie im Kap. 5.3 dargestellt, ist das Zeitfenster von drei Monaten zu lang, um angemessen damit motivieren zu können. Es ist ein nicht greifbarer Zeitraum, damit wird das Ergebnis, ohne Kontext mit den BZ-Werten, dem regelmäßigen Gespräch über das Tagebuch und den damit verbundenen Ereignissen, als unberechenbar empfunden.

Günstiger ist es hingegen, wenn vorrangig kleine Etappen der Diabetesbehandlung belohnt werden und »on top« der HbA1c mit in das Motivationsregime einbezogen wird.

- Wenn der HbA1c-Wert in der Ambulanz als Erstes vor der Tagebuch-Besprechung genannt wird, fühlen sich das Kind und die Eltern durch den Wert beurteilt – obwohl sie für viele Ereignisse der letzten Wochen nicht verantwortlich sind (z. B. zwischenzeitliche Infekte, Besonderheiten wie Krankheit der Mutter, Umzug u. a. m.) und vermutlich viele der Ereignisse längst vergessen haben. Das menschliche Gedächtnis gewichtet Erlebnisse unterschiedlich, z. B. werden Tage mit intensiven Eindrücken besser in Erinnerung als »langweilige« Tage (z. B. mit Krankheit im Bett), die rasch vergessen sind.
  Deutlich motivierender ist es, erst die Ereignisse (inkl. schwierigen und positiven Situationen) der letzten Wochen, die Behandlungserfolge wie auch die Verbesserungsvorschläge zu besprechen, sich gemeinsam ein Bild über »das Leben mit dem Diabetes« in diesem Zeitabschnitt zu machen.

- Ein anderes Modul für den Umgang mit dem in der Ambulanz thematisierten HbA1c-Wert hat sich unter dem Aspekt der Autonomieentwicklung der Kinder bewährt: das HbA1c-Resultat wie einen Kuchen »aufteilen« mit der Frage: »Wem von euch gehört ein wie großes Kuchenstück (z. B. Kind 50 %, Mutter 30 %, Vater 10 %, Freundin 10 %)?«
  Erst danach werden alle Anwesenden um eine Schätzung des HbA1c-Wertes gebeten und zuletzt wird dieser genannt. Dies hat den großen Vorteil, dass gleichzeitig mit der Plausibilität des HbA1c-Resultats auch die Selbsteinschätzung und der Mut zur Selbstverstärkung gefördert wird – und das Ganze kann auch Spaß machen! So wird aus einer »Schulnote« ein Mittel der Einschätzung von gelungener Alltagsbewältigung und eine Motivationshilfe für die nächste Etappe der dauerhaft zu leistenden zusätzlichen Aufgabe.
- Übrigens: Zu großes Lob bei verbessertem HbA1c-Wert birgt deutlich das Risiko, dass die Bemühungen nachlassen und die nächsten Wochen wieder schlechter gelingen. Deshalb sollte mit diesem Lob immer ein Anreiz verbunden sein, damit es in der nächsten Zeit »mindestens ebenso gut weitergeht«.
- Gute HbA1c-Werte hingegen sollten – nein: *müssen* – immer eine positive Verstärkung erhalten! Bliebe diese aus und die Eltern sagen sich »Endlich sind die Werte gut, wir gehen zum Alltag über und kümmern uns nicht mehr«, bedeutet das aus verhaltenstherapeutischer Sicht: Löschen durch nicht beachten, eine fatale Folge gelungener Selbstversorgung!

Merke

Der HbA1c-Wert ist das Ergebnis der Bemühungen der letzten drei Monate und kann nur im Kontext mit den Diabeteshandlungen (Tagebuch-Eintragungen als Hilfe) verstanden werden – sonst bleibt er abstrakt!

3.2.4 Psychosoziale Folgen chronisch hyperglykämischer Entgleisungen

Häufige und viele Überzuckerungen können zu einer dysfunktionalen Gewohnheitsbildung führen, aber auch zu einer frustrierten Lethargie! Wem lange nicht mehr eine normnahe Stoffwechseleinstellung gelungen ist, hat es schwerer, diese als realistisch einzuschätzen und konsequent danach zu handeln.

Wir haben die Erfahrung gemacht, dass Menschen, die über Jahre HbA1c-Werte über 10 % hatten und/oder evtl. auch noch nie in ihrer Diabeteskarriere eine längerfristig erfolgreich behandelte Stoffwechselbehandlung kennengelernt haben, sich erst mühsam wieder ihre Handlungskompetenz zurückerobern müssen und dabei zunächst oft erstaunlich viel Hilfe zur Verhaltensänderung benötigen.

Zu glauben, dass durch eine Diabetes-Nachschulung allein dieses Ziel nachhaltig erreicht werden kann, ist meist völlig unrealistisch (hilft nur für wenige Wochen) – und mit erneuter Frustration verbunden. Das innere Wertesystem muss gewissermaßen komplett neu geeicht werden.

Der Betroffene muss z. B. erst wieder neu lernen,

- dass normnahe BZ-Werte sich gut anfühlen,
- dass häufige BZ-Messungen und -Korrekturen der Weg zu normnahen BZ-Werten sind und Gewohnheit werden können,
- dass man tatsächlich die BZ-Werte selber beeinflussen kann und somit Stoffwechselbehandlung sinnvoll ist,
- dass es sich lohnt,
  - ein funktionierendes Behandlungsregime zu haben,
  - ein Tagebuch zu führen und den Aufwand zu betreiben,
  - flexibel und überlegt die Therapie an den Alltag anzupassen und
- dass ein solches Regime eine Befriedigung, Zufriedenheit, gar Entspannung für den Alltag bringen kann.

Die Erfahrung mit solchen Patienten hat uns gelehrt, noch konsequenter darauf zu drängen, frühzeitig bei hohen HbA1c-Werten zu intervenieren und auch nicht zu lange zu warten, ggf. eine psychosomatische oder psychiatrische Intervention zu empfehlen.

Ziel ist, auch unter den Bedingungen von Adoleszenz oder schwierigen familiären Verhältnissen in einem angemessenen Zeitfenster wieder die normnahen BZ-Werte anzustreben – dies eben insbesondere unter dem Aspekt, dass längerfristige Entgleisungen zu schwer wieder reversiblen Gewohnheiten führen, mit gravierenden Folgen für die Gesundheit.

3.3   Spritzen und Messen

Zu den größten Hürden der Diabetesbehandlung zu Beginn der Erkrankung, aber auch im Verlauf, zählen das Messen des Blutzuckers mit der notwendigen Punktion der Fingerkuppe zur Blutgewinnung und die subkutane Injektion des Insulins bzw. das Legen des Katheters bei der CSII. Beides ist zunächst für Kinder und viele Eltern befremdlich wegen des invasiven Vorgehens und oft mit Angst verbunden. Blutzuckermessung und Insulingabe sind die fundamentalen Behandlungsmaßnahmen des Typ 1 Diabetes und unvermeidbar. Wenn sie nicht verlässlich funktionieren, ist das gesamte Behandlungskonzept nicht erfolgreich durchführbar. Durch ihren potentiell angstauslösenden Charakter sind Messung und Injektion emotional von Eltern und Kind negativ besetzt und daher störanfällig. Andererseits kann ein von Beginn an unkomplizierter Umgang mit diesen Behandlungstechniken Kindern die Belastung im Alltag reduzieren helfen. Langfristig haben die meisten Kinder häufiger Probleme mit dem »dauernd sich um den Diabetes kümmern müssen« als mit den Behandlungstechniken selber – es sei denn, sie werden zu Beginn anders geprägt oder sie haben eine dazu passende Persönlichkeitsstruktur.

3.3.1 Elterliche Injektionsängste

Sowohl bei der Blutzuckermessung als auch bei der Injektion bzw. beim Katheterlegen müssen die Eltern in den Prozeduren der Handhabung geschult werden und
eine sichere, zuversichtliche Haltung zu dieser Behandlungsform entwickeln. Eltern beeinflussen direkt die Einstellung und das Verhalten ihrer Kinder mit Nadel
und Spritze. Daher müssen zunächst vorhandene elterliche Ängste und Widerstände erkannt und gemeinsam reduziert werden. Die Diagnose geschieht durch
explorative Gespräche zu Spritzenängsten, Verhaltensbeobachtung oder mit Hilfe
spezieller Fragebögen zur Nadel- und Injektionsangst der Eltern (▶ Kap. 3.3,
Fragebogen). Werden Ängste und Vorbehalte gegen das Spritzen und die Blutgewinnung beobachtet oder festgestellt, sollte das Kind nach Manifestation
möglichst erst dann von den Eltern gespritzt werden, wenn eine angstfreie, erfolgreiche Durchführung zu erwarten ist. Da der stationäre Aufenthalt den
Zeitrahmen begrenzt, müssen manche Eltern offensiv und mit Einfühlungsvermögen an die Insulingabe herangeführt und dabei vom Diabetesteam aktiv
unterstützt werden. Den Eltern muss vermittelt werden, das es nicht nur um die
einzelnen Insulingaben auf der Station geht, sondern darum, Ihren Kinder ein
Vorbild zu sein. Denn bei Diabetes kann man vor dem Objekt der Angst nicht
einfach flüchten.

Konkrete Leitsätze könnten sein:

- Wenn sie die Insulininjektion mit einem Lächeln und ohne zu zögern geben,
  gewinnt ihr Kind eine positive Einstellung zu seinen Injektionen
- Insulin ist der Saft des Lebens, es kommt auf die richtige Menge zur richtigen
  Zeit an
- Mit der richtigen Menge Insulin bist du gesund
- Die Angst verschwindet, wenn sie als Eltern keine haben
- Angst macht ängstlich, nicht mutig und kompetent
- Mitleid hilft ihrem Kind nicht, macht keine Lust auf Selbstversorgung

Ängstliche, zweifelnde Eltern benötigen frühzeitig eine über die Diabetesschulung
hinausgehende psychologische Unterstützung, um sich auf die Injektion des Kindes
vorzubereiten. Eltern sollen nicht zum Spritzen des Kindes gedrängt, aber strukturiert dort hingeführt werden. Zu langes Meiden der Injektionsgabe erhöht die
Ängstlichkeit während ein zu frühes Drängen die Gefahr des Misslingens birgt und
auch das Kind verunsichert. Die Bereitschaft von Eltern zur Selbstinjektion des
Kindes muss von erfahrenen Mitarbeitern eingeschätzt und bei Zweifel psychologisch abgeklärt werden.

Merke

Eltern sollen zügig die Versorgung ihres Kindes übernehmen lernen und dabei
vorbildhaft wirken. Injektionsängste und Vorbehalte auf diesem Weg müssen

---

erkannt werden, damit die Eltern strukturiert und ggf. mit psychologischer Unterstützung herangeführt werden können.

Hilfreich kann sein, wenn Kinder angesichts des BZ-Messens oder Insulinspritzens zunehmend »Theater« machen, dass die Eltern vorher das Procedere eindeutig besprechen und zum Beispiel eine Belohnung aussetzen, wenn es »ohne Gezeter« gelingt.

Da Missempfindungen oder Angst über die Zeit der Empfindung eher zunehmen, sollten Eltern ein eindeutiges und kurzes Zeitfenster verabreden (zum Beispiel 10 Min.), in dem das Spritzen erledigt sein soll. Minutenlange bis stundenlange Verhandlungen und Abwarten führen nur zur Verstärkung der Angst.

3.3.2 Entwicklungsstand und Reaktion auf Blutgewinnung und Injektion

Das Körperkonzept von Kindern ist sehr konkret und anschaulich. Je jünger sie sind, umso Gesichtsfeld-zentrierter ist ihre Wahrnehmung. Dabei sind die Fingerspitzen periphere Körperteile, während Oberschenkel und Bauch mehr im Zentrum des kindlichen Körperschemas verortet sind. Will man als Fremder mit einem Kleinkind, das auf dem Arm der Mutter sitzt, Kontakt aufnehmen, sollte man seine Fußspitze anfassen. Das Kind wird es interessiert aus »sicherer Distanz« beobachten und danach eine Annäherung eher tolerieren als wenn man es direkt am Ärmchen oder an den Schultern berührt. Daher wird die Punktion der Fingerkuppe relativ schnell toleriert im Vergleich zu der Insulingabe. Die nicht sichtbare Lanzette und die sehr schnelle Durchführung sind weitere erleichternde Faktoren. Manche Vorschulkinder werden ängstlich oder weinen, wenn das Blut aus der Fingerkuppe dringt. In diesem Alter haben die meisten Kinder bereits gelernt, dass Blut immer in Zusammenhang mit Verletzung und Schmerz auftritt. Wenn die Punktion an sich zu keiner Angstreaktion führt, kann dies durch den Anblick des Blutes geschehen. In dem Eltern und Betreuer das gewonnene Blut mit Freude und Lob kommentieren und das Kind dazu beglückwünschen, verlernt es schnell, auf den Anblick des Blutes negativ zu reagieren.

Beispielhafte Kommentare sind:

»Toll, schau mal: Da kommt endlich ein dicker Blutstropfen! Na das ist ja ein langer Kerl, dieser Blutstropfen, und faul ist der, kommt langsam raus.«

Solche Kommentare müssen vor allem zu Beginn der Behandlung über Wochen hinweg gegeben und von den Eltern ebenfalls konsequent weitergeführt werden, damit vor allem jüngere Kinder ihre anfängliche Angstreaktion verlernen.

3.3.3 Phobische Injektions- und Nadelängste

Bei Kindern und Jugendlichen sind die meisten Spritzen- und Punktionsängste entwicklungspsychologisch erklärbar (▶ Kap. 9). Auch bei Eltern führen eine ängstliche Veranlagung und die Belastung im Rahmen der Manifestation zu einer passageren Überängstlichkeit und erhöhter emotionaler Labilität. Durch die Diabetesschulung und eine spezifische Betreuung, wie im vorigen Kapitel dargestellt, sind solche normalen Angstreaktionen gut zu beeinflussen. Wenn die Ängste und vor allem das Vermeidungsverhalten über längere Zeit anhalten, ist eine weitere psychologische bzw. psychiatrische Abklärung sinnvoll, um eine phobische Reaktion abzuklären.

Tab. 3.1: Fragebogen zu Spritzenängsten (modifiziert nach Bartus und Holder 2015)

Wie geht's mir mit Nadel und Spritze?

4 = stimmt meistens; 3 = stimmt oft; 2 = stimmt selten; 1 = stimmt nicht

Kaum etwas ist mir so unangenehm wie eine Spritze zu bekommen	□ 4 □ 3 □ 2 □ 1
Schon die Nadel zu sehen finde ich erschreckend	□ 4 □ 3 □ 2 □ 1
Ich werde ängstlicher, je mehr die Nadel der Spritze meinem Körper näher kommt	□ 4 □ 3 □ 2 □ 1
Ich weiß nicht, warum Spritzen mir so viel Angst einjagen, es ist einfach so	□ 4 □ 3 □ 2 □ 1
Allein der Gedanke, dass die Nadel unter meine Haut dringt, ist beängstigend	□ 4 □ 3 □ 2 □ 1
Ich befürchte, die Nadel könnte nicht sauber sein und eine Entzündung verursachen	□ 4 □ 3 □ 2 □ 1
Ich befürchte, dass die Nadel einen schmerzhaften Nerv treffen könnte	□ 4 □ 3 □ 2 □ 1
Das Schlimmste ist, wenn ich fühle, daß die Nadel durch die Haut geht	□ 4 □ 3 □ 2 □ 1
Die Spritze könnte dazu führen, dass ich danach blute	□ 4 □ 3 □ 2 □ 1
Wenn die Spritze wegrutscht, könnte sie mich verletzen	□ 4 □ 3 □ 2 □ 1
Wenn ich medizinische Geräte mit Nadel und Kanülen sehe, fühle ich mich beklommen	□ 4 □ 3 □ 2 □ 1
Wenn ich sehe, dass jemand eine Spritze bekommt, werde ich nervös	□ 4 □ 3 □ 2 □ 1
Wenn mir Blut abgenommen wird, kann ich nicht hinschauen	□ 4 □ 3 □ 2 □ 1
Ich muss mich richtig dazu zwingen, dass ich mich spritzen lasse	□ 4 □ 3 □ 2 □ 1

Tab. 3.1: Fragebogen zu Spritzenängsten (modifiziert nach Bartus und Holder 2015)
– Fortsetzung

Wie geht's mir mit Nadel und Spritze?	
4 = stimmt meistens; 3 = stimmt oft; 2 = stimmt selten; 1 = stimmt nicht	
Mir ist schon mal bei einer Blutentnahme oder einer Spritze schlecht geworden	☐ 4 ☐ 3 ☐ 2 ☐ 1
Addierte Punkte=	

So wird der Fragebogen ausgefüllt:
Lese die Sätze auf der linken Seite genau durch. Kreuze dann auf der rechten Seite das Kästchen mit der Zahl an, das für Dich zutrifft. Je höher die Zahl, umso mehr passt der Satz zu Dir.
Punktzahlen unter 25 deuten auf keine nennenswerten Spritzen- oder Nadelängste hin.
Punktzahlen von 25 bis 35 können Hinweise für deutliches Unbehagen und leichte Spritzen- oder Nadelangst sein.
Bei Punktwerten über 35 scheinen starke Spritzen- oder Nadelängste vorhanden zu sein, die weiter abgeklärt werden sollten.

3.4 Ängste in Zusammenhang mit dem Diabetes und seiner Behandlung

3.4.1 Hypoglykämieängste und Ängste vor Folgen

Wie kaum eine andere chronische Erkrankung eignet sich der Diabetes dazu, bei den betroffenen Kindern, Jugendlichen und ihren Eltern unterschiedliche Ängste und Befürchtungen auszulösen. Der Blutzuckerverlauf, der naturgemäß Schwankungen unterliegt und dabei in kritisch niedrige Bereiche sinken kann, verursacht Ängste vor Hypoglykämien, während anhaltend hohe Blutzuckerwerte vor allem bei den Eltern die Sorge vor dem Auftreten der gefürchteten diabetischen Folgeschäden schürt. Solche Ängste sind nicht unberechtigt, können aber in Abhängigkeit von ihrem Ausmaß und der Angemessenheit ungünstige Folgen für die Einstellung des Diabetes haben und die Lebensqualität erheblich beeinträchtigen.

Hypoglykämie-Angst

Die Angst vor Hypoglykämien wurde erstmals strukturiert und quantifizierbar von Cox (2007) mit Hilfe von speziellen Fragebögen erfasst (z. B. Hypoglycaemia Fear Survey: HFS). Mit diesem Instrument, das sich sowohl für klinische als auch für Forschungszwecke hervorragend bewährt hat, können Hypoglykämie-bezogene Ängste von Eltern und Kindern bzw. Jugendlichen in mehreren Dimensionen erfasst werden. In vielen Studien mit dem HFS (z. B. Marrero 1997) konnte gezeigt werden, dass Hypoglykämie-Ängste der Eltern deutlich erhöht waren, wenn ihre Kinder bereits eine schwere Hypoglykämie im Diabetesverlauf erlitten haben.

Ebenso korrelierte die Höhe der elterlichen Hypoglykämie-Angst signifikant mit ihrer Betroffenheit darüber, dass ihr Kind an Diabetes erkrankt ist. Die erhöhte Hypoglykämie-Angst nach einer schweren Hypoglykämie ist als eine Reaktion auf das Ereignis zu werten und gibt Rückschlüsse auf die Bewältigungsversuche der Eltern. Jugendliche, die im Jahr vor der Befragung mit dem HFS eine schwere Hypoglykämie erlitten haben, berichteten über höhere Hypoglykämie-Ängste, machten sich vermehrte Sorgen wegen ihrer Diabeteseinstellung und litten stärker darunter, an Diabetes erkrankt zu sein als Jugendliche, die keine schwere Hypoglykämie zuvor erlitten haben. Wie sehr das konkrete hypoglykämische Ereignis an sich die resultierende Angst beeinflusst, wird in einer Studie von Nordfeldt (2001) deutlich. Darin führte eine schwere Hypoglykämie des Kindes *mit Bewusstlosigkeit* zu deutlich mehr Angst bei den Eltern als eine schwere Hypoglykämie *mit Hilflosigkeit* (Fremdhilfe nötig) aber *ohne Bewusstlosigkeit/Koma.*

Insgesamt handelt es sich sowohl bei den Eltern als auch bei den Jugendlichen aus den dargestellten Untersuchungen um Hypoglykämie-Ängste, die als Folge konkreter negativer Erfahrungen aufgetreten sind.

Vorgestellte Hypoglykämie-Ängste

Dagegen ist die erhöhte Hypoglykämie-Angst von Eltern, die generell sehr besorgt sind über den Diabetes ihres Kindes, mehr der Ausdruck einer ängstlichen Einstellung zu der Erkrankung, die sich dann auch auf die Hypoglykämie überträgt. Dazu passen auch Befunde von Soltesz (1998), der aus Interviews mit Eltern folgerte: »Unabhängig von der tatsächlichen Gefährdung, steht für viele Eltern und Kinder die Angst vor der Hypoglykämie im Vordergrund«. Das bedeutet, es gibt Eltern (und Kinder) die eine hohe Hypoglykämie-Angst haben, ohne jemals ein entsprechendes Ereignis erlebt zu haben. In diesem Fall handelt es sich um eine Erwartungsangst, die durch Berichte anderer Eltern oder Literatur und Erfahrungen aus dem direkten Umfeld, entstanden ist und durch unrealistische Phantasien aufrechterhalten wird. Ebenso haben Eltern und Kinder mit einer höheren allgemeinen Ängstlichkeit auch mehr spezifische Ängste, und dem zu Folge vermehrte Hypoglykämie-Ängste, ohne jemals konkret eine schwere Hypoglykämie erlebt zu haben.

Bedeutung für die Diabetesbehandlung

Hypoglykämie-Ängste sind durch eine ausführliche Anamnese und Exploration (► Kap. 7) nach ihrer Genese und den aufrechterhaltenden Bedingungen zu differenzieren. Die Unterscheidung in drei Kategorien von Hypoglykämie-Ängstlichkeit sowohl bei Eltern als auch bei Kindern ist für die weitere Behandlung besonders hilfreich.

- Reaktive Hypoglykämie-Angst: Folge von konkret bei sich oder dem Kind erlebten schweren Hypoglykämien.
- Vorgestellte Hypoglykämie-Angst: Folge von indirekten Erfahrungen durch Berichte anderer Personen und eigene Vorstellungen.

- Dispositionelle-Hypoglykämie-Angst: Folge einer Persönlichkeit mit erhöhter Angstbereitschaft, die bereits vor dem Diabetes bestand.

Dynamik der Hypoglykämie-Angst

Schwere Hypoglykämien gehen grundsätzlich einher mit zunehmendem Kontrollverlust bis hin zu Bewusstlosigkeit. Weitere Symptome wie Krampfanfall und kurzfristige Wesensänderungen wirken auf das Umfeld extrem befremdlich und lösen Angst um das Leben des Patienten aus. Diese Todesangst führt dann zur Vermeidung normnaher Blutzuckerwerte und zu einer unerträgliche Angst vor dem niedrigen Blutzuckerwert.

Hypoglykämie-Angst – Wer ist betroffen?

Die meisten Studien zeigen, dass Hypoglykämie-Ängste häufig bei den Eltern und speziell bei den Müttern zu finden sind. Bei einer strukturierten quantitativen Befragung von 69 Eltern von jüngeren Kindern im mittleren Alter von 4,3 Jahren (2,6 Jahre bei Diagnose) zu ihren Sorgen wegen dem Diabetes ihres Kindes waren 91 % sehr besorgt wegen möglichen Hypoglykämien, 82 % sehr besorgt wegen körperlichen Aktivitäten des Kindes, die zu Hypoglykämien führen könnten und 40 % ebenfalls sehr besorgt darüber, dass ihr Kind nach der Insulingabe nicht genügend bzw. rechtzeitig essen würde (Delamater 2005). Vor allem Eltern jüngerer Kinder haben häufig solche Hypoglykämie-Ängste, unabhängig davon, ob sie akut berechtigt sind oder nicht. Die Unselbständigkeit von jüngeren Kindern bei der Erkennung und Behebung von Hypoglykämien, ihre schwer kalkulierbare körperliche Aktivität und ihr spontanes Essverhalten geben Anlass zu der Befürchtung, es könnte plötzlich zu einer Hypoglykämie kommen. Vermehrte Wachsamkeit und häufige Blutzuckerkontrollen in bestimmten Situationen sind bei dieser Altersgruppe berechtigt. In einer Studie zum Umgang von Eltern jüngerer Kinder mit Diabetes konnte gezeigt werden, dass gezielte Trainingsmaßnahmen auch in diesem Alter Kindern erste Kompetenzen im Umgang mit Hypoglykämien vermitteln können (Bartus 2002). Überängstlichkeit dagegen belastet sowohl die Eltern als auch die Kinder. In einer Untersuchung von Lindner wurde gezeigt, dass die anhaltend erhöhte Hypoglykämie-Angst der Mütter mit höheren Hypoglykämie-Ängsten der Kinder einher ging (Lindner et al. 1998). Somit kann die Angst der Eltern auf das Kind übertragen werden und sich ungünstig auf die weitere Diabetesbehandlung auswirken.

Dysfunktionale und reale Hypoglykämie-Ängste

Folgen für die Diabeteseinstellung

Hypoglykämie-Ängste von Kindern und Eltern haben vielfältige und in der Regel ungünstige Auswirkungen auf die Diabetesführung. In hinreichend vielen Studien kamen die meisten Autoren übereinstimmend zu dem Schluss, dass anhaltende Hypoglykämie-Ängste die Behandlung des Diabetes erschweren und sowohl die

Tages-Blutzuckerwerte als auch den HbA1c erhöhen können. Viele Eltern oder ältere Kinder bzw. Jugendliche versuchen ihre Hypoglykämie-Angst durch Meidung niedriger und sogar normaler Werte zu bewältigen. Indem sie z. B. die Insulindosis senken oder bewusst mehr Kohlenhydrate zu sich nehmen, erzeugen sie eine »Sicherheitshyperglykämie«, wodurch sie sich vor Hypoglykämien geschützt und von der Angst entlastet fühlen. Das führt über längere Zeit zu einer Verschlechterung des Stoffwechsels und zu einem Konditionierungseffekt, sodass hohe Werte mit Sicherheit und Wohlbefinden, dagegen normnahe Werte mit Angst bzw. Panik assoziiert werden. Um die Angst zu vermeiden, wird eine dysfunktionale Diabetes-Selbstbehandlung durchgeführt, was zu chronisch hohen oder nicht nachvollziehbaren BZ-Werten führen kann.

Merke

Hypoglykämie-Angst von Kindern und Eltern kann auch ohne reale Erfahrungen mit schweren Hypoglykämien auftreten. Bei anhaltend hohen und nicht plausibel erklärbaren Blutzuckerwerten ist an Hypoglykämie-Angst zu denken.

Folgen für die Entwicklung des Kindes

Hypoglykämie-Angst ist bei Kindern deutlich seltener als bei den Eltern. Oft verbinden gerade jüngere Kinder mit Unterzuckerungen eher die Gabe von schnell wirkenden KEs, die meist süß und daher angenehm schmecken. Da Kinder sich selbst nicht objektiv in der Hypoglykämie erleben und bei Bewusstseinsverlust keine Selbstwahrnehmung mehr haben, bleibt ihnen der Anblick erspart, der Eltern von ihrem schwer hypoglykämischen Kind noch lange mit Schrecken in Erinnerung bleibt. Wenn jüngere Kinder negative Seiten von Hypoglykämien beschreiben, dann sind es die Spielunterbrechungen oder das Warten bis der Blutzucker sich erholt hat, um mit einer Tätigkeit fortzufahren. Allerdings können auch jüngere Kinder durch dramatische Erzählungen von Erwachsenen eine Hypoglykämie-Angst entwickeln und durch das Nachahmungs-Lernen verfestigen. Anders ist es bei älteren Kindern und Jugendlichen. Hier spielt der soziale Aspekt der Hypoglykämie eine wesentliche Rolle. Jugendliche möchten nicht durch die Symptomatik der Hypoglykämie wie z. B. Zittern oder Schwitzen auffallen – geschweige denn in der Klasse oder vor Freunden kollabieren und dadurch in eine Sonderrolle kommen. Die Hypoglykämie-Angst von Jugendlichen ist daher eine soziophobische Angst, die so ausgeprägt sein kann, dass sich die Betroffenen aus gemeinschaftlichen Aktivitäten völlig zurückziehen oder nur mit hohen Blutzuckerwerten in die Öffentlichkeit gehen. Dies kann zu Schulphobie führen.

Folgen für Familien

Die Hypoglykämie-Angst beim Kind und den Eltern hat einen ungünstigen Einfluss auf das Familienleben. Die Lebensqualität von Patienten, die im Jahr zuvor eine schwere Hypoglykämie erlitten haben und danach unter andauernden Hypoglyk-ämie-Ängsten litten, war deutlich geringer als von Patienten ohne schwere Hypo-glykämie (Nordfeldt 2001). Auch können Streitigkeiten und Spannungen zwischen Eltern und Kindern entstehen, wenn Jugendliche aus ihrer sozialen Hypoglykämie-Angst heraus bewusst hohe Blutzuckerwerte generieren und die Eltern (und die Be-handler!) diese Motive nicht kennen und die Jugendlichen weiter zu normalen Blut-zuckerwerten drängen. Andererseits können Eltern auch diese Tendenz unterstützen.

Eine besonders ausgeprägte Hypoglykämie-Angst veranlasst mache Eltern dazu, mehrmals bei ihrem Kind nachts den Blutzucker zu messen. Eine schwere nächt-liche Hypoglykämie, aber auch die Befürchtung davor bringt Eltern (hauptsächlich die Mütter) dazu, den Blutzucker über Monate und Jahre hinweg nachts mehrfach zu kontrollieren. Nicht selten übernachtet das Kind mit Diabetes bis zur Vorpu-bertät im elterlichen Schlafzimmer, um eine drohende schwere Hypoglykämie abzuwenden. Die Folgen für die Eltern, die ihren Schlaf mehrmals unterbrechen, ihr Zimmer mit dem Kind teilen und die Hypoglykämiebedrohung als zentrales Thema im Familienleben fest verankert haben, sind Erschöpfung, Partnerschaftsprobleme und Stress. Erstaunlicherweise nehmen viele Kinder bis in die Jugendzeit die nächtlichen Blutzuckertestungen hin, und selbst eine Therapieumstellung auf Insulinanaloga und CSII bringt kaum Änderung.

Merke

Eltern haben mehr Hypoglykämie-Ängste als ihre jüngeren Kinder. Jugendliche können durch Hypoglykämieangst in ihrem Sozialverhalten eingeschränkt werden. Änderung der Insulintherapie bei Hypoglykämieangst ohne psycho-therapeutische Mitbehandlung verfestigt eher die Ängstlichkeit. Chronische Hyperglykämien können Ausdruck von zugrundeliegenden Hypogly-kämieängsten sein.

Angst vor Folgeschäden des Diabetes

Alle diabetologischen Bemühungen haben zum Ziel, dass Kinder und Jugendliche mit einer guten Blutzuckereinstellung aufwachsen und lernen, ihren Diabetes er-folgreich selbst zu versorgen. Dabei ist es als Fazit aus der DCCT-Studie (1993) hinlänglich bekannt, dass die Vermeidung von Folgekomplikationen bei einer nachhaltig guten Diabeteseinstellung viel besser gelingt als bei erhöhten HbA1c-Werten. Auch Eltern sind sich bewusst, dass ihre Kinder mit HbA1c-Werten unter 7 % bis 8 % statistisch gesehen ein geringeres Risiko für Folgeerkrankungen tragen als mit erhöhten HbA1c-Werten über 8 %.

Die Blutzuckereinstellung: Wie es im Alltag tatsächlich ist

Der Alltag von Kindern und Jugendlichen mit Diabetes ist allerdings in vielen Fa-milien geprägt von mehr oder weniger längeren Phasen deutlich erhöhter Blutzuckerwerte. Das kann schon nach der Remission der Fall sein, wenn die Behandlung nicht rechtzeitig an den veränderten Insulinbedarf angepasst wird. Ebenso gibt es bestimmte Lebensabschnitte bei den Kindern, die mit größerer Wahrscheinlichkeit mit Blutzuckererhöhungen bzw. Schwankungen einhergehen. Wenn Kinder z. B. in die Schule kommen und längere Zeit außer Haus sind, können anfänglich Blutzuckererhöhungen auftreten, ebenso wenn ein Kind aufgrund familiärer Gegebenheiten nachmittags längere Zeit alleine ist, Jugendliche schulische Belastungen oder Konflikte in der Peergroup haben oder die Betreuung insgesamt nicht gelingt. Höhere HbA1c können Ausdruck eines intensiveren Autonomieschrittes sein. Auch Entwicklungsphasen wie das Trotzalter und natürlich ganz ausgeprägt die Adoleszenz können die Stoffwechseleinstellung deutlich verschlechtern (▶ Kap. 9.3).

Wie Kinder Folgeschäden verstehen

Bei Kindern unter zwölf Jahren kommen konkrete Ängste vor den langfristigen Auswirkungen des Diabetes nicht vor. Die Vorstellung, dass – für Kinder abstrakte – Werte wie HbA1c in zehn Jahren eine Verschlechterung der Gesundheit bewirken, erfordert perspektivisches Denken, Antizipationsfähigkeit und das Erkennen von komplexen Kausalitäten. All das ist in diesem Alter noch nicht ausgereift. Wenn jüngere Kinder trotzdem über solche Ängste sprechen, dann weil sie es von ihren Eltern oder anderen Erwachsenen gehört haben und es nachahmen, oder weil sie einfach mitteilen wollen: »Mir geht es zur Zeit mit meinem Diabetes nicht gut.« Folgeschäden werden in diesem Alter wie ein »Gespenst« erlebt. Vor allem jüngere Kinder sollten deshalb nicht mit späteren Folgen des Diabetes konfrontiert werden, da sich daraus alterstypische, beängstigende Phantasien entwickeln können wie: »Vor dem Schlafengehen habe ich einen ganz hohen Blutzucker gehabt. Wenn ich morgen früh aufwache, fehlt mir ein Bein. Ich habe so Angst einzuschlafen.« Daher ist die Besprechung und Schulung von diabetischen Folgekomplikationen erst sinnvoll, wenn Kinder im Entwicklungsstadium der formalen Operationen angekommen sind (Piaget 1978) und sie über das konkret-anschauliche Denken hinaus abstrakte Wirkzusammenhänge zu erkennen in der Lage sind.

Merke

Kinder müssen eine bestimmte kognitive Reife haben, um Folgeschäden verstehen und bewerten zu können. Ansonsten werden diese Informationen mystisch und mit Angstphantasien verarbeitet und führen zu Überängstlichkeit, Schuldgefühl, Verunsicherung und Hilflosigkeit.

Jugendliche und Folgeschäden

Jugendliche ab dem 13–14. Lebensjahr haben alle kognitiven Voraussetzungen, um den Zusammenhang zwischen hoher Blutzuckereinstellung und längerfristigen Folgen zu verstehen. Daher kann dieses Thema im Rahmen von Schulungen und

Beratungen angesprochen werden. Jugendliche sollten über Folgeschäden des Diabetes gut informiert werden. Allerdings müssen dabei die besondere Entwicklungssituation dieser Altersgruppe und die individuellen Fragen berücksichtigt werden (▶ Kap. 9.3).

Drohen mit negativen Folgen

Diese »Methode« enthält außer einer hohen Aussagekraft über die Hilflosigkeit des Anwenders keine nützlichen Aspekte. Die Nebenwirkungen übersteigen dagegen bei weitem den erhofften Effekt, nämlich die Einsicht zu fördern, sich endlich ordentlich um seinen Diabetes zu kümmern. Die meisten Jugendlichen machen in ihrem Alltag reichlich Erfahrung mit Aussagen von Erwachsenen wie »Wenn du so weitermachst, wirst du es später zu nichts bringen«, »Mit diesen Noten reicht's mal gerade für Hartz IV«, »Wenn du nicht aufpasst, wirst du schlimm enden«. Daher ist es sehr wahrscheinlich, dass sie den Bedrohungsgehalt solcher Sprüche reflexhaft abwerten, sie für übertrieben halten oder verdrängen. Zudem ist das Jugendalter durch eine übersteigerte Risikobereitschaft gekennzeichnet, verbunden mit dem festen Glauben an die eigene Unverletzbarkeit (▶ Kap. 9.3). Das schützt Jugendliche vor Ängsten, die sie von bestimmten Erfahrungen abhalten könnten. Nach Seiffge-Krenke (1998) erfordert die erfolgreiche Bewältigung der Entwicklungsaufgaben in der Jugendzeit, die vorübergehende Verdrängung realer Bedrohungen. Um das Autonomiestreben in der Jugendzeit auszuleben, werden Entscheidungen getroffen und Verhaltensweisen gezeigt, ohne den Rat von Erwachsenen zu berücksichtigen. Das schließt bei Jugendlichen auch die längerfristigen Folgen einer schlechten Diabeteseinstellung ein.

Sprechen über Folgeschäden in Beratung und Schulung

Gespräche über Folgeschäden dürfen nicht den jeweiligen Jugendlichen im Fokus haben. Informationen sollten neutral und eher »wissenschaftlich« gegeben werden. Die Betreuer sollen nicht sagen »Wenn du so weitermachst, besteht die Gefahr…«, sondern der Jugendliche soll anhand der Fakten eigene Schlüsse ziehen können. Das tun Jugendliche eher, je weniger sie sich unter Druck gesetzt fühlen.

> **Beispiel**
> Ein 15-jähriger Junge, der seit sieben Jahren Typ 1 Diabetes hat, kommt in die psychologische Diabetesberatung mit dem Anliegen, sein Diabetes würde ihn stark belasten, er habe keine Lust mehr, sich weiter zu behandeln und alles habe »überhaupt keinen Sinn mehr«. Im Gespräch erzählt er, dass er seit fünf Monaten eine Freundin habe, mit der er sich eigentlich sehr gut verstehe, aber er würde sich sowieso von ihr wegen dem Diabetes trennen. Auf Nachfrage gibt er an, dass es zwischen den beiden nicht klappen würde. Das läge daran, dass er krank sei. Er habe ja schon Spätschäden, bemerkte er lakonisch. Im Verlauf erzählt er, dass er vor drei Wochen mit seiner Freundin intim werden wollte. Der Geschlechtsverkehr konnte nicht vollzogen werden, wegen Erektionsstörungen. Danach hatte er im Internet gesurft und herausgefunden, dass die erektile Dysfunktion eine

häufige Folgekrankheit des Diabetes sei. Bei seinen hohen Blutzuckerwerten in den letzten Monaten wäre das wahrscheinlich auch zu erwarten. Deshalb wolle er dann mit seiner Freundin Schluss machen, weil er nicht erwarten könne, dass sie weiter mit ihm zusammen bleibe. Im weiteren Gespräch wurde deutlich, dass es für beide das »erste Mal« gewesen sei und er Erektionsprobleme in Folge des »Premierenfiebers« hatte, die er aber seinem Diabetes zuschrieb.

Nicht alle Jugendlichen erzählen offen solche Erfahrungen und leiden dann unter selbstgestellten Diagnosen und quälen sich mit Selbstvorwürfen. Daher ist die angstfreie, neutrale, aber informative Schulung zu Folgeschäden bei Jugendlichen unerlässlich.

Dabei gilt zu berücksichtigen, dass in diesem Alter wie in Kapitel 9 beschrieben, drei Probleme die Interaktion beeinträchtigen:

- Probleme der Emotionsregulierung
- Probleme der Zeitstrukturierung
- Probleme der Zukunftsantizipation

Das Wissen über Folgeschäden ist Teil einer allgemeinen Information, aber besonders angesichts der Adoleszenz unbrauchbar um das aktuelle persönliche Verhalten zu steuern. Besser gelingt es mit dem Satz: »Blutgefäße mögen nicht so viel Zucker, deshalb solltest du dich um deinen Diabetes kümmern«.

Merke

Kinder unter zwölf Jahren verarbeiten Informationen über Folgeschäden naiv mit der Gefahr von irrationalen Ängsten und mystischen Erklärungen. Bei Jugendlichen keine konfrontative, personenbezogene und angstinduzierende Darstellung der Folgeschäden, sondern sachliche und gezielte Informationen auf Nachfrage.

Die Angst vor Folgeschäden ist in erster Linie eine Elternangst

Für Eltern ist es meist ein unerträglicher Zustand, wenn ihre Kinder über längere Zeit hohe Blutzucker-, bzw. HbA1c-Werte haben. Sie werden dadurch ständig an die Gefahr von Folgeschäden erinnert und möchten deshalb schnellstmöglich wieder normale Blutzucker-Werte sehen. Während also Jugendliche die Tendenz haben, Folgeschäden zu bagatellisieren, neigen Eltern dazu, dieses Thema zu aggravieren.

Interventionen

Um das Ausmaß elterlicher Ängste zu erfassen, müssen diese die Gelegenheit haben, ausführlich darüber z. B. in der Diabetes-Sprechstunde berichten zu können und dabei empathisch angehört zu werden. Gerade der einfühlsame Zugang zu den Eltern ermöglicht es ihnen, ihre tiefsten Sorgen und abwegigsten Befürchtungen auszusprechen. In einer nicht-wertenden Atmosphäre die Eltern über ihre Ängste sprechen zu lassen, keine schnellen Lösungs- und Beruhigungsfloskeln zu äußern und erst die Angst deutlich anzuerkennen, sind die Basis der weiteren Behandlung.

3.5 Das Blutzucker-Tagebuch – Helfer auf dem Weg zur Autonomie

»Ich werde, hoffe ich, dir alles anvertrauen können, wie ich es noch bei niemandem gekonnt habe, und ich hoffe, du wirst mir eine große Stütze sein.«

Anne Frank, erste Eintragung in ihr Tagebuch, 1942.

Das Führen eines persönlichen Tagebuches kann, wie aus den obigen Worten nachvollziehbar, etwas sehr Individuelles, aber auch für die alltägliche Lebensführung Stützendes sein. Es kann helfen, Erfahrungen zu verarbeiten, Veränderungen im Verhalten herbeizuführen (Selbstmotivation) und neue Dinge hinzu zu lernen. Das Führen eines Tagebuches wird von Kindern häufig mit 10–12 Jahren begonnen, es wird ein schönes Büchlein ausgesucht, welches gerne auch abschließbar und besonders sein darf.

»Ein Lerntagebuch für den Schul- oder Ausbildungsalltag trägt durch die regelmäßige Beschäftigung mit dem Lernstoff zu dessen besseren Verständnis bei. Dabei wird auch der Entstehung von Verständnisillusionen entgegengewirkt, das heißt, der Lernende hat durch die intensivere Beschäftigung die Möglichkeit, logische Fehler und Widersprüche in seinem Konzept zu entdecken und zu korrigieren. Hauptziel ist darüber hinaus, ein Bewusstsein für den eigenen Lernprozess zu entwickeln. Der Schüler soll Strategien anwenden können, die ihn beim Lernen unterstützen. Dies soll nicht rein »imitierend« erfolgen; vielmehr soll er durch das Überdenken seiner Arbeitsergebnisse dazu animiert werden, Vor- und Nachteile dieser Strategien zu erkennen und eventuell ihre Anwendung anzupassen. Zudem gibt die Niederschrift der eigenen Gedanken dem Schüler die Möglichkeit, sich einen Überblick zu verschaffen und neue Assoziationen und Ideen zu entwickeln.

Wichtigstes Kriterium für ein Lerntagebuch ist, dass es über einen längeren Zeitraum und regelmäßig geführt wird, damit der Lernende die Möglichkeit hat, sein Lernverhalten zu vergleichen und Veränderungen zu bewerten.«

Quelle: Wikipedia, Lerntagebuch

Diese Vorgedanken können helfen, die Sinnhaftigkeit des Führens eines Diabetestagebuches zu veranschaulichen: »Ist es überhaupt nötig, ein Diabetes-Tagebuch zu führen? Warum muss man sich das alles antun?«

Viele Jugendliche, aber auch viele Eltern finden das Diabetes-Tagebuch primär lästig und tun alles dafür, es zu vermeiden. Der Umgang mit diesem Thema wird in Diabetesteams und Familien intensiv und diskrepant diskutiert. Handschriftliche Tagebuchführung bzw. Dokumentation des Behandlungsgeschehens mithilfe einer Software ist ein ambivalent erlebter Teil der Therapieführung. Gelungene Tagebuchführung kann einen deutlichen Beitrag zur Stoffwechselstabilisierung leisten. Wer nach drei Monaten Tagebuchführen eine deutliche HbA1c-Verbesserung erlebt hat und feststellt, dass allein »Hinschauen« dies bewirkt hat, weiß warum er sich die Mühe antut. Wer es erfolgreich in die Alltagsgewohnheiten zu integrieren gelernt hat, weiß das Resultat daraus sehr zu schätzen. Aber viele Jugendlichen ärgern sich über die Frage: »Hast du schon dein Tagebuch geführt?«

Der Aufwand der Tagebuchführung ist, egal mit welcher Methode, immer ein zusätzlicher. Das Gespräch darüber in der Familie und mit dem Diabetologen bedarf eines angemessenen zielführenden Feingefühls und einer positiven Grundhaltung.

Nach dem Erkennen des Sinns dieser Tätigkeit folgt idealerweise die Entwicklung von Selbstverständlichkeit und Gewohnheit dafür – so kann es eine richtig erfolgreiche Stütze der Therapie werden. Regelmäßige Handlungen werden zu Gewohnheiten (gut bekannt ist z. B. das Schreiben-, Laufen lernen). Die Mühe ist deutlich größer, wenn man das Tagebuch nur sporadisch führt, da dies bei jeder Eintragung bewusst und mit höherem Einsatz neu entschieden werden muss, während das gewohnheitsmäßige Führen des Tagebuches eine intuitive (aus der sublimentär-motorischen Rinde gesteuerte), automatisierte, ohne wesentliche Anstrengung nach vorhandenen Handlungsschemata ablaufende Tätigkeit wird. Der Unterschied ist vergleichbar mit dem Autofahren eines langjährigen Autofahrers gegenüber einem Fahranfänger, der jeden Tritt aufs Gaspedal oder Griff ans Lenkrad gut überlegen muss.

Bessere Erinnerbarkeit dokumentierter BZ-Werte

Die gemessenen Blutzuckerwerte sollen zur Dokumentation in ein Blutzuckertagebuch eingetragen werden. Das dient der Nachvollziehbarkeit von Blutzuckerverläufen, ist Grundlage der Insulindosisanpassung und wichtige Orientierungshilfe im Alltag. Vor allem Jugendliche meiden das Führen von solchen Tagebüchern, weil sie das Aufschreiben ihrer Blutzuckerwerte als lästig empfinden. Moderne Messgeräte bieten zudem eine bequeme Möglichkeit, die gemessenen Werte mit Uhrzeit und weiteren Angaben zu speichern, was die handschriftliche Dokumentation noch altmodischer erscheinen lässt. Allerdings ist aus der Gedächtnispsychologie bekannt, dass niedergeschriebene Inhalte genauer und länger im Gedächtnis verbleiben als lediglich kurz wahrgenommene Informationen. Der sogenannte Restorff-Effekt (benannt nach der Gestalt- und Gedächtnispsychologin Hedwig von Restorff, 1933) besagt zudem, dass Elemente, die sich gut von der Umgebung unterscheiden, einen deutlichen Erinnerungsvorteil haben. Demnach würden Blutzuckerwerte, wenn sie zu hoch oder zu niedrig ausfallen und im Tagebuch mit einem roten Stift eingetragen wären, besser erinnert werden, als nur im Messgerät gespeicherte Werte. Eine längere Präsenz der letzten gemessen BZ-Werte bringt Vorteile für die Selbstbehandlung und könnte durch das Notieren und markieren von kritischen Werten erreicht werden.

Zunächst wird das regelmäßige Tagebuchführen durch die Eltern (wichtig vor allem im Vorschul- und Grundschulalter im Sinne von gutem Vorbild und Lernen durch Nachahmung) durchgeführt. Kommt das Kind in ein Alter, in dem es Zahlen verlässlich schreiben kann, kann ihm diese Tätigkeit übertragen werden. Der Eintrag ins Tagebuch und die vorangegangene Messung sind die ersten Schritte hin zu einem selbstständigen Umgang mit der Diabetesbehandlung. So entsteht Gewohnheitsbildung – dadurch kann das Diabetes-Tagebuch langfristig zu einem Helfer zum Gelingen und stetigen Verbessern der Stoffwechselführung werden (s. »Lerntagebuch« oben). Jüngere Schulkinder haben in der Regel Freude am Erlernen neuer Autonomie-Schritte und können zu dieser Aufgabe hingeführt werden, sodass sie lernen, regelmäßig die eigenen Werte festzuhalten. Die Eltern können den Kindern dabei auch vermitteln, dass sie damit ein Stück Autonomie hinzugewinnen und »groß werden«. Dabei lernen die Kinder die Sorgfalt des Tagebuchführens nachahmend am erlebten Vorbild ihrer Eltern. Es ist also sehr hilfreich, wenn Eltern dies sorgfältig selber handhaben und die Kinder dazu liebevoll anleiten. Kontraproduktiv dagegen ist, wenn Eltern ihren Kindern signalisieren, dass sie selber dazu keine Lust haben und die Kinder das »gefälligst jetzt endlich mal selber« können sollen.

Kinderdiabetologen können bestätigen, dass die akkuratest geführten Blutzuckertagebücher von Grundschulkinder stammen – ein Zeichen, dass sich Kinder dabei ihrer schrittweise hinzugewonnenen Selbständigkeit bewusst werden. Je älter die Kinder werden und je mehr anderweitige Tätigkeiten sie in Anspruch nehmen, umso schwieriger gelingt ihnen das sorgfältige Aufschreiben der gemessenen Blutzuckerwerte. Das Risiko des Nicht-Aufschreibens erreicht seinen Höhepunkt zwischen dem 13. und 16. Lebensjahr. Wenn jedoch die Gewohnheit des Tagebuchführens ohne allzu viele negative Emotionen und mit einer gewissen Selbstverständlichkeit in der Familie in den Jahren zuvor entwickelt wurde, können auch Jugendliche selbst in der heftigsten Adoleszenzphase Tagebuchführen und ihre Diabetesführung damit ständig sicherstellen und anpassen.

Es lohnt sich, dass die Kinder/Familien ihr Tagebuch individuell für sich so gestalten, dass es ihnen gefällt. Am besten gestaltet und verziert das Kind das Büchlein selber mit!

Also: *Die Kunst ist, wie das Projekt für das Kind eingeführt und begleitet wird, wie die Kommunikation darüber gelingt.*

Wofür nutzt die Tagebuchführung?

Voraussetzung, damit ein möglichst handschriftlich geschriebenes Diabetes-Tagebuch wirklich ein »Lerntagebuch« sein kann, ist die Zusammenschau und damit übersichtliche Darstellung von folgenden Parametern:

- Datum und Uhrzeit
- BZ-Werte in zeitlichem Kontext zu

- abgegebene/gespritzte Insulinboli und BZ-Korrekturen
- KE's bzw. BE's, ggf. auch Nahrungszusammensetzung (z. B. bei fettigen oder nicht gut berechenbaren Nahrungsmitteln)
- Ereignisse wie Sport, Krankheit, »Gammeln«, die vielleicht die BZ-Werte erklären
- Katheterwechsel und Urinstix

Wie gelingt die Kommunikation anhand der BZ-Dokumentation?

Das Diabetes-Tagebuch und die tägliche Kommunikation über den BZ-Verlauf und seine Ursachen führen im Laufe der Entwicklung eines Kindes dazu, dass es schrittweise anhand des gemeinsamen darüber Nachdenkens (»Knobelns«) den Umgang mit dem Diabetes verstehen lernt. Für eine wirksame und vertrauensvolle Kommunikation mit dem »persönlichen Unterstützersystem« – meist der Familie und dem Diabetesteam – braucht das Kind/der Jugendliche deshalb optimalerweise die detaillierte handschriftliche Tagebuchführung als Basis (es sei denn, es kann sich an alle Ereignisse über Wochen noch erinnern). Das konkret analysierende Gespräch, in dem das Kind/der Jugendliche sich die Vorgänge nochmal ins Bewusstsein holt – auch die Situation, wo es vergessen hat zu bolen –, damit es beim nächsten Mal besser klappt, führt zu einem handlungsorientierten Lernprozess. So wird die Logik der Diabetesführung im Laufe der Zeit zunehmend besser vom Kind/dem Jugendlichen verstanden. Ohne ein Tagebuch bleibt das Gespräch auf der Meta-Ebene und das Resultat bleibt für das Kind deutlich nebulöser und unverständlicher. Auch hilft es nicht, wenn im Tagebuch nur die BZ-Werte eingetragen sind – auch dann kann man keine konkreten Ratschläge geben. Diese würden eher zu fehlerhaften Entscheidungen führen, da sie aus jeglichem Kontext gerissen sind (▶ **Kap. 9**).

Das Wichtigste ist, dass jegliches Gespräch zum Tagebuch und seiner Führung stets seitens der Eltern und des Diabetesteams mit positiver und motivierender Grundhaltung geschieht – man will ja eine Verhaltensänderung dadurch erreichen! Und es soll Basis für eine zunehmend besser gelingende Handlungsfähigkeit der Kinder und Jugendlichen sein. Effektiv gelingt dies nur, wenn Eltern emotionsarm und ohne Schuldzuweisungen das Tagebuch mit dem Kind/dem Jugendlichen besprechen. Sie freuen sich über alle gelungenen BZ-Werte, denn jeder Wert ist eine durch das Kind (oder gemeinsam) persönlich erarbeitete Leistung! Es lohnt sich, die BZ-Werte im Detail sachlich zu analysieren, um sie zu verstehen und aus allen Ereignissen etwas lernen zu wollen. Am Ende der Tagebuchbesprechung, welche möglichst jeden Tag zu fester Zeit erfolgen sollte, ist eine Zusammenfassung des Gelernten hilfreich, z. B.: »Also, für das nächste Mal berechnest du die Pommes mit einer KE mehr und versuchst, in der Schule vor dem Klingeln in der Klasse noch zu messen«.

> **Merke**
>
> Authentisches Interesse der Erwachsenen an dem Weg zum Erfolg, den das Kind gewählt hat.

Idealerweise wird der aktuell gemessene Blutzucker möglichst unmittelbar in ein Blutzuckertagebuch eingetragen. So harmlos dieser Satz klingt, so sehr beschäftigt das Aufschreiben (und das Nicht-Aufschreiben) von Blutzuckerwerten das Kind, seine Eltern und auch das Diabetesteam.

Alternativ wird das Tagebuch 1–2 Mal tgl. zu einer vereinbarten Zeit geführt: Dies ist mit einem Elternteil möglich (das wird, wenn von den Eltern mit motivierender Grundstimmung begleitet, von vielen Kindern als Unterstützung verstanden). Mit Jugendlichen kann man auch vereinbaren, dass das fertig geschriebene Tagebuch bis zu einer definierten Tageszeit den Eltern zur Besprechung vorgelegt wird – je nachdem wie der Tag war, ist dann ein kurzes (aber authentisches!) Lob fällig oder es bedarf einer Nachbesprechung von unklaren Einträgen, Ereignissen, Messungen, BZ-Werten.

> **Beispiel**
> Mutter: »Ah ja, du sagst, da hast du vergessen, das Insulin zum Essen zu bolen. Wie war denn da die Situation?« Kind: »Alle rannten in die Pause und ich mit, erst nach der Pause fiel mir der vergessene Bolus ein.« Mutter: »Was könntest du tun, damit du beim nächsten Mal in die Pause mitgehen kannst und trotzdem den Bolus zeitgerecht abgibst?« Kind: »Weiß nicht.« Mutter: » Was hältst du davon, wenn du dir einen Merker auf den Tisch legst? Wenn du alles in die Tasche packst und noch nicht gebolt hast, erinnert er dich daran, bevor du rausgehst.«

Im besten Fall legt der Jugendliche das Tagebuch abends auf den Küchentisch, die Mutter oder der Vater schaut es an, und gibt morgens eine kurze motivierende Bemerkung oder malt ein Smiley rein. Tagebuchführung muss irgendwie Freude machen: Der persönliche »Gewinn« dabei muss spürbar sein – auch für das Kind/ den Jugendlichen! Bestrafung ist da kontraproduktiv.

Sehr zu empfehlen ist eine feste gemeinsame Zeit am Tage (»Sugar-Hour«), in der die Kinder/Jugendlichen mit ihren Eltern das Tagebuch anschauen (das kann gemeinsame Tagebuchführung heißen, aber auch, dass der Jugendliche das Tagebuch den Eltern hinlegt und die Eltern nur eine kurze wertschätzende Bemerkung dazu sagen, je nach aktueller Autonomie des Kindes), gelobt werden für das am Tag Geglückte und beraten werden für schwierige Situationen, welche vielleicht noch nicht so gut gelungen sind. Dazu bedarf es klarer Absprachen, die von den Erwachsenen sehr konsequent durchgehalten werden müssen – dann kommt diesbezüglich bald Entspannung auf.

Die »Sugar-Hour« ist vor allem effektiv, wenn sie täglich stattfindet. Wöchentlich oder alle zwei Tage bedeutet weniger Routine und der Lerneffekt ist ebenso wie die Sicherheit entsprechend geringer. Gut eingeübt, kann dies in wenigen Minuten täglich zu hohem Behandlungserfolg führen. Zu frühes Beenden der täglichen Kommunikation über das Thema bringt für die Jugendlichen jedoch Verunsicherung (auch wenn sie es ungern zugeben) und das Risiko des Pfuschens.

Man glaubt es ja oft nicht, aber das Tagebuch kann so ein wunderbares Hilfsmittel sein, mit dem man aus den gemachten Erfahrungen lernen kann:

- Das Kind/der Jugendliche kann sich für geglückte BZ-Werte am Abend bei seinen Eltern ein Lob abholen – man kann lernen, die guten Werte zu zelebrieren (auch geeignet als Teil eines Belohnungsplanes, s. dort).
- Man kann die Ereignisse vergleichen und sich aus weniger geglückten Erfahrungen Verbesserungsvorschläge erarbeiten.
- Geglückte Ereignisse kann man als »Vorlage« für ein nächstes vergleichbares Ereignis verwenden.
- Durch die dokumentierten Erfahrungen kann das Kind für das nächste vergleichbare Ereignis lernen.
- Bei ungewohnten Nahrungsmitteln hilft das Tagebuch, sich zu beweisen, ob es geklappt hat – dies ist wiederum als Vorlage für das nächste Mal dokumentiert.
- Man kann anhand der Aufzeichnungen gemeinsam lernen, wie entgleiste BZ-Werte wieder normalisiert wurden.
- In der Interaktion mit den Eltern kann das Tagebuch helfen, den Eltern zu beweisen, dass die Selbstversorgung schon gut gelingt (es ist objektiv).
- Beim Vergleichen der letzten Tage/Wochen fallen Trends auf, die anhand des Tagebuchs im Detail analysiert werden können und zu Therapieänderungen führen:
  Beispiel 1: Jeden Morgen nüchtern hohe BZ – Verzögerungsinsulin erhöhen oder abends fettige Pizza gegessen?
  Beispiel 2: Immer am Wochenende BZ mittags hoch, weil keine Bewegung – also an Wochenenden, z. B. morgens, Verzögerungsinsulin erhöhen.
  Beispiel 3: Immer Mittwoch nachts Hypoglykämien. Beim genauen Hinschauen fällt auf, dass Mittwoch nachmittags die Kletter-AG stattfindet – Lösung: Mittwochs nach dem Klettern empfiehlt es sich, jeweils lange genug das Insulin zu reduzieren, auch das Verzögerungsinsulin, bzw. die Basalrate über mehrere Stunden zu senken.
- Das Tagebuch kann genutzt werden, um sich an den Tagen mit »schönen« Werten zu erfreuen, man kann damit sogar auch mal bei geeigneten Freunden damit prahlen!
- Es gibt noch viele andere Möglichkeiten, das Tagebuch als Helfer einzusetzen...

Urlaub vom Tagebuch: Gerade größere Jugendliche können sich als Belohnung einen »Urlaub vom Tagebuch« für einzelne Tage gönnen, wenn sie vorher die Diabetes-Versorgung gut geschafft haben. Dies kann oft eine deutliche Entlastung und Motivationshilfe sein.

Damit es ohne Nachteil für den Diabetes gelingt und die Gewohnheit nicht verloren geht, empfiehlt es sich jeweils, nur einzelne Tage auszulassen. Als Alternative kann man auch gezielt für besondere Ereignisse (Krankheiten, Entgleisungen, unklare BZ-Schwankungen, neue Lebenssituation, besonders »Aufregendes«, schwierig zu berechnendes Essen) das Tagebuch als Ereignis-Tagebuch (»zum Knobeln«, ggf. auch das gleiche Ereignis mit Umsetzung einer anderen Therapiestrategie) führen.

Blutzuckerwerte aufschreiben oder per Software dokumentieren?

»Pro« *handschriftliche Tagebuch-Aufzeichnungen*: Je mehr Neurone mit einer Aufgabe beschäftigt sind, desto besser kann man sich das Ergebnis einprägen. Je früher man positive Gefühle mit dem BZ-Wert verbindet, desto besser gelingt die Diabetesversorgung. Also: Sich beim Aufschreiben jedes schönen BZ-Wertes freuen und spätestens abends noch von den Eltern loben lassen.

Der Sinn der Blutzuckermessung besteht darin, dass der Patient unmittelbar auf seinen aktuellen Wert reagieren kann und dass der zu einem gegebenen Zeitpunkt gemessene Blutzuckerwert bei der Planung seines folgenden Tagesablaufs berücksichtigt und mit vorherigen Resultaten korreliert wird. Wenn ein Kind um 16:00 Uhr einen Blutzucker von 63 mg/dl misst und folglich eine KE isst, sollte ihm dieser Blutzuckerwert um 17:00 Uhr, wenn ihn sein Freund zum Fußballspielen abholt, auch noch präsent sein, damit er sich vor dem Sport abermals testet. Vergisst er seinen zuvor erniedrigten Blutzuckerwert, geht er sorglos auf den Fußballplatz und riskiert eine Hypoglykämie. Natürlich können Kinder innerhalb von zwei Stunden einen Blutzuckerwert vergessen. Allerdings erhöht sich die Wahrscheinlichkeit des Vergessens um ein Mehrfaches, wenn die Zahl nicht handschriftlich niedergeschrieben wurde.

Neuere Untersuchungen zu Gedächtnisleistungen beim Lernen haben gezeigt, dass handschriftlich niedergeschriebene Inhalte über längere Zeit verlässlicher behalten werden und präsenter sind, als lediglich optisch bzw. akustisch aufgenommene Informationen (Longcamp et al. 2008). Die Merkfähigkeit nach Aufschreiben war auch deutlich effektiver als nach dem Eintippen mittels Tastatur. Schreibt man etwas auf, beschäftigt sich das Gehirn intensiver damit, als wenn man es sich nur anschaut. Für die Diabetesbehandlung bedeutet dies, wenn Kinder ihre Blutzuckerwerte aufschreiben, sind die letzten gemessenen Werte präsenter im Gedächtnis verankert, als wenn sie nur im Speicher des Blutzuckergerätes abgelegt werden.

Die Kids-Verbraucheranalyse 2015 (Egmont 2015) hat gezeigt, dass Kinder im Alter zwischen 6–13 Jahren auch heute noch gerne Papiermedien lesen: das korreliert damit, dass Kinder in diesem Alter meist mehr mit handgeschriebenen Blutzucker-Tagebüchern anfangen können als z. B. ihre Väter.

Und: Seltene Ereignisse haben in der menschlichen Erinnerung eine größere Repräsentanz als regelmäßig vorkommende – deshalb erscheint die Stoffwechselsituation der letzten Wochen in der Erinnerung ohne geführtes Tagebuch meist erheblich durch »subjektive Erinnerung« verfälscht!

Merke

»Schreib das Tagebuch handschriftlich, dann behältst du, was du neu gelernt hast. Das Gehirn prägt sich das Geschehen durch die Bewegung der Hand, verbunden mit dem damit verbundenen Denkprozess, besser ein«.

»Möchtest du das Gelernte dir noch besser einprägen, dann erzählst du es abends deinen Eltern«: Wenn man darüber auch noch redet, prägt es sich besser ein!

Einsatz von Sensoren, Bolusrechner, Messgeräte-Speicher

(► Kap. 3.7)

In den letzten Jahren zeichnen sich angesichts der vermehrten Alltagsnutzung von Medien zunehmende Tendenzen ab, dass bereits auch jüngere Kinder ihre Blutzuckerwerte nicht bzw. nicht regelmäßig aufschreiben lernen, sondern dass der BZ-Wert im Datenspeicher des Blutzuckermessgerätes/Sensors verbleibt und zu einem späteren Zeitpunkt (meist vor dem nächsten Ambulanzbesuch) in das Tagebuch übertragen oder ausgedruckt wird. Hier finden sich jedoch zumeist nur die BZ-Werte, nicht jedoch die damit verbundenen Ereignisse, Insulingaben und KE's. Statistische Grafiken geben ein Gefühl konkret dran zu sein, die einzelnen Ereignisse als »Lernort« fallen dabei aber heraus – der Umgang mit den Behandlungsdaten wird unkonkreter. Dieser Umgang mit den Blutzuckerwerten hilft zwar gelegentlich den Diabetologen in der Sprechstunde (»besser als nichts«), weil sie grundlegende Informationen zur Beurteilung der Diabeteseinstellung haben und diese auslesbar sind, er ist aber im Entwicklungsalltag eines Kindes und zur detaillierten Beurteilung nicht sehr nützlich.

Es spricht nichts dagegen, das moderne Datenmanagement von Blutzuckermessgeräten/Sensoren zum Zwecke der Dokumentation, der Statistik und der allgemeinen Beurteilung von Verläufen zu nutzen. Für den alltäglichen Umgang mit dem Diabetes ist es allerdings wichtig, dass die aktuellen Tagesblutzuckerwerte dem Patienten und seinen Eltern so gegenwärtig wie möglich sind. Dazu trägt aus neuropsychologischer Sicht die handschriftliche Dokumentation signifikant bei.

Was ich nicht weiß, macht mir keinen Stress

Oft fallen die gemessenen Blutzuckerwerte nicht so aus, wie sich die Kinder bzw. ihre Eltern es sich wünschen. Beschäftigt man sich nicht mit einem unpassenden Wert, kann dieser auch einfacher aus dem Bewusstsein verdrängt werden. Bei der Bewusstwerdung von Blutzuckerwerten gilt das Gleiche wie beim Erinnern: Je weniger man sich damit beschäftigt, desto besser gelingt die Verdrängung. Die Nutzung eines BZ-Tagebuches dagegen fördert das Hinschauen und Analysieren der BZ-Werte und Abläufe, welche zu diesen geführt haben – das kann Kindern und Jugendlichen helfen, neue Entwicklungsschritte hin zu autonomerer Diabetesversorgung zu schaffen.

Zusammenfassend ist festzuhalten, dass Blutzuckertagebücher und der möglichst rasche Eintrag des gemessenen Blutzuckerwertes durch das Kind diesen Wert präsenter im Gedächtnis verankern. Zudem trägt der handschriftliche Eintrag dazu bei, dass unpassende Blutzuckerwerte weniger gut aus dem Bewusstsein verdrängt werden können. Deshalb empfiehlt sich trotz der begrüßenswerten Entwicklung der elektronischen Datenverarbeitung für die Blutzuckerdokumentation die handschriftliche Blutzuckertagebuchführung als Grundlage der Diabetesbehandlung und sollte von Beginn an von Eltern positiv eingeführt, eingeübt und konsequent beibehalten werden (► Kap. 9.3).

Häufig genannte Argumente gegen die handschriftliche Tagebuchführung

»Die BZ-Werte sind doch im Messgerät, da kann man doch reinschauen!«

- »Wenn du sie und ihre Umstände mir alle gut erklären kannst und der HbA1c dazu passt, bedarf es keiner weiteren Beratung – dann ist das lobenswert«. Die meisten Menschen können sich allerdings so viele kleine Ereignisse, Nahrungsmittel und Insulinmengen nur kurze Zeit merken, d. h. wenn die Eltern oder der Diabetologe die Ereignisse mit ihnen nachbesprechen wollen, gelingt das nicht mehr – so ist die Realisierung der Hilfe durch die Mitmenschen vom Betroffenen selber verhindert.
  Das BZ-Messgerät braucht, um eine wirkliche Hilfe sein zu können, die Eingabe der zusätzlichen Behandlungsfaktoren, ebenso wie das handgeschriebene Tagebuch. Das Problem für diejenigen, die nur mit dem Messgerät arbeiten, ist, dass in der Regel der Überblick, wie die einzelnen Werte in den letzten Wochen waren, nicht gelingt. Es sind nur die BZ-Werte, nicht aber die Ereignisse, welche mit diesem verbunden sind, die Insulindosis, die Bewegung sind dort nicht vermerkt. Eine Therapieanpassung und Zuordnung zu den Ereignissen ist nur durch eigene differenzierte Eintragungen möglich.

»Die Tagebuchführung ist so lästig und ärgert mich!«

- Das ist gut nachvollziehbar, doch wenn das Tagebuchführen zur Gewohnheit geworden ist und der Nutzen bereits erlebt wurde (oft führt es zu einer deutlichen Verbesserung des HbA1c-Wertes), gelingt es erheblich besser. Man braucht tatsächlich Verstärkersysteme, um die Tagebuchführung konsequent durchführen zu können – dann führt es zum Erfolg.

»Es gibt doch elektronisch geführte Tagebücher, das geht doch viel einfacher!«

- Auch diese bedürfen der Eingabe von Ereignissen, Nahrungsmitteln und Insulinmengen. Der Lerneffekt durch das handschriftliche Schreiben fällt dadurch weg. Viele Patienten können auch berichten, dass schnell ins Tagebuch mit einem Stift einzutragen deutlich besser klappt als in den PC zuhause. Selbst die Eingabe ins Smartphone ist nur partiell vergleichbar, da die Kommunikation mit den Eltern damit schlechter ausfällt und die Wirkung durch die handschriftliche Aktivität fehlt. Die Statistiken, die elektronische Dokumentationen aufweisen, führen nur teilweise zu Therapieverbesserungen – denn erst nach Analyse der Ursache von Entgleisungen ist ein Lerneffekt möglich.

»Ich weiß doch, wie mein letzter Wert war!«

- Wer sich wirklich ca. vier Wochen seine BZ-Werte und die damit zusammenhängenden Ereignisse merken kann, ist in der Tat genügend sicher und kann darauf verzichten – doch im Alltag vergisst man eben viele kleine Details und die

Erinnerung ist nicht objektiv genug, um eine effektive Therapieanpassung durchführen zu können.

»Mein Wert geht niemanden etwas an!«

- Und doch hilft das Erlernen der Kommunikation darüber auch mit dem Umfeld (Mutfrage), um Sorgen und Ängste zu reduzieren. Eltern sind für die Gesundheit ihrer Kinder noch bis zur Volljährigkeit zuständig – daher geht sie der BZ-Wert auch etwas an!

»Das kostet mich so viel Zeit!«

- Wenn es gelingt, mit einer App genauso schnell zu dokumentieren, kann das Argument angemessen sein.

Tagebuch-Apps: Es gibt zunehmend gute und brauchbare Apps zur BZ-Tagebuch-Dokumentation, die es auch ermöglichen, Ereignisse individuell einzutragen (▶ **Kap. Websites und Apps**).

3.6 Bedeutung der Diabetesschulung

Die Diabetes-Schulung von Kindern und ihren Eltern ist ein integraler Bestandteil der modernen Diabetesversorgung. Bei Manifestation erfolgt die Initialschulung mit dem Ziel, dass betroffenen Kindern und ihren Familien geholfen wird, möglichst wenig belastet in ihren Alltag zurückzukehren, den Diabetes in diesen integrieren zu lernen und weite Teile der Diabetesversorgung selbst übernehmen zu können. Da die Gespräche der ersten Behandlungstage sich besonders bei den Familien einprägen (im Sinne von »Priming«, ▶ **Kap. 3.9**) und diese Phase die Basis für den gesamten zukünftigen Umgang der Familie mit dem Diabetes legt, ist hier große Sorgfalt und Feingefühl aller an der Behandlung und Schulung Beteiligten in der Wortwahl und Darstellung von Risiken und Folgen gefragt. Dabei ist es notwendig, eindeutig zu benennen, dass Diabetes eine lebenslange Erkrankung ist, die aber gut zu meistern ist.

Im Verlauf der Erkrankung werden Kinder und Jugendliche (aber auch ihre Eltern) mehrmals zu sogenannten *Folgeschulungen* eingeladen. Im besten Fall nehmen die Kinder mehr oder weniger häufig, angepasst an ihre individuellen Entwicklungsschritte, an solchen Gruppen-Schulungen teil. Erkrankt ein Kind etwa im Vorschulalter an Diabetes, sollten weitere Schulungen im Schulkinderalter und danach in der frühen beziehungsweise späten Adoleszenz stattfinden.

Nicht vergessen werden sollte dabei der *Schulungsbedarf der Eltern* als Unterstützer der erfolgreichen Diabetesversorgung: Sind sie im Kleinkindalter die

Hauptakteure der Behandlung, werden sie im Entwicklungsverlauf schrittweise zu Unterstützern und Begleitern. Doch selbst wenn sie kaum noch konkret Handelnde im System sind, sie sind wichtig als helfende und stabile, verlässliche Kraft (anders als Freunde, welche keine Verpflichtung diesbezüglich haben), wenn es schwierig im Alltag wird – das gelingt aber nur, wenn sie noch genügend über das aktuelle Behandlungsregime Bescheid wissen und auf dem aktuellen Schulungsstand sind! D. h., auch sie brauchen ebenfalls immer wieder einer Nachschulung, um die Regeln und die praktischen Handhabungen und Fehlermöglichkeiten zu kennen und sicherstellen zu können, bei Hilfsbedarf des Jugendlichen (ob bei Belastungssituationen wie Liebeskummer, Krankheit, Motivationsknick) die Aufgaben auch mal übernehmen zu können – aber auch, um überhaupt von den Jugendlichen weiter als Berater anerkannt zu bleiben, angemessen positiv unterstützen zu können bzw. Fehler zu finden.

Merke

Der Diabetologe erlebt bei Eltern, wenn er nachfragt, oft erstaunliche Kenntnislücken: Es empfiehlt sich deshalb, diesbezüglich regelmäßig nachzufragen (die Jugendlichen können einem gut berichten, ob die Unterstützung durch die Eltern gelingt!).

Stationäre Gruppenschulungen

Die in der pädiatrischen Diabetologie erfolgreichste Schulungsform ist die stationäre Gruppenschulung. Hierzu werden Kinder bzw. Jugendliche gleichen Alters für 4-7 Tage stationär in der Klinik aufgenommen. Aber auch Jugendherbergen oder andere Einrichtungen, die Aktivitäten und die Diabetesversorgung gewährleisten, kommen dafür infrage. Für die altershomogene Patientengruppe erstellt das Diabetesteam einen Wochenplan mit speziellen Schulungsinhalten. Zudem werden praktische Fertigkeiten wie Insulininjektion oder Katheterlegen, neue Spritz-/Katheterstellen eingeübt oder Ernährungsfragen thematisiert. Oft gelingen diese neuen Schritte besser in der Peergroup als zuhause. Geschult wird mithilfe von standardisierten Schulungsprogrammen, deren Wirksamkeit evaluiert wurde und entsprechend den Leitlinien der Deutschen Diabetes Gesellschaft (Haak 2009) angelegt sind (Lange 2009, Hürter 2013). Bei den stationären Gruppenschulungen finden neben den geplanten diabetesrelevanten Unterrichtseinheiten auch Freizeitaktivitäten, an denen die Kinder die zuvor erworbenen Kenntnisse praktisch erproben und umsetzen lernen, und konkretes Erüben praktischer Fähigkeiten (z. B. selber Spritzen, Essen berechnen zu lernen) statt. Gemeinsames Essen, sportliche Betätigung und das Einüben neuer sozialer Situationen in der Gruppe tragen dazu bei, dass die Kinder den Umgang mit dem Diabetes und seiner Behandlung direkt erleben und erste Sicherheit in der Selbstversorgung erwerben können. Dies kann als Vorbereitung von Klassenfahrten, Auslandsaufenthalten und für weitere Verselbständigungsschritte ein Sprungbrett sein.

Ambulante Diabetes-Schulungen

In den letzten Jahren kommt es immer wieder zu Diskussionen um ambulante Schulungen auch für Kinder, da sie hinsichtlich ihrer geringeren Kosten vor allem aus Sicht der Kostenträger eine interessante Alternative zu den stationären Schulungen darstellen. Im Rahmen der ambulanten Diabetesbetreuung in Diabetesschwerpunktpraxen und kinderdiabetologischen Klinikambulanzen (nur wenige kinderdiabetologische Einrichtungen bieten sie an) gibt es je nach Kapazität der Einrichtung auch die Möglichkeit ambulanter Nachschulungen in mehreren aufeinander folgenden Einheiten (im Rahmen der sog. »Chroniker-Programme« oder »Disease-Management-Programme DMP«). Bei ambulanten Schulungen werden die Kinder von ihren Eltern in die Schulungseinrichtung gebracht und es erfolgt über mehrere Tage eine strukturierte Diabetesschulung. In der Erwachsenen-Diabetologie sind ambulante Schulungen üblich, allerdings ist das Lernverhalten von Erwachsenen entwicklungsbedingt auch deutlich anders. Ambulante Schulungen funktionieren wie eine Ganztagsschule, können auch Freizeitaktivitäten beinhalten, die Kinder übernachten aber zuhause. Im Gegensatz zur stationären Schulungen können sich gruppendynamische Prozesse seltener und nicht in der Intensität einstellen, da die Kinder die gemeinsame Zeit primär themenzentriert (Schulung) und nicht erlebnisorientiert verbringen. Zudem wird der Gruppeneffekt durch die häusliche Übernachtung immer wieder unterbrochen und muss neu aufgebaut werden. Ebenso werden dadurch diabetesbezogene Erfahrungen (»learning by doing«) wie z. B. nächtliche Blutzuckermessungen, Umgang mit »Naschverhalten«, abendliche Insulingaben oder morgendliche Vorbereitungen auf den Tag ausgespart. Vor allem für Kinder, aber auch für die meisten Jugendlichen ersetzt das nicht die praxisnahe Erfahrung einer stationären Schulung gemeinsam mit Gleichaltrigen. Während im stationären Setting die Kinder konkret aus ihrem Handeln heraus lernen und positive Erfahrungen wiederholen, bis sie sicher werden, und das Fachpersonal ganztags (inkl. nachts) die Selbstbehandlung beobachten kann und damit praxisnahes Neulernen und Auffrischen möglich wird, bleibt eine ambulante Schulung nur ein Baustein, der von der Familie zuhause aufgegriffen werden kann – evtl. aber auch weit von den wirklichen häuslichen Problemen und Bedürfnissen entfernt ist.

Aus psychologischer Sicht begünstigen ambulante Schulungen die Objektivierung beziehungsweise »Abspaltung« des Diabetes von der eigenen Person, indem es zu einem allgemeinen, somit theoretischen, Schulungsinhalt wird, den das Kind lernt und anschließend wieder nachhause geht. Das ambulante Umsetzen des neu Erlernten ist für viele Familien mit Unsicherheit verbunden, während stationär eine erfahrene Person dabei zur Seite steht – da traut man sich eher mal was Neues zu. Bei stationären Schulungen entsteht durch die Kohäsion eher eine subjektive, persönliche Einstellung zum Diabetes und damit eine Chance auf höhere Akzeptanz der Erkrankung. Neben den geringeren psychologischen und verhaltensbezogenen Aspekten belasten ambulante Schulungen auch die Familie, da die Kinder für die Zeit der Schulung von den Eltern gebracht und abgeholt werden müssen. Trotz dieser Nachteile können ambulante Schulungen als spezielle Angebote etwa für bestimmte Themen oder Aspekte der Behandlung nützlich sein und sollten als Ergänzung, nicht aber als Alternative zu stationären Gruppenschulungen genutzt werden.

Psychotherapeutische Aspekte ambulanter und stationärer Schulungen

Die besondere Erfahrung, dass Kinder in Gruppenschulungen andere Kinder oder Jugendliche mit Diabetes kennenlernen, die das gleiche Problem haben wie sie selbst, vermittelt verschiedene Modelle des Umgangs mit dem Diabetes und führt zu *sozialen Lerneffekten*, die sehr nachhaltig sein können. Zuhause im Familienleben dreht sich meist vieles um das Kind mit »seinem« Diabetes, dagegen erlebt es bei der Gruppenschulung eine De-Zentrierung der Aufmerksamkeit, denn plötzlich ist es mit seinem Diabetes nicht mehr »einzigartig«. Das Erleben von anderen Kindern und Jugendlichen mit Diabetes, der Wegfall der häuslichen Diabetes-Zentriertheit und Gewohnheiten, der Austausch über den Umgang mit dem Diabetes und das Lernen alternativer Bewältigungsstrategien sind psychosomatische Wirkmechanismen, die besonders chronisch kranken Kindern zugute kommen. Hinzu kommen oft positive und nachhaltige gemeinsame Erlebnisse (auch diabetesunabhängige), die als Vorteil gegenüber altersgleichen Nichtdiabetikern erlebt werden können (z. B. neue Freunde, besondere Ausflüge).

All diese Effekte stellen sich am verlässlichsten ein, wenn Kinder über mehrere Tage einen Lebensraum teilen, Zeit für Austausch und gegenseitiges Kennenlernen haben und sich in möglichst vielen verschiedenen Situationen im Umgang mit dem Diabetes erleben können. Durch gegenseitiges positives Verstärken und Unterstützen entstehen neue Motivation, Stärkung des Selbstbewusstseins und neue soziale Kompetenzen:

- Das Selbstbewusstsein »Ich kann etwas, was andere nicht können und bin diesbezüglich ein Fachmann« wird für den Umgang mit dem Diabetes in der Öffentlichkeit nachhaltige Bedeutung erlangen.
- Motivation entsteht, wenn man neue Fähigkeiten erlangt hat (die vielleicht sogar die Eltern noch nicht können) und man weiß, dass andere Gleichaltrige »all das auch täglich machen müssen«.

Bedeutung von Gruppenschulungen aus Therapeuten-/Betreuersicht

Im Rahmen von stationären Gruppenschulungen werden mit den Kindern diabetesrelevante Handlungsabfolgen konsequent geübt. Anhand der persönlichen Fähigkeiten kann am Ende durch das Behandlerteam im Gespräch mit den Eltern definiert werden, wieviel Selbständigkeit dem Kind schon zugesprochen werden kann und wieviel Unterstützung aktuell noch erforderlich ist.

Für die Betreuer von Kindern und Jugendlichen mit Diabetes sind Gruppenschulungen eine besondere Gelegenheit, ihre Patienten differenzierter kennen zu lernen, den Kontakt zu ihnen zu pflegen und ihre Beziehung zu vertiefen. Das kann sich für die oft langjährige Betreuung nachhaltig positiv auswirken. Vor allem bei stationären Schulungen hat das Diabetes-Team die Gelegenheit, Kinder auch über mehrere Tage hinweg in verschiedenen Situationen, die sie sonst nur aus Erzählungen kennen (z. B. abendliches Naschverhalten, Fähigkeit der Nahrungsberechnung), zu beobachten. Durch diese »teilnehmende Beobachtung« der Teammitglieder können sich diagnostische Gesichtspunkte ergeben mit direkten Auswirkungen für die Diabetesbehandlung. Z. B. können Hinweise auf Dyskalkulie, Minderbegabung, ADHS, Ängste und emotionale Störungen in einem solchen alltagsnahen Kontext auffallen. Mithilfe von daraus abgeleiteter weitergehender Diagnostik können so zusätzliche interdisziplinäre Behandlungsbausteine hinzugefügt werden.

Stationäre Gruppenschulungen bieten bezüglich der umfassenden Förderung und gesamtheitlichen Sicht von Schulungen bei Kindern und Jugendlichen erhebliche Vorteile gegenüber einem ambulanten Setting und sind auch zukünftig deshalb nicht aus der Diabetestherapie dieser Altersgruppen wegzudenken.

Entwicklungspsychologische Gesichtspunkte zu Diabetesschulungen in verschiedenen Altersgruppen

- *Kleinkinder:* Anders als lange angenommen, können bereits kleine Kinder an den Schulungen beteiligt werden. Sie haben Interesse an den praktischen Tätigkeiten wie Finger-Pieksen und den Teststreifen in das Messgerät schieben: manche Kleinkinder helfen da auch schon mit, wenn die Eltern sie spielerisch und im Sinne von Nachahmung dabei einbeziehen. Manche Kleinkinder können auch schon gut ihre Hypoglykämien benennen (z. B. »Mir ist komisch«, »Ich habe Hunger.«) oder anderen Menschen sagen, dass sie etwas nicht essen dürfen (»Da muss ich erst Mama fragen«) oder manchmal sogar, was ohne Berechnung geht.
- *Grundschulkinder:* Wie im Kap. 9 »Entwicklungspsychologie und Erziehung« beschrieben, sind sie die lernwilligste Altersgruppe. Erste Grundlagen der Pathophysiologie interessieren sie, alle praktischen Diabeteshandlungen können gelernt werden und schrittweise auch die Einschätzung der Nahrung und Insulindosierung nach altersgerechten Berechnungsschemata (am einfachsten ein ablesbares Insulin-Schema). Wichtig ist, dass das Behandlungsregime sich an den aktuellen Fähigkeiten des Kindes orientiert (ein Computerprogramm, welches vom Vater, aber nicht vom Kind verstanden wird, ist kein geeignetes Lernmodell!). Das, was ein Kind in einer Schulung gelernt hat, ist (anders als oft gedacht wird) noch lange nicht nachhaltig gelernt – man erinnere sich daran, dass Kinder nicht umsonst 10–12 Jahre in die Schule gehen. Auch Diabetesbehandlung braucht dauerndes Weiterlernen – so entstehen gute Gewohnheiten, Behandlungs-Erfahrungen und Kenntnisse.
- *Jugendliche:* Jugendliche lernen am besten durch eigene Erfahrungen in der altersgleichen Gruppe. Wenn es gelingt, ihre Motivation zu gewinnen (i.S. von: »Da habe ich etwas davon.«) und sie verstehen, dass damit Verselbständigungsschritte daraus für sie erwachsen, kann oft Erstaunliches erreicht werden.

71

Ein Ernstnehmen der Anliegen der Jugendlichen ist dafür Grundvoraussetzung. So können Referate über anstehende Themen, Ausprobieren von »schwierigen Diabetesprojekten« (z. B. Alkohol, eine Tüte Chips, Energydrinks, Sport) mit Protokollierung und Vor- und Nachbesprechungen die Kompetenzen steigern, Fragen für die Schulungen entwickeln helfen. In Jugendschulungen ist ausreichend Zeit für Einzelgespräche und Austausch unter den Gleichaltrigen, aber auch mit Erwachsenen, was für den Erfolg förderlich ist. Themen wie die Vorbereitung auf den Beruf, auf den Führerschein, Kommunikation über den Diabetes mit neuen Freunden und Kollegen, perspektivische Fragen wie Familiengründung und Lebenserwartung mit Diabetes sollten angesprochen werden; die Fragen und Bedürfnisse der Jugendlichen sind dabei am besten die »Programmgestalter«.

Wie und wann kann das Thema »Folgen des Diabetes« besprochen werden?

Kinder werden oft viel zu früh mit möglichen Folgeerkrankungen konfrontiert, sei es durch einen Verwandten oder Menschen im Umfeld, die bereits Probleme mit den Füßen oder Augen haben oder dem Kind bei »schlechter« Diabetesversorgung damit drohen. Je jünger die Kinder sind, desto weniger können sie mit möglichen Folgen im Erwachsenenalter anfangen – denn Zukunftsantizipation ist erst ab etwa dem 16. Lebensjahr richtig zu erwarten (auch die Berufswahl wird ab diesem Alter zunehmend realistisch). Der Versuch von Eltern oder Fachpersonal, vor allem als Drohung (»Sonst wirst du blind, fault dir der Fuß ab.«), dieses Thema vorher als Ansporn für bessere Mitarbeit des Kindes zu nutzen, führt nur zum Gegenteil: Es wird in der Seele des Kindes zu einer Bedrohung, die hilflos macht (»Da mache ich lieber nichts mehr, ich schaffe es ja eh nicht.«, oder: »Ich messe besser nicht, dann muss ich nicht Angst vor Folgeschäden haben.«).

Bei Jugendlichen, manchmal aber auch bei jüngeren Kindern, sollte man aber immer antworten, wenn diesbezüglich Fragen aufkommen – dabei ist es nötig, dass der erwachsene Gesprächspartner auf den Entwicklungsstand des Kindes und die konkrete Frage eingeht und sich am Ende des Gesprächs versichert, dass das Dargestellte verstanden und angstfrei aufgenommen wurde (▶ Kap. 3.4.8).

3.7 Einsatz technischer Hilfsmethoden – Einsatz mit Köpfchen

Die Entwicklung der verschiedensten technischen Möglichkeiten in der Diabetologie eröffnet auch für die Behandlung von Kindern und Jugendlichen neue Möglichkeiten der Behandlung. Im Folgenden sollen Überlegungen über das Pro und Kontra dieser Methoden aus psychologischer Sicht diskutiert werden.

Elektronische Handy-gestützte BZ-Messgeräte mit direkter Übermittlung an Betreuungsperson (Beispiel »Bodytel«)

Diese Geräte ermöglichen es, dass die von den Kindern gemessenen BZ-Werte direkt an die Eltern übermittelt werden und diese somit stets »online« sind.

- *Pro*: Im Kleinkinder- und Kindergartenalter kann dies helfen, eine Fremdbetreuungssituation sicherer zu machen, die Mutter kann direkt Rücksprache halten und die Insulintherapie vorgeben. Es gibt Eltern, die sich dadurch deutlich ruhiger und sicherer im Alltag fühlen.
- *Contra*: Das Vertrauen zu und von der vor Ort handelnden Betreuungsperson selber ist oft dadurch beeinträchtigt, da sie ja immer auf die »Ansage« der Mutter warten muss und nie eine eigene Entscheidung fällen braucht/darf – dadurch kann eigene Sicherheit schlechter entstehen.

Ähnliches gilt, wenn Schulkinder mit diesem Gerät versorgt sind: Die Eltern können schwerer Vertrauen entwickeln, und für die Kinder bedeutet es dauernde Überwachung – was von vielen Kindern als unangenehm empfunden wird.

Bolus-Rechner

Es gibt Bolusrechner, die in BZ-Geräte integriert sind, und die Bolusrechner der Insulinpumpen (Bolus-Expert, Bolusrechner). Sie ersetzen an dieser Stelle eine Taschenrechnerfunktion.

Zu beachten ist, dass manch nicht in eine Pumpe integrierter Bolusrechner nur im Zusammenhang mit dem gemessenen BZ-Wert einen abzugebenden Bolus ausrechnen kann. Der Berechnungs-Faktor wird dazu vorgegeben.

Bolusrechner in Insulinpumpen

Diese Bolusrechner können eine Unterstützung sein, wenn

- ein Kleinkind, das noch nicht selber mit Zahlen umgehen kann, in fremden Betreuungshänden ist. Dabei bedarf es aber klarer Absprachen, wann die Betreuungsperson die Eltern für die Unterstützung der Therapie-Entscheidungen anrufen muss. Hierzu würden z. B. zählen: BZ über 300 mg/dl, erhöhter BZ über 250 mg/dl kurz nach einer Mahlzeit, ungeplante Bewegungsausmaße oder unklare Essenszusammensetzung.
- ein Kind/Jugendlicher zusätzlich an einer komorbiden Dyskalkulie oder Minderbegabung leidet und deshalb deutliche Schwierigkeiten bei der sicheren Insulindosierung aufweist – auch hier ist es wichtig, mit den Betroffenen die Risiken des Systems intensiv zu schulen und Regeln für solche Situationen abzusprechen.

Ein in einer Insulinpumpe integrierter Bolusrechner verfügt in der Regel über drei »Beratungs«-Optionen:

- Das Berechnen der KE-Insulinmenge mithilfe von zuvor vorprogrammierten KE-Faktoren.
- Vorschläge von Blutzuckerkorrekturen, dabei werden die Korrekturschritte und das Korrekturziel vorprogrammiert.
- Angabe des »noch wirksamen Insulins«: Die (mathematisch errechnete, nicht gemessene, somit fiktive) Insulin-Wirkzeit wird vorprogrammiert.

Für den täglichen Umgang mit diesem System ist wichtig, dass der Nutzer, insbesondere aber die Eltern von Kindern, die mit diesem System ausgerüstet sind, Folgendes wissen:

Das menschliche Denken und die Erfahrung, welche eine Familie über Jahre mit der Diabetesbehandlung sammelt, verfügen über hunderte von ineinandergreifenden Faktoren, die die Diabetesbehandlung beeinflussen und mit viel Fingerspitzengefühl im Alltag (in Nachahmung der Funktion der Beta-Zellen) verwendet werden. Kinder lernen am »Modell« der elterlichen Entscheidungen, in diese Prozesse hineinzuwachsen. Dies ist ein komplexes Geschehen und fordert Kreativität, gewisse mathematische Fähigkeiten und systematisches Denken – all dies wird schrittweise von den Kindern entwickelt und so zur Fähigkeit für die Kinder und Jugendlichen, die ihnen auf Dauer Sicherheit (nicht nur) für die Diabetes-Selbstbehandlung gibt.

Der Bolusrechner verfügt wie oben dargestellt nur über einen geringen Anteil dieser Kompetenz – vor allem, und das ist wichtig mit den Familien zu kommunizieren, kann er viele entscheidungsrelevante Komponenten nicht »denken«: So ist die Vorgabe einer Insulinwirkzeit eine statistische Größe, die im Alltag jedoch durch Bewegung, Temperatur, Insulinmenge, Nahrungszusammensetzung, Katheterstelle u. a. m. (vom Bolusrechner unbemerkt) deutlich beeinflusst wird. Auch können heutige Bolusrechner (noch) nicht entscheiden, ob es sinnvoll ist, den BZ-Korrekturfaktor beliebig weiter hochzurechnen, unabhängig ob der hohe BZ-Wert nur einmalig oder langfristig erhöht ist.

Beispiel: Bei BZ von 580mg/dl in 30er Schritten auf 100 korrigiert bedeutet 16 IE – ist dieser BZ-Wert 1,5 Stunden nach einer falsch berechneten Mahlzeit gemessen – z. B. nur Obst, aber mit Dualbolus über eine Stunde gebolt, führt die Angabe des Bolusrechners mit hoher Wahrscheinlichkeit in eine Hypoglykämie, welche bei bewusster Entscheidung des Betroffenen nicht erfolgt wäre.

Der »unkontrolliert« verwendete Bolusrechner ist auch dann risikobehaftet, wenn Bewegung, zeitlich dicht aufeinander erfolgende Mahlzeiten oder langwirksame Nahrungsmittel im Spiel sind. Die Herstellerfirmen empfehlen richtigerweise, dass diese Faktoren durch den Bediener selber mitgedacht werden müssen. Dies bedarf im Alltag allerdings engmaschiger Schulungen, denn Jugendliche und auch technikbegeisterte Eltern übersehen allzu oft, was die Technik da alles *nicht* kann.

Als Folgen erleben wir immer häufiger:

- Jugendliche, die ihre Berechnungsfaktoren gar nicht mehr kennen und davon ausgehen, dass »die Pumpe alles selber kann«.
- Kinder, die ihre Selbstbehandlung von ihren Eltern auch in Ansätzen nicht mehr gelernt haben (da sich die Eltern auf den Bolusrechner verlassen und mit ihren Kindern über die Faktoren, Berechnungswege und Überlegungen hinsichtlich Anpassung an Bewegung, Nahrungsmittelzusammensetzung nicht sprechen).

Merke

Bolusrechner sind von Menschen programmiert und beherrschen heute nur wenige Funktionen – nur in Verbindung mit eigenem Denken sind sie wirklich nützlich.

Zusammenfassung

Bolusrechner können in Einzelsituationen eine Hilfe sein, Voraussetzung ist jedoch, dass die Nutzer sich der Risiken und eingeschränkten Möglichkeiten des Systems bewusst sind. Eltern sollten sich darüber im Klaren sein, dass sie durch die zu unbedachte Nutzung solcher Hilfen den Kindern die Entwicklung des eigenständigen Denkens und der Entscheidungsfindung behindern. Das menschliche Gehirn braucht ständiges Training, um in seinen Fähigkeiten heranreifen zu können. Und wir streben ja die Verselbständigung und Autonomie der betroffenen Kinder und Jugendlichen an!

Blutzucker-Sensoren und sensorunterstützte Pumpentherapie (SUP)

Die Nutzung von Blutzuckersensoren zur besseren Beurteilbarkeit der Diabetestherapie, insbesondere auch in Kombination mit der Insulinpumpentherapie eröffnet einige neue Einblicke in die Abläufe der Diabetestherapie. Sie hilft manchen Familien, die Stoffwechselprozesse besser zu verstehen. Hierzu sind die Trendanalysen dieser Sensoren besonders brauchbar. Oft wird dies von Eltern von Kleinkindern als Erleichterung besonders auch für die belastenden nächtlichen Kontrollen eingesetzt. Auch wenn die Therapieergebnisse nicht »verstanden« werden, wünschen sich Familien häufig den Einsatz dieser Methode. Sinnvolle Hilfe kann ein Sensor auch sein, wenn eine Basalratentestung erforderlich ist und engmaschige BZ-Messungen ebenso wie eine stationäre Neueinstellung nicht realisierbar sind.

Für den Umgang mit BZ-Sensoren und SUP ist immer zu bedenken, dass die Sensoren, die derzeitig auf dem Markt sind, noch eine Latenzzeit von 20 Minuten haben – es ist also keine Realtime-Messung! Die Trendanalysen geben zwar Hilfe, doch ersetzen sie nicht eine gut trainierte Hypoglykämie-Wahrnehmung. Das vorübergehende Tragen eines Sensors mag dabei ähnlich wie auch ein Diabetes-Hund zur Sensibilisierung beitragen, ersetzt die Ausbildung dieser Fähigkeit jedoch nicht. Und wichtig: *Ein Sensor allein ist keine ausreichende Therapieverbesserung, es bedarf immer der Zusammenschau der Ergebnisse mit den Ursachen und Auswirkungen der Therapie, um Konsequenzen ziehen zu können.*

Es hat sich inzwischen gezeigt, dass Jugendliche einen Glucose-Sensor nur selten länger tolerieren (zusätzlicher Fremdkörper). Insgesamt ist eine vorübergehende Nutzung des Sensors deutlich realistischer in der Alltagsnutzung (bei Einstellungsschwierigkeiten zur Überprüfung, bei jüngeren Kindern zur Sicherheit bei Besuchen z. B. bei der Oma) als kontinuierliche Nutzungen.

Die sensorunterstützte Pumpentherapie wird insbesondere bei Patienten mit häufig unbemerkten Hypoglykämien und für Familien mit Kleinkindern als nützliche Unterstützung erlebt. Dazu sind jedoch eine optimale Schulung für das Gerät und eine adäquate Einstellung der Warngrenzen wichtige Voraussetzungen (Gehr 2015). Im anderen Fall fühlen sich die Familien oft mehr durch die Alarme des Sensors gestört, als dies durch die nächtlichen BZ-Messungen der Fall war.

Das von der Firma Abbott neu entwickelte »*Flash Glucose Mess-System*« besteht ebenfalls aus einem unter die Haut platzierten Sensor, der automatisch die Glucose misst. Durch einen Scanner können diese BZ-Werte jederzeit »ausgelesen« werden. Dieser zeitnahe, jederzeit mögliche Zugriff auf die BZ-Werte und das Ablesen von Trends wird von den Patienten meist als sehr unterstützend empfunden. Der Sensor kann 14 Tage liegen bleiben. Die Nutzung bei Kindern und Jugendlichen kann erschwert sein, da 1. die Hautbeschaffenheit bei Kindern anders ist, 2. in dieser Altersgruppe oft BZ-Werte nicht zuverlässig gemessen und häufiger Messgeräte verloren werden: dieses Risiko besteht somit auch für den Scanner. Auch muss sich erst erweisen, ob Kinder bereit sein werden (ähnlich wie beim Tragen der bisherigen Sensoren), diesen zusätzlichen Fremdkörper zu tragen. Auch dieses Mess-System vermittelt keine Realtime-Werte.

Die Insulin-Pumpe bei psychiatrischer Komorbidität

Lange Zeit wurde eine psychiatrische Komorbidität als strenge Kontraindikation für eine Insulinpumpen-Therapie angesehen. Die Erfahrung hat jedoch inzwischen gelehrt, dass bei sorgsamer Indikationsstellung und enger Therapiebegleitung eine Insulinpumpentherapie gerade auch bei psychiatrischer Komorbidität ein förderlicher Baustein sein kann. Hierbei sollte die Indikation hauptsächlich entsprechend der Stoffwechselproblematik entschieden werden: Bei schwierig behandelbarem Diabetes aufgrund schwieriger psychiatrischer Konstellation braucht es ggf. erst der Stabilisierung der Stoffwechselgrundeinstellung, anschließend ist z. B. eine psychotherapeutische Behandlung besser möglich.

> **Beispiel**
> Iris wird wegen ihres nicht behandelbaren Diabetes und bedeutsamen Interaktionsproblemen mit überflutenden Emotionen auf der jugendpsychiatrischen Station zur Diagnostik und Klärung des weiteren Prozederes aufgenommen.

Unter psychiatrischer und diabetologischer Therapie und Führung gelingt im stationären Setting die Mitarbeit von Iris relativ gut, doch kommt es rezidivierend zu teils schweren Hypoglykämien und hyperglykämischen Entgleisungen, welche unter intensivierter Spritzentherapie auch mit verschiedenen Insulinoptionen nicht optimierbar sind. Die Entscheidung zu einer Insulinpumpentherapie und damit verbundenen erneuten intensiven kleinschrittigen Schulung, insbesondere hinsichtlich der Therapieanpassung an Bewegung und verschiedene Nahrungsmittel bringt eine bedeutsame Verbesserung. Das erarbeitete Basalratenprofil weist ein deutliches Dawn-Phänomen und deutliche Unterschiede im zirkadianen Insulinbedarf auf. Da Iris sehr stark mit dem Stoffwechsel auf Bewegung reagiert, bedarf es eines ausgefeilten Anpassungsschemas (Senken der temporären Basalrate) für solche Anlässe, was Iris im Verlauf gut lernen kann. Diese Therapie sowie die Unterbringung in einer auf Diabetes mit psychiatrischen Komorbiditäten geschulten Wohngruppe ermöglicht Iris eine konfliktfreie Entwicklung mit deutlich stabileren BZ-Verläufen.

Beweggründe für eine CSII

- Bei Depressionen mit Antriebstörungen können eine CSII und Erinnerungsfunktionen eine Grundversorgung sicherstellen helfen.
- Kinder/Jugendliche mit gut behandeltem ADHS haben ebenfalls durch die vorhandene Basalrate und die verschiedenen Funktionen der CSII eher Vorteile.
- Spritzenangst und Phobien veranlassen eher öfter zu einer Entscheidung für eine CSII.
- Bei deutlicher Minderbegabung mit labiler Steuerung der Diabeteshandlung.
- Essstörungen bedürfen einer sorgfältigen Abwägung: es gibt viele Patienten, welche trotz ED problemlos mit der Diabetestherapie umgehen, dann ist auch ein Therapiewechsel (mit, ggf. dadurch, Verschlechterung der Diabetestherapie) nicht erforderlich (Meusers 2014, Scheuing 2014).

Die Insulinpumpe einem Kind/Jugendlichen in der Sprechstunde, beim stationären Aufenthalt, unerwartet abzunehmen ist für die Patienten stets ein sehr einschneidendes belastendes Ereignis, wenn es nicht im Konsens und mit vorheriger Ankündigung geschieht. Dies findet immer statt, wenn das Diabetesteam Sorge hat, dass der Patient »manipuliert«, sein Handeln nicht mehr nachvollziehbar ist. Förderlicher für den Lernerfolg ist es, dass die Erwägung dieser Entscheidung mit dem Jugendlichen vorbesprochen und gemeinsam das ggf. erforderliche Vorgehen geklärt wird. Ist dann im zweiten Schritt die Maßnahme tatsächlich erforderlich, so kann sie vom Betroffenen besser nachvollzogen werden und wird als folgerichtig verstanden – er kann daraus lernen.

In einzelnen Fällen kommen Jugendliche auch von selbst zu der Entscheidung, das Abgeben der Insulinpumpe sei für sie besser, um dadurch z. B. die Therapie wieder bewusster durchführen zu können. Manchmal meinen Jugendliche, dass es »ohne Pumpe doch leichter sei«: da kann eine Pumpenpause mit nachfolgender Besprechung des Erlebens für die Therapieverbesserung insgesamt zuträglich sein.

Nach unserem Ermessen ist das *akute Absetzen/Pausieren der Insulinpumpentherapie* nur indiziert:

- vorübergehend bei akuter Suizidalität (sprich: bei geschlossener psychiatrischer Unterbringung) – da hat der Patient aber auch keinen anderweitigen Zugriff auf Insulin oder mögliche verletzende Gegenstände.
- bei Psychosen und Wahnerkrankungen im akuten Stadium.
- bei massiv ungesteuerten Emotionen (ggf. bis eine adäquate zusätzliche medikamentöse Therapie begonnen wurde).

3.8 Diabetes in der Öffentlichkeit

Jeder Mensch hat einen individuellen Umgang, wie er seine »Besonderheiten« in der Öffentlichkeit oder unter Freunden preisgeben will. Das betrifft auch den Diabetes. So gibt es Menschen, die gar nicht mit ihren Mitmenschen über ihren Diabetes sprechen möchten und andere, die ihn mit recht hoher Bedeutung auch im Alltag unter Freunden offen leben.

Das Verheimlichen des Diabetes kann jedoch gerade bei Jugendlichen zu teils erheblichen Schwierigkeiten führen. Es gilt, die Bedeutung dieses Themas mit den Jugendlichen, aber bereits auch mit den jüngeren Kindern zu besprechen.

Beispiel 1: Eine Jugendliche legt ihre Insulinpumpe immer ab, wenn sie zum Zahnarzt, Frisör oder zu Freunden geht: Aufgrund dessen erleidet sie in diesen Situationen stets ausgeprägte Hyperglykämien – zuhause legt sie die Pumpe wieder an, sodass die Eltern dieses Problem lange nicht erkennen.
Beispiel 2: Ein Junge hat eine neue Freundin, der er vom Diabetes nichts erzählt: Es kommt nach dem Geschlechtsverkehr zu einer schweren Hypoglykämie, die Freundin kann nicht akut helfen und ist geschockt.
Beispiel 3: Ein Jugendlicher beginnt eine KFZ-Ausbildung. Der nächste HbA1c-Wert in der Ambulanz ist auf über 10 % angestiegen. Er kann daraufhin berichten, dass es ihm peinlich ist, sich in der Arbeit um seinen Diabetes zu kümmern. Auch wolle er in der Arbeit alles tun, damit er vor seinem Chef und seinen Kollegen gut dastehe. Dabei ergebe sich keine Gelegenheit, den Diabetes unauffällig zu versorgen.

Sicher ist es eine schwierige Aufgabe, – gerade für Jugendliche – neuen Freunden, neuen Lehrern oder Ausbildern vom Diabetes zu berichten. Es ist daher sinnvoll, dies frühzeitig zu besprechen, mit den Eltern zu überlegen, wie das Thema kommuniziert werden soll. Im Rollenspiel kann dies gut vorbereitet und die notwendigen Fähigkeiten geübt werden. Das Diabetesteam sollte diese Fragen aktiv ansprechen und Tipps geben, um die Problematik sorgfältig anzubahnen.

Folgende Ziele sollten dabei verfolgt werden:

- Das Kind, der Jugendliche oder der junge Erwachsene soll sich durch den Diabetes in der Öffentlichkeit nicht gehindert und unfrei fühlen, sondern sicher und unbeschwert leben können.
- Das Verheimlichen verursacht Anspannung, ist anstrengend, verhindert Kontakte.
- Die Angst, in der Öffentlichkeit unangenehm aufzufallen, darf nicht eine gute Diabetes-Selbstversorgung behindern.
- Die Freunde, Mitschüler, Lehrer, Arbeitskollegen und sonstigen Mitmenschen fühlen sich sicherer und weniger verängstigt, wenn sie einige wichtige Grundinformationen haben.
- Die meisten Menschen helfen gerne, wenn sie wissen, was zu tun ist!

Grundsätzlich wird von vielen Betroffenen die Bedeutung ihres Diabetes für andere weit überschätzt, die Besonderheit Diabetes verliert für die Umgebung rasch an Belang und wird sozusagen »uninteressant«. Doch so wie es allen Familien vor der Diabetes-Erstschulung geht: Unwissenheit macht auch bei Mitmenschen, neuen Freunden Angst, wenn man nichts dazu weiß oder von falschen Informationen geprägt ist.

Jeder Betroffene kann sich sein Umfeld selbst gestalten und so viel Aufklärung betreiben, wie für seine eigene Sicherheit erforderlich. Dies erfolgt am besten so sachlich wie möglich und an den tatsächlichen Bedürfnissen orientiert. Kindern und Jugendlichen sollte man dafür im Vorfeld erklären, dass die Unterstützung anderer Menschen oft aus Angst vor dem Unbekannten unterbleibt und dass Fremde nicht selbstverständlich etwas von Diabetes verstehen müssen. Also: Nicht die ganzen Grundlagen des Diabetes erzählen, sondern ein *Ängste abbauendes Aufklären* ist nützlich:

- Wie bemerkt man von außen eine Unterzuckerung (Symptome), wie kann man helfen, wie finden die Freunde den Traubenzucker, das Messgerät?
- Wann wird Diabetes gefährlich, wann ist der Notarzt nötig?
- Kann man bei der Hilfe etwas falsch machen?
- Traubenzucker und Diabetesutensilien dürfen dem Betroffenen nicht weggenommen werden.
- Es kann hilfreich sein, an Messzeiten oder ans Spritzen mit zu denken (wenn vom Betroffenen gewollt) und dadurch den Alltag zu erleichtern.
- Bei Sport oder Aktivitäten ist es gut, in manchen Situationen auf den Betroffenen zu warten und ihn nicht alleine stehen zu lassen.

3.9 Schulungsmodule bei Manifestation des Diabetes zur Prävention psychischer Probleme

3.9.1 Psychologisch/psychiatrische Aspekte der Neumanifestation

Konditionierung, Prägung, Gewöhnung

Bei der Neumanifestation des Diabetes sammeln und bewerten Kinder, Eltern und weitere Betreuungspersonen Informationen über den Diabetes und seine Behandlung, um unmittelbar zu einer ersten Einschätzung der Situation zu gelangen. Informationen werden sowohl aktiv gesammelt (z. B. Fragen), als auch passiv aufgenommen (zufällig mitgehört). Dieser kognitive Prozess wird nach Lazarus (1974) als »primäre Bewertung« (Primary Appraisal) bezeichnet, bei der eine Person die Anforderungen seiner akuten Lage einschätzt und sofort mit seinen eigenen Ressourcen und Möglichkeiten vergleicht. Dabei wird die Situation nach dem Grad ihrer Herausforderung, ihrer Bedrohlichkeit und dem bereits angerichteten Schaden bewertet. Das Ergebnis dieses Vergleiches entscheidet über das Ausmaß von Stress, den die Person in der neuen Situation erlebt. Es bleibt aber nicht bei dieser sofortigen Einschätzung, sondern es folgt eine sogenannte »sekundäre Bewertung« (Secondary Appraisal), bei der über mögliche Lösungen differenzierter nachgedacht wird und eigene bzw. fremde Ressourcen hinsichtlich ihrer Nützlichkeit abgewogen werden. Schließlich beschreibt Lazarus einen dritten kognitiven Bewältigungsschritt, den er »Reappraisal« (deutsch: Neubewertung) nennt. Während also die erste Bewertung die Fremdsituation akut einschätzt und zwischen den individuellen Möglichkeiten der Bewältigung und dem Ausmaß des Schadens bilanziert, werden in der zweiten Phase der Bewertung die eigenen Ressourcen und Hilfsmittel hochgerechnet. In der dritten Phase gelangt die Person zu einer vorläufig endgültigen Einschätzung der Lage, in der entschieden wird, ob diese für sie nun weiterhin eine lösbare Herausforderung darstellt, ob von ihr eine permanente Gefahr auszugehen scheint oder ob der Schaden schon so massiv ist, dass kaum etwas zu »retten« ist.

3.9.2 Bewertungsprozesse bei Diabetes-Neuerkrankung

Bei der Aufnahme des Kindes mit neu entdecktem Diabetes in der Klinik beginnt parallel zu der somatischen Behandlung ein psychologisch strukturierter Prozess der Betreuung mit nachhaltiger Wirkung. Eine Klinik mit einem fachlich erfahrenen Diabetesteam ist auf Neumanifestationen vorbereitet und wird von einer solchen Situation nicht überrascht, so kann es diese Kinder dann planmäßig versorgen. Fehl am Platz sind zu dieser Zeit besonders verunsichernde, mehrdeutige, vage und angstauslösende Aktivitäten ebenso wie übereifrige Beschwichtigungen und falsche Hoffnungen generierende Aussagen. Entsprechend dem Modell vom Lazarus sollten die Eltern und das Kind bereits eine erste Einschätzung der Situation bekommen, die so wenig wie möglich Bedrohlichkeit, Aussichtslosigkeit und Schaden suggeriert. Das wird dann erreicht, wenn die Eltern von Anfang an erleben, dass ihrem Kind ein erfahrenes, Sicherheit vermittelndes Team mit einem bewährten Behandlungskonzept zur Seite steht, dass ihr Kind, selbst wenn es in einem schlechten Allgemeinzustand ankommt, sehr bald von der Insulintherapie profitieren wird und dass sie selbst bald schon aktiv zur Stabilisierung des Kindes beitragen können. Das Bemühen des Diabetesteams zielt also darauf ab, dass die erste Bewertung, das Erleben der Manifestationssituation nicht katastrophisierend ausfällt, sondern Sicherheit und Erleichterung signalisiert.

Das »Graugans-Phänomen« – Nachfolgeprägung

Am bekanntesten ist die so genannte Nachfolgeprägung, speziell bei Gänsen. Die Küken der Gänse müssen nach dem Schlüpfen erst lernen, wer ihre Mutter ist, sie verfügen also über kein angeborenes Erscheinungsbild der Mutter. In den ersten Stunden nach dem Schlüpfen nähern sie sich allen Objekten in ihrer Umgebung, die sich bewegen und regelmäßig Lautäußerungen von sich geben. Nach wenigen Minuten Aufenthalt in deren Nähe folgen die Küken ihnen nahezu bedingungslos nach. In natürlicher Umgebung ist das die Mutter. Im Experiment mit Küken, die im Brutschrank auch von allen Geräuschen isoliert schlüpften, konnte man die jungen Testtiere hingegen in Minutenschnelle auch auf einen Fußball oder auf eine Holzkiste prägen. Diesen »blitzartigen Lernvorgang« beschrieb Oskar Heinroth bereits 1911 (Heinroth 1988). Später, in den 1930er Jahren, wurde das Phänomen Prägung vor allem von Konrad Lorenz ausführlich beschrieben, genau definiert und in zahlreichen Versuchen analysiert. Bekannt geworden ist er daher u. a. als »Vater der Graugänse«: Lorenz sorgte wiederholt dafür, dass nur er selbst sich nach dem Schlüpfen von Küken in deren unmittelbarer Nähe aufhielt. Dies hatte zur Folge, dass die Küken auf Lorenz geprägt wurden und ihm nachfolgten, wohin auch immer er lief. Filmaufnahmen machten diese Variante der Prägung zu einem der bekanntesten Sachverhalte der klassischen vergleichenden Verhaltensforschung.

Diagnose Diabetes mellitus Typ 1 als prägende Erfahrung

Die erste Erfahrung mit der Erkrankung Diabetes mellitus Typ 1 ist so prägend, dass dieses Erlebnis unbewusst den weiteren Umgang mit dem Diabetes beeinflusst. Wir folgen also immer unbewusst weiter dieser ersten Erfahrung, auch wenn die späteren Eindrücke eigentlich korrigierend wirken sollten: man spricht auch bei diesem innerseelischen Prozess von Priming (Bargh 2006).

Merke

Also gilt: Die erste Botschaft haftet, wenn es eine besondere Situation ist. Das ist Priming für das weitere Leben mit dem Diabetes. Die ersten Äußerungen des Arztes, der Krankenschwester in den ersten Minuten der Notfallversorgung sind den Familien noch nach Jahren erinnerlich – sie werden zum bleibenden Motto der Krankheitsverarbeitung.

Alle befinden sich in einem erhöhten Erregungsniveau, der Ablauf einer Notfallversorgung suggeriert vielen, es ginge um Leben und Tod, selbst wenn es die Helfer ganz anders sehen – aber ihre Einschätzung den Betroffenen nicht mitteilen:

Sätze wie »Das ist gut behandelbar«, »Das kriegen wir schon hin«, »Ist nicht gefährlich, aber eine Infusion muss sein« wirken da deutlich entlastend, auch wenn sie neben den notwendigen Maßnahmen vom Arzt ausgesprochen werden.

Unsere »Wirklichkeitskonstruktion« besteht aus zwei Komponenten:

1. das Faktische: z. B., es besteht eine Ketoazidose bei Diabetes
2. die Bedeutungsgebung: z. B.:
   »Diese Entgleisung ist ungefährlich, sie sind rechtzeitig gekommen!« Diese Aussage wird verstanden als: Diabetes ist eine gut behandelbare Erkrankung, niemand muss daran sterben, ist nicht gefährlich.

Das ist das, was in der Erinnerung haftet!

Ganz anders erfolgt die Wirklichkeitskonstruktion, wenn die Bedeutungsgebung lautet: »Sie sind gerade noch rechtzeitig gekommen!« Das kann verstanden werden als: »Also wäre es sonst tödlich ausgegangen, Diabetes ist eine gefährlich Krankheit und damit kann sie das Leben unseres Kindes bedrohen, wir hatten nur Glück«.

Das ist eine andere Wirklichkeit, die haftet! (▶ **Kap. 5.2.**)

Merke

Dieses erste Priming haftet enorm stabil, deshalb sollten sich alle Notfallversorger der eminenten Bedeutung ihrer ersten Worte bewusst sein!

Kriterien eines gelungenen Aufklärungsgesprächs

Es ist die Kunst, einer Tatsache (der Mitteilung der Diagnose Diabetes) die richtige, also für die Alltagstauglichkeit in der Zukunft, sinnvolle Bedeutung zu geben!

Somit könnte der Begrüßungssatz z. B. lauten: »Ihr Kind ist an Diabetes erkrankt, einer Krankheit, besser gesagt einer zusätzlichen ganztägigen Aufgabe, die es sein Leben lang begleiten wird. *In den nächsten Tagen, Wochen und Monaten werden sie lernen, ihm einen geeigneten Platz im individuellen Alltag ihres Kindes zuzuweisen«.* Ich bin mir sicher, ihr Kind wird das mit Hilfe von ihnen als Familie gut meistern. Wir als Diabetesteam stehen ihnen dabei immer mit Rat und Tat zur Seite.«

Oder: »Diabetes ist heute gut behandelbar«, »Es wird ihnen gelingen, sie erhalten dabei alle erdenkliche Hilfe von uns und so viel Zeit, wie sie brauchen, um genügend sicher nach Hause zu gehen«, »wir lassen sie nicht alleine, sie können auch nach Entlassung von uns jederzeit Hilfe holen«, »Sie haben ... schon so gut bewältigt, da wird das mit dem Diabetes auch gelingen«.

Resümee: Es könnte eine Erfolgsgeschichte werden!

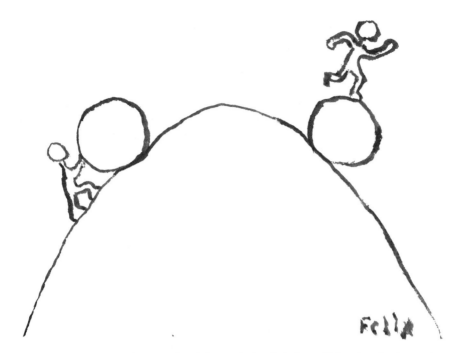

Abb. 3.3: Diabetesbewältigung als Erfolgsgeschichte (mit freundlicher Genehmigung des CJD Berchtesgaden. Aus dem Bilderwettbewerb: http://www.cjd-berchtesgaden.¬ de/diabeteszentrum/diabetes-bilderwettbewerb)

Ersteinstellung stationär

Das Erstgespräch sollte in möglichst ruhiger Atmosphäre erfolgen. Nur so viel besprechen, wie die Familie fragt und »verdauen« kann. Klare, eindeutige Sätze helfen, dass die Fakten von der Familie in diesem Ausnahmezustand aufgenommen und verarbeitet werden können. Ggf. lässt man sich das Gelernte nochmal mit eigenen Worten wiedergeben.

Wichtig: Das Erstgespräch muss im Beisein des Kindes und mit dem Kind erfolgen: gemeinsames Sprechen sorgt für eine gemeinsame Wirklichkeit, von Anfang an!

Die Unversehrtheit des Kindes ist plötzlich und unwiederbringlich nicht mehr da. Aber das Leben geht weiter und wird auch mit dem Diabetes gelingen. Ziel ist es, dem Diabetes einen angemessenen Platz in einem individuellen Lebensplan zu geben: »Lassen sie uns gemeinsam den *Rucksack* für das Gelingen der neuen Aufgabe packen, jeden Tag kommt ein neues *Werkzeug* dazu, jeden Tag wird deshalb alles für sie verständlicher und so schaffen sie für ihre Familie jetzt den *Boden* zum Gelingen einer neuen Aufgabe, die auch Fähigkeit werden kann.«

Zum Thema »Gute Ratschläge aus dem Umfeld«, die betroffene Familien gerade zu Beginn stark verunsichern: »Lassen sie uns diese gemeinsam besprechen.«

Die Einschätzung der Eltern und des Kindes bezüglich des langfristigen Lebens mit dem Diabetes wird von deren Erfahrungen während des ersten stationären

Aufenthaltes grundlegend geprägt. Dazu zählen alle Kontakte mit Ärzten, dem Diabetesteam und allen anderen medizinischen und psychosozialen Betreuern. Aber auch die Atmosphäre auf der Station, der Kontakt zu Mitpatienten und der Austausch über den Diabetes mit den eigenen Angehörigen beeinflussen den sekundären Einschätzungsprozess. Allerdings spielen auch familiäre Vorerfahrungen mit Diabetes eine prägende Rolle, die das Behandlerteam eruieren und kennen sollte (der Opa, der bereits ein Bein amputiert bekommen hat, oder eine Cousine, die vernachlässigend mit ihrem Diabetes umgeht, sind negative Beispiele). Hier kann der Satz helfen: »Jeder hat seinen eigenen Diabetes und kann daraus das Beste machen« (▶ Kap. 7). Neben den medizinischen und psychosozialen Einzelgesprächen sind die Diabetesschulungen in diesem Zusammenhang von hoher Bedeutung. In dem Maße, indem die Ressourcen der Eltern durch die Schulungen für den Umgang mit dem Diabetes gestärkt werden, steigt ihre subjektiv erlebte Fähigkeit der Einflussnahme auf die Situation. Aus psychologischer Sicht ist es in dieser Phase wichtig, dass die Eltern den Diabetes und seine Behandlung als Herausforderung sehen, die Möglichkeiten, Ressourcen entdecken lernen, die sich durch das Entwickeln eines persönlich geeigneten Behandlungskonzeptes ergeben – und sich damit nicht auf den Schaden, das Leid fokussieren.

Positive Grundhaltung fördern

Die Eltern und das Umfeld tragen von Beginn einen positiven Anteil für die Grundhaltung bei, mit der die Bemühungen des Betroffenen im Sinne einer zusätzlich geleisteten ganztägigen Aufgabe täglich ernst genommen und wertgeschätzt werden.

Es lohnt sich aber auch, den Kindern/Jugendlichen früh zu vermitteln, dass für eine gelungene Diabetesversorgung eine gute Interaktion mit den Eltern und dem Umfeld wertvoll ist und dass es zum eigenen Nachteil wird, wenn das Kind/der Jugendliche sich sein eigenes Unterstützungssystem (seine Eltern, Freunde, Lehrer) »aus dem Boot wirft«. Dies ist wichtig für die sichere und schrittweise Entwicklung der eigenen Autonomie.

Die Erfahrung zeigt, kommt es schon in den ersten Wochen zu unlösbaren Problemen im Bewältigungsprozess des Diabetes, so prägen diese Probleme langjährig den weiteren Verlauf. Es fehlt dann der »Zugriff« auf positive Ressourcen einer gelungen Diabetesselbstversorgung. Später ist diese deutlich schwerer zu erreichen.

Bei Manifestation kann durch Berücksichtigung bestimmter Gesichtspunkte dem Eintreten von psychosozialen Risikosituationen vorgebaut werden. Diese Gesichtspunkte sollen im Folgenden genauer besprochen werden:

3.9.3 Präventionsmodul 1: Das Spritzen

Wie in Kapitel 3.3 dargestellt, sind das Insulinspritzen und die BZ-Messung zentrale Aufgaben bei der Diabetesbehandlung. Sie sind auch gleichzeitig bei Manifestation fast die ersten Handlungen, die am Kind durchgeführt werden müssen.

Auch hier gilt wieder: Das frühe Gelingen prägt den späteren Umgang mit dieser Aufgabe stark.

Wie bereits dargestellt, verbindet sich mit »der Spritze« oder mit »Blutabnehmen« in vielen Familien ein negatives Gefühl: manchen Kindern wird von klein auf in der Familie teils drohend gesagt: »dann muss der Arzt dir eine Spritze geben«. Auch Eltern haben oft »Respekt« vor der Spritze, was sich dann auf die Kinder überträgt. Meist ist ihnen dabei nicht klar, dass es ganz verschiedene Spritzen, Blutabnahmetechniken u. a. gibt. So ist wichtig, zunächst auch darüber zu sprechen, dass es sich um sehr feine, kleine Nadeln handelt, die man nur noch geringfügig spürt.

Die erste Spritze, erste BZ-Messung sollte unter ruhigen, aber vom Ablauf geplanten Bedingungen durchgeführt werden (keine langen diffusen Vorbereitungen vor den Augen des Kindes).

Von Beginn an sollte den Familien vermittelt werden, dass jede Insulingabe und jedes BZ-Messen eine notwendige, aber harmlose Voraussetzung dafür ist, dass das betroffene Kind »gesund« und unbelastet mit dem Diabetes leben kann. Wenn diese Grundeinstellung von Beginn an gut eingeprägt ist, kann sie stärker sein als die Angst, sich oder dem Kind weh zu tun. Selbst wenn es mal mehr wehgetan hat, kann man in der Familie auf dieser Grundlage argumentieren – »Schau mal, es ist dir gelungen, dir wieder selber zu helfen, etwas die Funktion der ›Bauchspeicheldrüse zu spielen‹ – nächstes Mal bemerkst du den Schmerz nicht wieder.« Pieksen bedeutet langfristig für die Betroffenen kein relevantes Schmerzerlebnis.

Merke

Das Spritzen und BZ-Messen auch mit den Kindern eindeutig als erforderliche Voraussetzung für das anschließende Essen labeln (»Dein Essen braucht das Insulin, damit es dir dann Kraft spenden kann«).

Das Zeitfenster, in dem der Prozess (das BZ-Messen oder Spritzen) abgeschlossen ist, darf nur kurz sein, nicht länger als 15 Min. Bei der Wahl der Spritzstelle kann ein Kind mitentscheiden, allerdings sollte das nicht länger diskutiert werden – bei jüngeren Kindern gibt es von den Eltern zwei Stellen zur Auswahl, eins davon darf das Kind dann verwenden. Wenn die Angst des Kindes wahrnehmbar zunimmt, sollte die Zeit abgekürzt werden (anderenfalls wächst mit der Zeit das Angstpotential und das bleibt in der Seele haften!).

Hilfreiche Tricks sind:

- Vor/während des Pieksens über interessante andere Themen reden
- In der Vorbereitung schon auf das leckere Essen anschließend hinweisen
- Für »stressfreies« Pieksen gibt es jeweils einen kleinen Sticker o. ä., während des Pieksens kann man sich dann z. B. über die Farbe des Stickers unterhalten.

3.9.4 Präventionsmodul 2: Umgang mit den Blutzuckerwerten

Die Blutzuckerwerte erhalten bei Manifestation der Diabeteserkrankung einen bedeutsamen, allgegenwärtigen Platz im Leben der Familien mit einem diabetes- betroffenen Kind. Es lohnt sich deshalb besonders, den Umgang mit BZ-Werten in der Erstschulung sorgfältig zu bearbeiten, d. h. nicht nur die BZ-Werte selber zu besprechen, sondern auch was diese in der Seele der Kinder, Jugendlichen und der Eltern, Geschwister und des Umfeldes »machen«. Die richtige Interpretation und Bewertung der Blutzuckerwerte ist notwendige Voraussetzung für das Verständnis und die zukünftige Durchführung einer gelungenen Insulintherapie. Andererseits führt diese »Blutzucker-Fokussierung« im Alltag dazu, dass mit den BZ-Werten ein »Blumenstrauß« von Gefühlen verbunden wird.

Merke

Die Zuordnung der gemessenen BZ-Resultate als »schlechte« und »gute« Werte verführt zur damit verbundenen Beurteilung der Person des Betroffenen! Davon ist dringend abzuraten.

Um die Verknüpfung mit Gefühlen früh in stressarme Bahnen zu lenken, sollten in den ersten Wochen folgende Regeln eingehalten werden:

- Die gemessenen BZ-Werte spiegeln nicht die Fähigkeiten des Kindes wider
- Den Diabetes muss man nicht lieben – aber Ärger über den Diabetes sollte getrennt bleiben und nicht zu Ärger über das Kind »entarten«.
- Die Natur des Blutzuckers ist, dass er schwankt: Daran ist niemand »schuld« – aber es lohnt sich die Ursache zu finden und das Problem zu lösen (»knobeln«). Sollten sich mal Schuldgefühl einschleichen wollen, lohnt es sich, sich klar zu machen, dass auch die gesunde Betazelle einen (kleinen) BZ-Anstieg braucht, um reagieren zu können, die Tätigkeit wird dank der hohen Leistung der durchfüh- renden Eltern bzw. der Familie ersetzt. Deshalb sollte ein kurzfristig hoher BZ- Wert oder eine Hypoglykämie nicht mit Folgen in der Zukunft antizipiert werden, sondern zu zeitnahem praktischem Handeln ermutigen. »Sie ersetzen mit ihrer Fähigkeit ein ganzes menschliches Organ, da sind Ausrutscher auch mal erlaubt.«
- Es lohnt sich, sich häufig genug über »gelungene« BZ-Werte zu freuen und sie nicht als selbstverständlich hinzunehmen. Jeder gelungene Wert ist eine Leistung und ist persönlich erarbeitet!
- Wenn es mal nicht so gut gelingt, sollte stets zunächst die von allen Beteiligten (auch dem pubertierenden Jugendlichen, der gerade Desinteresse »mimt«) durchgeführten Details der Diabetesversorgung wertschätzend angesprochen werden – daraus können Lösungen zur Verbesserung gewonnen werden.
- Schimpfen und Bestrafen von entgleisten BZ-Werten ist aus neurobiologischer Sicht (und aus Erfahrung) unwirksam und steigert nur das Konfliktpotential.

Also sog. »schlechte« (besser »hohe« oder »tiefe«) BZ-Werte nicht als persönlichen Misserfolg werten, sondern als »Baustelle«:

- Sie werden analysiert, um sie zu verstehen.
- Wenn der »Fehler« verstanden ist, muss man sich damit nicht weiter belasten (»abhaken«).
- An ihnen kann man für weitere vergleichbare Ereignisse lernen.

> **Merke**
>
> Ziel einer gelungenen Kommunikation ist das emotionsreduzierte, motivierende Gespräch über die Blutzucker-Werte.

Bereits in den ersten Wochen empfiehlt es sich für die Familien, eine Einschätzung dafür zu erarbeiten, wann, wie und wie oft die Familie über den BZ reden will. Natürlich ist das in Ausnahmesituationen häufiger und an gelungenen Tagen kann es weniger sein, aber eine gewisse intrafamiliäre Abstimmung über die Art der Kommunikation ist psychohygienisch hilfreich zur Konfliktvermeidung und sollte immer wieder mal im gemeinsamen Familiengespräch neu miteinander abgestimmt werden. So gelingt es manchem Kind nur schwer, morgens selbst an die notwendigen Diabetesbehandlungen zu denken, es wünscht sich dabei Unterstützung, aber keine Nachfragen. Dagegen kann es abends wichtig sein, die richtige Zeit für einen Austausch zu finden (jeder in der Familie hat sein Programm…). Auch hilft es, wenn Kinder nicht bei entgleisten BZ-Werten direkt mit dem zugrundeliegenden Problem konfrontiert werden, sondern erst den Wert korrigieren – nach Normalisierung kann man dann ruhig über die zukünftige Vermeidung der auslösenden Problematik sprechen.

3.9.5 Präventionsmodul 3: Angstfreier Umgang mit Hypoglykämien und Folgeerkrankungen

Der Alltag mit dem Diabetes kann vor allem für Eltern von kleinen Kindern sehr belastend werden, wenn in der Erstschulung die Themen Hypoglykämie und Folgeerkrankungen so vermittelt wurden, dass Ängste davor die Folge sind. Dies gilt es deshalb dringend bei allen Gesprächen in den ersten Wochen zu vermeiden. Dazu ist es nötig, sorgfältig darüber aufzuklären, welche Handlungsoptionen es gibt und unter welchen Umständen nur ein Risiko von Hypoglykämien realistisch ist. Hilfreich ist besonders auch die Vermittlung der Tatsache, dass der Körper jedes Menschen sich selber helfen kann, die Gegenregulation wird aktiviert – die Leber speichert eine größere Menge Glucose. Eine positive Darstellung der Behandlung der Hypoglykämie unterstützt die Handlungsfähigkeit und verhindert andererseits nicht die Hypoglykämievermeidung. Denn das Wichtigste ist, dass die Angehörigen in dieser Situation handlungsfähig sind und nicht im Alltag durch Angst vor Unterzuckerungen irrationale Abläufe entwickeln (z. B. nachts ihr Kind ständig füttern oder zu häufig messen, dem Kind Freiheitsgrade verwehren).

Hypoglykämien sind nach heutigem Kenntnisstand nur unter bestimmten Bedingungen lebensgefährlich:

- bei damit verbundenen Unfällen (besondere Risiken sind Autofahren und Schwimmbad),
- wenn zusätzlich Medikamente, Alkohol oder Drogen genommen werden (im Kindesalter ungewöhnlich),
- wenn bereits kardiovaskuläre Vorschädigungen bestehen (im Kindesalter ungewöhnlich).

Weiterhin ist bekannt, dass in der Welt viele Menschen mit Diabetes alleine in einem Haushalt leben, auch viele davon immer wieder mal nächtliche Unterzuckerungen haben, von denen sie in der Regel (meist nassgeschwitzt und mit Muskelkater) aufwachen, die Gegenregulation hat »ihren Beitrag geleistet«.

Die Angst, dass bei Hypoglykämien »Hirnzellen absterben« ist bei kurzen und selten auftretenden Hypoglykämien nicht berechtigt. Langfristige Folgen sind den Hypoglykämien wissenschaftlich nur schwer zuzuordnen, da Patienten mit vielen Hypoglykämien meist auch chronische Hyperglykämien haben und diese eher das Risiko von Hirnleistungsbeeinträchtigungen in sich bergen.

Für die Vorbeugung von Ängsten vor Folgeschäden des Diabetes ist wichtig zu verstehen, dass die Folgeerkrankungen in den letzten Jahren deutlich weniger geworden sind und dass die Studien über Folgeschäden ja Ergebnisse von den letzten zehn oder mehr Jahren widerspiegeln – die Errungenschaften der neuesten Zeit sind da noch nicht berücksichtigt. Es lohnt sich, die Lebensqualität des »hier und jetzt« vorrangig im Auge zu haben.

3.9.6 Präventionsmodul 4: Anbahnung normalen kindgerechten Essverhaltens trotz Diabetes

Auch bei bestehendem Diabetes ist eine ausgewogene Kinderernährung mit regelmäßigen Essenszeiten das vorrangige Ziel. Der menschliche Stoffwechsel braucht Pausen in der Nahrungsaufnahme. Auch ist ein (nicht starrer) Tagesrhythmus für Kinder mit Diabetes ebenso notwendig, wie für andere Kinder: hiermit kann vor allem auch eine übermäßige Gewichtszunahme vermieden werden.

Kinder mit Diabetes haben oft das Gefühl, dass »alle Menschen« sie beim Essen beobachten, ihnen sagen, wie sie richtig essen sollen und vor allem was sie dabei falsch machen. Dies kann vermieden werden, wenn sich die Eltern von Beginn an angewöhnen, Entscheidungen, ob das Kind jetzt etwas essen darf oder nicht, nicht als erstes vom Diabetes abhängig zu machen, sondern sich zu fragen, ob sie es ihrem Kind unabhängig vom Diabetes in dieser Situation erlauben würden.

- Kinder mit Diabetes dürfen ebenso viel Süßes wie andere Kinder essen (vom Institut für Kinderernährung empfohlen ist: eine Mahlzeit pro Tag) – aber auch nicht *mehr*, weil dadurch etwa Mitleid oder Belohnung über die Nahrung ausgelebt werden.

- Kein Essen vor dem Fernseher oder Computer (Man kann dann die Essensmenge nicht mehr sicher überschauen und verschätzt sich leicht hinsichtlich der dazu erforderlichen Insulinmenge, oder vergisst gar, dazu zu spritzen).
- Das Einnehmen von gemeinsamen Mahlzeiten ist bei Diabetes ebenso empfehlenswert wie für Familien ohne Diabetes (mind. 2 Mahlzeiten pro Tag). Dies hilft, die Diabetesversorgung zu diesen Mahlzeiten wenigstens schon mal sicherer zu machen.

Zu Beginn der Diabeteserkrankung sind die Familien meist noch sehr damit beschäftigt, sich die Berechnung der Nahrung sorgfältig zu erarbeiten. Wir empfehlen den Familien, das Abwiegen der Nahrungsmittel gut zu üben, aber sich auch gleichzeitig ein Augenmaß zu erarbeiten. Etwa einmal im Jahr erscheint es uns sinnvoll, die geschätzten Nahrungsmittel wieder »über die Waage wandern« zu lassen.

Leicht wird im Kontext des Diabetes über Nahrung nur noch über die KE's (oder BE's) gesprochen – empfehlenswert und deutlich »seelenhygienischer« ist, zunächst darüber zu sprechen, was man gegessen hat und ob es lecker geschmeckt hat, und dann erst die KE-Zahl zu thematisieren: Essen soll weiterhin für die Kinder ein Genuss bleiben!

Merke

Auch für Kinder mit Diabetes gilt: Ausgewogenen Kinderernährung mit Tagesrhythmus und Essenspausen, so wie bei anderen Kindern.

3.9.7 Präventionsmodul 5: Dem Diabetes für das weitere Leben einen Platz zuordnen

Kindern, aber auch Jugendlichen und Eltern kann es helfen, wenn ihnen ein Bild für den Diabetes angeboten wird, das individuell für das eigene Leben weiter gestaltet werden kann (▶ Kap. 3.1). Z. B. kann der Diabetes als »kleiner Bruder« benannt werden, man kann ihm einen Namen geben (z. B. Heddas »Aboudjani«, ▶ Kap. 3.1). Das Kind kann mit ihm auch kommunizieren, notfalls kann die Familie auch mal gemeinsam auf ihn schimpfen. Oder er wird als ein »Untermieter« verstanden, der sich einfach ohne gemeinsam unterschriebenen Mietvertrag eingenistet hat. Er hat Wohnrecht auf Lebenszeit, aber er muss sich an die Hausordnung halten! Deshalb ist es wichtig, dass die Hausordnung mit ihm eindeutig besprochen und immer wieder geregelt wird.

Wenn mehrere in der Familie Diabetes haben, ist das Verständnis wichtig: »Jeder in der Familie hat seinen eigenen individuellen Diabetes.«

3.9.8 Präventionsmodul 6: Hilfen annehmen und organisieren lernen

Es ist hilfreich, den Kindern, aber auch ihren Eltern, bereits bei Manifestation zu vermitteln, dass

- gute Freunde oft gerne helfen, die Diabetesversorgung sicherer zu machen,
- Verheimlichen das Leben mit dem Diabetes aufwendiger machen kann,
- und es eine besondere Fähigkeit werden kann, wenn man lernt, sich bei der Diabetesbehandlung von allen möglichen Menschen, aber auch »Tricks« (z. B. der Erinnerungsfunktion im Handy) helfen zu lassen – denn »auch der Präsident der USA hat viele Helfer und Berater – und ist damit einer der mächtigsten Männer der Welt«.

4 Psychologische und psychiatrisch/ psychotherapeutische Berufe im Kontext der Kinder- und Jugend-Diabetologie

Einleitung

Die interdisziplinäre Kooperation mit unterschiedlichen Berufsgruppen ist aufgrund der vielschichtigen Probleme in der Kinderdiabetologie unerlässlich und mittlerweile ein anerkannter Betreuungsstandard geworden (Laron et al., 1979). Das erfordert allerdings die Kenntnis der Qualifikationen und Tätigkeitsfelder der beteiligten Berufsgruppen. Im Folgenden werden die unter verschiedenen Berufsbezeichnungen tätigen psychologisch/psychiatrischen Berufsfelder erläutert.

Psychologen mit universitärem Abschluss als Diplom bzw. Master of Science

Abgeschlossenes Psychologiestudium, Testpsychologie wird oft beherrscht. Keine psychotherapeutische Ausbildung (entspricht einem Arzt nach Staatsexamen vor Facharztausbildung).

Psychologen mit diesen Abschlüssen sind häufig in der Entwicklung, Durchführung und Evaluation von diagnostischen Instrumenten und Testverfahren tätig. Ebenso arbeiten sie in der psychologischen Beratung (Erziehungs-, Berufs- und Lebensberatung) und den dazugehörigen Trainingsmaßnahmen (Kompetenz-, Aggressions- und Verhaltenstraining). Auch im schulpsychologischen Dienst sind viele Psychologen beschäftigt. Im klinischen Bereich sind Psychologen häufig in sozialpädiatrischen Zentren (SPZ) und Spezialambulanzen (z. B. Schreikindambulanz) tätig. Psychologen ohne eine psychotherapeutische Weiterbildung sind, soweit sie im klinischen Bereich arbeiten, in der Diagnostik, Beratung und in der Vermittlung von Fertigkeiten engagiert und sind *nicht* primär heilberuflich tätig. Dazu bedarf es einer psychotherapeutischen Qualifikation mit entsprechender Approbation, die Psychologen erst nach abgeschlossenem Studium erwerben können.

Psychologen in Krankenhäusern

Viele Psychologen arbeiten auch in den medizinischen Kliniken und in der Pädiatrie. Vor allem in der Betreuung von Menschen mit schweren bzw. chronischen Erkrankungen ist die psychologische Begleitung der Patienten ein wichtiger Teil der Patientenversorgung geworden. Hierzu bedarf es nicht zwingend einer psychotherapeutischen Weiterbildung. Häufig bieten die jeweiligen Fachgesellschaften qualifizierte Fort- und Weiterbildungen an, die speziell für die jeweilige Erkrankung konzipiert sind. Beispielhaft sind dafür die Psychoonkologie, Psychonephrologie und natürlich die Weiterbildung zum Fachpsychologen Diabetes (DDG). Schwerpunkte der Weiterbildung sind Inhalte zu psycho-sozialen und medizinischen Aspekten der Behandlung der Patienten und deren Eltern bzw. Angehörigen. Ein weiterer Schwerpunkt liegt in der Vermittlung spezifischer psychologischer Diagnoseverfahren, Interventionsstrategien zur Krankheitsverarbeitung, Adhärenz und Methoden zur Unterstützung des interdisziplinären Behandlungsteams.

Im Gegensatz zu den Psychologen in somatischen Kliniken haben ihre Kollegen in der Kinder- und Jugendpsychiatrie bzw. in der Psychosomatik größtenteils eine abgeschlossene oder zumindest eine begonnene Weiterbildung in einem der anerkannten Psychotherapieverfahren.

Fachpsychologe für Diabetes (DDG)

Besonders bewährt hat sich auch die erkrankungsspezifische Weiterbildung zum Fachpsychologen für Diabetes (DDG). Das Curriculum beinhaltet grundlegende Inhalte über den Diabetes mellitus und seiner Behandlung sowie wichtige somatische Aspekte, die bei der Betreuung von Menschen mit Diabetes durch Psychologen unbedingt gegeben sein sollten. Gleichzeitig wird über die psychische Situation der Patienten informiert, zwischen den verschiedenen Diabetesformen unterschieden und vor allem auch auf pädiatrische und erwachsene Patienten differenziert eingegangen. Darüber hinaus vermittelt die Weiterbildung zum Fachpsychologen für Diabetes eine Reihe von Interventionen und Beratungsansätzen, die sich bei der Betreuung und Versorgung von Patienten mit Diabetes besonders bewährt haben. (Informationen zur Weiterbildung siehe: www.diabetes-psychologie.de). Eine fachpsychologische Beratung von Menschen mit Diabetes und psychischen Komorbiditäten kann ein erstes niederschwelliges Angebot sein, das eine weitere Behandlung durch psychologische Psychotherapeuten beziehungsweise Kinder-/Jugendpsychiater einleitet. In der klinischen Praxis können diese Unterscheidungen aufgrund von langjähriger Berufserfahrung und strukturellen Gegebenheiten verwischen. Trotzdem ist für eine erfolgreiche Behandlung wichtig, dass die Patienten schnellstmöglich zu den entsprechenden Fachleuten gelangen.

Psychologischer Psychotherapeut und Kinder- und Jugendlichen-Psychotherapeut

Voraussetzung ist ein Hochschulstudium: Psychologie, Lehramt, Diplomsozialpädagoge mit Hochschulstudium. Die Ausübung einer heilberuflichen Tätigkeit für Psychologen erfordert den Abschluss einer Weiterbildung in einem anerkannten Psychotherapieverfahren. Die abgeschlossene Psychotherapeutische Ausbildung entspricht einer Facharztqualifikation. Verschiedene Richtungen sind möglich: Verhaltenstherapeutisch, tiefenpsychologisch oder analytisch. Der Kinder- und Jugendlichen-Psychotherapeut (Zusatzausbildung nach abgeschlossenem Hochschulstudium) kann wie ein Facharzt einen Kassensitz besetzen, rechnet dann direkt ohne Überweisung mit den gesetzlichen Krankenkassen ab. Es gibt oft längere

Wartezeiten. In Ausnahmefällen bei Dringlichkeit bezahlt die Krankenkasse manchmal die Behandlung bei Psychotherapeuten mit Qualifikation, aber ohne Kassenzulassung, nach Antragsverfahren. Achtung: Immer vorher die Kostenfrage klären! In absehbarer Zeit sollen noch die systemische Familientherapie und die Gesprächspsychotherapie genehmigungsfähig werden. Von den Krankenkassen werden aber gegenwärtig nur die drei oben genannten Verfahren anerkannt und die Kosten erstattet.

Zusammenarbeit mit psychologischen Psychotherapeuten

Wenn ein Patient zu einem psychologischen Psychotherapeuten überwiesen wird, sollte er auf folgendes Prozedere vorbereitet werden: Die meisten niedergelassenen Kinder- und Jugendlichen-Psychotherapeuten sind in ihrer Praxis durch einen Anrufbeantworter erreichbar. Dort kann der Patient Name, Adresse und seinen Wunsch nach einem Ersttermin angeben. Der Therapeut wird dann zurückrufen und eine erste Sitzung vereinbaren. Von den meisten Krankenkassen sind in der Regel 3–5 sogenannte probatorische Sitzungen (Kennenlern-Sitzungen) genehmigt. Danach können der Patient und der Therapeut entscheiden, ob sie gemeinsam eine Behandlung aufnehmen werden oder ob sich der Patient einen anderen Therapeuten sucht. Viele Therapeuten möchten, dass sich die Patienten zu dem Ersttermin selbst anmelden, um so ihre anfängliche Therapiemotivation zu zeigen. Daher kann die Anmeldung durch das Diabetes-Team nicht immer erfolgen. Wichtig ist es deshalb, mit dem Patienten die Vorgehensweise zu besprechen und sicherzustellen, dass er beziehungsweise seine Familie den Termin vereinbaren. Sollte dies trotz guter Vorbereitung nicht gelingen, kann das Team versuchen, den Kontakt zum Psychotherapeuten durch einen (ggf. gemeinsamen) Anruf oder einen Brief (mit Einverständnis der Patienten) anzubahnen.

Kinder- und Jugendpsychiater/-psychotherapeut

Dies ist eine ärztliche Fachqualifikation, sie umfasst immer die Psychiatrie und Psychotherapie. Ein diabetologisches Fachwissen kann nicht erwartet werden. Verordnungen von Medikamenten (Psychopharmaka) und Diagnosestellung erfolgen in der Regel durch diese Berufsgruppe, doch behandelt sie auch psychotherapeutisch. Psychologische Testungen werden in aller Regel nicht selber durchgeführt, die Beurteilung der Testergebnisse schon.

Kinder- und Jugendarzt mit Zusatzbezeichnung Psychotherapie

Dies ist ein Pädiater mit Psychotherapieausbildung, ohne spezifische psychiatrische Erfahrung auf Facharztniveau, auch diabetologische Kenntnisse müssen nicht vorhanden sein.

Arzt für psychotherapeutische Medizin

Diese Qualifikation ist spezifisch für das Tätigkeitsfeld psychosomatische Behandlung von Erwachsenen. Spezielle Kenntnisse zum Typ 1 Diabetes sind nicht Inhalt der Ausbildung.

Zusammenfassung

Gerade bei Patienten mit psychischen, beziehungsweise psychiatrischen Komorbiditäten ist es von Bedeutung, dass sie rechtzeitig in die richtige Behandlung gelangen. Während Psychologen ohne eine Therapieweiterbildung und Approbation eine wichtige Arbeit in der Diagnostik, Beratung, im Training und in der Betreuung von Patienten leisten, wird eine regelrechte Psychotherapie nur von approbierten Psychotherapeuten durchgeführt. Eine weitere Differenzierung wird durch die Approbation vorgenommen. Die oben genannten Verfahren Verhaltenstherapie, tiefenpsychologisch fundierte Psychotherapie und Psychoanalyse werden von den Krankenkassen anerkannt, während andere (wahrscheinlich nicht weniger effektive Therapieansätze) wie die Familientherapie, Gesprächspsychotherapie oder auch die Gestalttherapie zurzeit noch nicht abrechnungsrelevant sind.

5 Psychologische/psychotherapeutische/ psychiatrische Behandlungsmethoden

5.1 Einleitung

Psychotherapien sind Verfahren, die dazu dienen, Menschen Veränderungen ihres Verhaltens zu erleichtern oder überhaupt zu ermöglichen, wenn solche Veränderungen trotz Einsicht oder Beratung nicht gelingen. Mittel für Induktion von Veränderung sind: Sprache, Beziehungsgestaltung, Verstehen, Gefühle von Belohnung oder Wertschätzung.

Psychotherapien sind sehr wirksame Verfahren, ein einmal neu erworbenes Alternativverhalten kann sehr stabil bleiben, ganz im Gegensatz zu einer medikamentösen Behandlung. Bei Letzterer klingt der Effekt der Behandlung bei Absetzen der Medikamente meist sofort wieder ab, bleibende Effekt sind hier nicht selten einer unbemerkt unter der Behandlung ablaufenden Spontanheilung zuzurechnen.

Insofern ist, im Bild gesprochen, tatsächlich die Psychotherapie eher die Chirurgie der Seele, und Medikamente entsprechen eher der sanften Medizin. Denn was wir schulen, welche Sichtweisen wir vermitteln, welche Zuschreibungen wir verwenden, unterliegt sehr wohl dem Risiko von Nebenwirkungen und bedarf daher der sorgfältigen Reflektion. Da unsere Diagnosen Grundlage unserer psychotherapeutischen Interventionen sind, sollten wir hier besonders besonnen und sorgfältig-kritisch arbeiten.

Eine Mutter, die sich gegen ihren Sohn nicht durchsetzt, als »schwach« zu diagnostizieren, obwohl sie dysfunktionales Verhalten ihres Sohnes standhaft über Monate und Jahre erträgt, lässt Zweifel hinsichtlich des Merkmals »schwach« aufkommen. Diese »naive« Zuschreibung übersieht vielleicht, das durch die Familiendynamik ein vordergründig für die Diabetesversorgung sinnvolles energisches Durchgreifen durch ein anderes Familienmitglied unterbunden wurde oder aber in der Erinnerung mit der eigenen schmerzlichen frühkindlichen Erfahrung der Mutter mit einem allzu strengen eigenen Vater kollidiert. Menschen folgen in ihrem Handeln dem Modell der derzeit für sie »besten Lösung«, auch wenn Außenstehende sich kopfschüttelnd fragen, warum sie denn gerade so handeln.

Unserem Verhalten sind die tatsächlichen Motive nicht unmittelbar anzusehen, und oft sind wir uns selber der eigenen Beweggründe nicht voll bewusst. Psychotherapeutische Interventionen, etwa die Einrichtung eines Belohnungsplanes, können daher auch dann scheitern, wenn sie fachgerecht installiert wurden, aber unbewusste Beweggründe, Widerstände mächtiger sind als das gemeinsame Ziel der guten Diabetes-Behandlung!

Damit rückt der Umgang mit eigenem Scheitern in den Mittelpunkt von Therapieplanung und Therapieevaluation. Eigener Ärger und versteckte Wut können uns im Denken und Einfühlen so behindern, das wir untaugliche Lösungsansätze mit immer mehr Aufwand und Druck wiederholen, schließlich Patienten oder Eltern der mangelnden Kooperation bezichtigen und alle Schuld der Familie geben. Die Maxime »Der Patient hat immer Recht« hat Vorrang vor erneuten Behandlungsversuchen mit einem solchen Muster. Schuld ist hier eine untaugliche Kategorie; hier sind Reflektion und Kreativität des Therapeuten besonders gefragt.

Wichtig als Grundlage bei angestrebten Verhaltensänderungen ist die Kenntnis der Tatsache, dass *alte, lang eingeübte Muster stets sehr lange halten – in der Not (also in schwierigen Lebenssituationen) greift die Seele darauf wieder zurück*, d. h. alles neu Erlernte muss erst langsam stärker als das alte Muster werden. Dies ist ein entscheidender Aspekt bei allen psychotherapeutischen Interventionen, aber auch bei komplexeren diabetologischen Therapieansätzen.

Gelegentlich verwechseln uns die Patienten mit bedeutsamen Personen ihrer Vergangenheit und unterstellen, bzw. erwarten, dass wir uns auch so verhalten werden (Übertragung), ein Grund für tragisch scheiternde Behandlungsbeziehungen! Auch wir als Behandler sind zu gleichen Verwechslungen in der Lage (Gegenübertragung).

Wenn Familien und Patienten also trotz offensichtlich korrekter oder gar genialer Intervention ihr dysfunktionales Verhalten einfach beibehalten, sollten wir den Gedanken zulassen können, dass sie »Recht haben«, auch wenn wir es (noch) nicht verstehen. Häufig werden psychotherapeutische Interventionen mit großem Zeitaufwand assoziiert, oft völlig zu Unrecht. Repetitive, vergebliche Ratschläge mit Nulleffekt bedeuten deutlich mehr Zeitvergeudung und belasten zugleich die Arzt-Patientenbeziehung als wohl überlegte, kurze psychotherapeutische Interventionen, die passgenau an die Bedürfnisse der Patienten anknüpfen und schrittweise bei jedem Kontakt fortgesetzt werden. »Psychotherapeutisch« ist eine innere Haltung, ist eine besondere Sprache, eine reflektierte Sichtweise, die in ihren verschiedenen Möglichkeiten in den folgenden Kapiteln im Einzelnen dargestellt wird.

5.2 Das Konzept Systemische Familientherapie

Die systemische Therapie geht auf frühe kybernetische Modellvorstellungen, etwa von Ludwig von Bertalanffy in den 1940er Jahren, zurück. Unterschiedliche Arbeitsgruppen entwickelten ab 1950 revolutionäre Therapieformen mit ganz neuen theoretischen Konzepten. Gregory Batson, Jay Haley in den 1950er Jahren in den USA, später Virginia Satir, Salvador Minuchin waren die frühen Protagonisten, heute z. B. Arist von Schlippe (2007).

Nicht der einzelne Patient, sondern die ganze Familie wird behandelt, die Familie als ein sich selbst stabilisierendes kybernetisches Modell betrachtet. Kybernetische Modelle haben eine nicht näher zu definierende Stabilität, mit anderen Worten, sie zeigen einen Widerstand gegen Veränderung. Einmal »verstört« (Ausdruck für »gestört werden in ihrem Gleichgewicht«), geraten sie in einen vorübergehend instabilen Zustand und pendeln sich von selbst in einen neuen stabilen Zustand ein, der nicht mit Sicherheit vorauszusagen ist.

Es kommt also darauf an, Systeme (=Familien) zu «verstören«, also zu verändern, ohne sicher zu wissen, ob danach der Funktionszustand ein höheres funktionales Niveau erreicht als vorher. Sicherlich ist dies ein zunächst ungewohnter Gedanke hinsichtlich eines Therapieverfahrens, aber diese Sichtweise beinhaltet auch eine besondere Wertschätzung für dysfunktional erlebte Familien. Anstoß zur Therapie ist immer der Wunsch eines Mitglieds des Systems und nicht die Idee eines Außenstehenden nach Veränderung.

Daraus entstand das Konzept: Nur »Kunden« lassen sich behandeln, Systemmitglieder sollen im ersten Kontakt, sozusagen vor Therapiebeginn hinsichtlich ihrer Veränderungsbereitschaft klassifiziert werden (de Shazer 1989):

- *Kunde*: Ein Systemmitglied, das unter einer Situation leidet und sich verändern will.
- *Klagender*: Beklagt das Verhalten eines anderen Systemmitglieds, wünscht sich dessen Veränderung, aber möchte selber nichts ändern.
- *Besucher*: Ist Systemmitglied, kommt meistens mit zum Termin, aber leidet nicht, möchte keine Veränderung.

Oft leidet das Diabetesteam, der hohe HbA1c-Wert bereitet ihm Sorgen, aber die Familie fühlt sich gut versorgt, denn das Diabetesteam kümmert sich ja und übernimmt den mit Unlust besetzten Part der Sorge und Verantwortung. Das ändert aber nichts, niemand befolgt seine Ratschläge, es gibt keinen Kunden im System, vielmehr ist das Diabetesteam Systemmitglied geworden. Es sollte am besten mit der Familie nach Hause gehen und täglich die volle Versorgung übernehmen, was es aber in aller Regel nicht will. Oft tröstet sich das Diabetesteam damit, dass die Familie Kontakt hält, weiter regelmäßig in die Sprechstunde kommt, auch wenn alles bleibt wie es ist.

Häufige Lösung: Stationäre Aufnahme, die wirksam ist, solange der Indexpatient auf der Station ist, jedoch effektlos für die Homöostase des Systems, denn nach der Entlassung funktioniert das System wie vorher weiter, oft trotz Schulung als neuer, hoffnungsvoller Input. Versucht das Diabetesteam, seine Sorge in Form von Angst vor Folgeerkrankungen an das System weiterzugeben, entlastet es das für den Moment. Aber da es sich um eine mit Unlust und Stress verbundene Information handelt, vergisst das an Diabetes erkrankte Familienmitglied diese Information und so ist auch dies eine wirkungslose Intervention. Hat ein Systemmitglied die Verantwortung für die Ursache der Erkrankung übernommen (Mutter denkt heimlich: »Ich hätte nicht so viele Süßigkeiten kaufen dürfen!«), so wird es denken, »Wenn ich Schuld bin, muss ich mich ändern und nicht der Symptomträger, denn das wäre doppelte Strafe für ihn, leider bin ich aber nicht immer da, um zu messen« etc.. Vergebliche Versuche der Overprotection sind dann die unwirksame Konsequenz! Würde z. B. die Mutter denken: »Ich bin nicht schuld, es ist einfach sein

Schicksal, und wenn auch ungerecht, mein Sohn muss sich selber versorgen, denn es ist sein Schicksal«, dann würde sie völlig anders handeln.

Damit wird ein weiteres Therapieprinzip systemischen Vorgehens deutlich, welches im Konstruktivismus (Watzlawik 1981) konzeptualisiert ist, aber auch schon früher von Steiner (1893, Steiner 1954) durchdacht wurde. Es gibt Fakten: z. B. »mein Sohn hat Diabetes«! Aber: das ist nicht die Wirklichkeit, denn erst durch einen damit verbundenen Gedanken entsteht die Wirklichkeit. Dieser Gedanken ist willkürlich, er ist oft Ausdruck unseres persönlichen Weltbildes und völlig unabhängig vom Faktum, z. B. wenn ich als Vater denke: »Das ist ja vor allem auch der Sohn meiner Frau«, dann ergibt sich daraus, »sie muss sich kümmern«. Denke ich dagegen als Mutter: »ich bin schuld, dass mein Kind Diabetes hat« dann fühle ich mich verpflichtet, den Diabetes zu versorgen, und »mein Sohn bedarf der Schonung«, »ich muss ihm vielleicht als Ausgleich mehr erlauben«, was allerdings dem Diabetes nicht gut tut. Tragik dieser Gedanken ist, dass der Sohn somit sich systemkonform und »folgsam« verhält und sich nicht selber versorgt und bei hohem HbA1c auf seine »versagende Mutter« schimpft. Das System stabilisiert sich, indem so die subjektiv durch den (schmerzfreien) Diabetes generierte Belastung verringert, also das Wohlbefinden für den Sohn optimiert wird.

Faktum und Bedeutungsgebung ergeben erst die Wirklichkeit, Fakten sind nicht veränderbar, aber die Bedeutungsgebung ist individuell unterschiedlich (zunächst ein fremder Gedanken, aber wahr): also repräsentiert systemische Psychotherapie das Spiel mit Bedeutungsgebungen oder die Kunst, neue und besser funktionierende Bedeutungsgebungen zu etablieren!

Systemische Psychotherapie in 6 Schritten

1. Gibt es einen Kunden? Wenn nicht, was muss der Therapeut machen, damit ein solcher entsteht? Wie kann der betroffene Diabetiker Kunde werden?
2. Welche Bedeutungsgebung stabilisiert das derzeit bestehende System?
3. Welche neue, funktionalere Bedeutungsgebung könnte als evident angenommen werden?
4. Einführung dieses neuen Gedankens mit einer Metapher, die haftet!
5. »Was werden sie als Mutter jetzt anders machen, wenn sie diesen neuen Gedanken als richtig ansehen?« Überprüfung der Effektivität des neuen Gedankens.
6. Im nächsten Termin den HbA1c messen und prüfen, ob die Intervention ausreichend wirksam war, denn es ist nicht sicher vorherzusagen, wie sich das kybernetische System neu einpendelt – es könnte auch dysfunktioneller werden!

Aus systemischer Sicht steht am Anfang eines Sprechstundentermins nicht die Frage, wie viel der Patient spritzt oder welches Spritzschema verwendet wird, sondern was der Patient benötigt, damit die Behandlung noch besser gelingen kann.

Beispiel: Bei hohen HbA1c-Werten, die vom Patienten einfach hingenommen werden, wären die Fragen: »Wie schaffst du es, dir dazu keine Sorgen zu machen?«, »Was hindert dich, andere in deine Diabetes-Selbstversorgung gewinnbringend einzubinden?«, »Wie gelingt es dir, deinen Diabetes zu vergessen, und wann stört er dich?«

Dann erst könnte die Frage nach einem Spritzschema sinnvoll sein, oder es geht doch um das Problem: »Hohe BZ-Werte bedeuten mir Stress, erwarte ich also hohe BZ-Werte, messe ich besser erst gar nicht«. Dieses Denken ist aus diabetologischer Sicht desaströs, unter dem Aspekt der Stressminimierung jedoch sinnvoll! Aus der Sicht des Patienten formuliert: »Wären mir also hohe BZ-Werte egal, dann würde ich messen und angemessen korrigieren«. So paradox es auch ist: Akzeptiere ich das Auftreten meiner hohen BZ-Werte (»Es kommt halt mal vor und kann behandelt werden.«), versorge ich meinen Diabetes besser und hohe BZ-Werte kommen dadurch seltener vor, denn kognitiv betrachtet weiß jeder Patient, dass die BZ-Werte im optimalen Bereich liegen sollten.

Also ist das Motiv zum Handeln entscheidend, um die Sichtweise zu ändern: So können hohe (also nicht »schlechte«!) Blutzucker-Werte zu einem Grund werden, »lustvoll« zu knobeln, wo sie her kommen, aber vor allem wie es gelingen kann, daraus wieder eine »100« (=Idealwert) zu erzeugen. Vielleicht kann es, wenn es als innere Überzeugung mühevoll errungen wurde, zu guter Letzt ein hochfunktionales Psychotherapieziel werden.

Zirkuläres Fragen

Um Familiensysteme besser verstehen zu können, gibt es den Kunstgriff des zirkulären Fragens: Dies beruht auf der Tatsache, dass es Mitgliedern eines Systems leichter fällt, unangenehme, vielleicht sogar peinliche Sichtweisen »auszuplaudern«, wenn diese nicht die eigenen sind.

Übungsbeispiel:

- *Direkte Frage*: »Fridolin, wie geht es dir mit deinem HbA1c von 14 %?«
- *Zirkuläre Frage*: »Fridolin, was würde deine Mutter sagen, wenn sie von dir hört, dass der HbA1c-Wert bei 14 % liegt?«
- *Zirkuläre Frage um zwei Ecken*: »Fridolin, was wird dein Vater heute Abend sagen, wenn deine Mutter ihm deinen HbA1c-Wert von 14 % erzählt?«
- *Zirkuläre Frage um drei Ecken:* »Fridolin, was wird deine Großmutter denken, wenn dein Vater ihr die die hohen Werte erzählt, die deine Mutter ihm gebeichtet hat?

Komplexer sind solche Fragen, die nach innerfamiliären Verknüpfungen fragen und nicht allein den Indexpatienten betreffen:

- »Herr Müller, wenn sich ihre Frau mehr um ihre Mutter kümmern würde, wie könnte dann die Entlastung ihrer Frau bezüglich Fridolin aussehen?«
- »Wenn Fridolin mehr Selbständigkeit und Zuverlässigkeit entwickeln würde, wer hätte davon am meisten Vorteile?«
- »Was hätte Fridolin selber davon?«

Diese Frageform ermöglicht es, dass System-Mitglieder aktiv darüber spekulieren können, welche Intervention welchen Effekt im System haben könnte.

Brauchbare Fragen, um Besucher in Kunden zu »verwandeln«:

- »Was müssten sie, Frau Müller, tun, damit Eleonore mehr unter ihren hohen Blutzucker-Werten leidet?«, »Wenn sie die Ansicht vertreten, dass Reiten mit hohen Werten zu gefährlich ist, was würde Eleonore dann machen?«
- »Was braucht Eleonore, um Lust auf Diabetes-Selbstversorgung zu entwickeln?«
- »Wenn Eleonore gute BZ-Werte hätte, was hätte sie davon?«, »Wofür würden sich die Mühen einer guten Diabetes-Selbstversorgung bei ihr lohnen?«

Eine weitere simple Intervention könnte sein, bei einem Mädchen, das Pferde über alles liebt, die Menge der Reitstunden an eine definierte Zahl täglich zu erfolgender BZ-Messungen zu binden. Das ist einfach durchzuführen und wirksamer, anstatt aufwendig ergründen zu wollen, warum es das BZ-Messen immer vergisst. Diese Methode ist simpel und retrospektiv lässt sich klären, ob das Mädchen die BZ-Messungen nicht durchführen konnte oder nicht wollte. Oft erübrigt sich bei Erfolg dieser Methode diese Frage (die leicht einmal 30 Min. Gesprächsdauer erfordern kann und dann doch nicht zu Einigkeit führt).

Der Einsatz von psychotherapeutischen Methoden ist, in diesem Sinne, keine Frage des Zeitaufwandes, sondern eher die Kunst des funktionalen Vorgehens!

Angemerkt sei jedoch, dass es sich, wenn Eleonore dann doch nicht ihren BZ misst, nicht um eine Therapieversagerin handelt, sondern um eine interessante Information über die Funktionsweise dieses speziellen Familien-Systems: offensichtlich war die Reitstunde der falsche Anreiz oder es gab einen »Sponsor« im System, der Extrareitstunden verschenkt hat (die mitleidvolle Großmutter z. B.), sodass Eleonore ihre ausgesetzte Belohnung bereits bekommen hat. Oder war die Mutter primär gegen diese Intervention eingestellt und schimpfte ständig darüber. Dann wird für Eleonore trotz der Liebe zum Pferd und der Freude über jede erworbene Reitstunde das geringere Schimpfen der Mutter wichtiger als die potentiell erwerbbaren Reitstunden.

In der systemisch orientierten Folgesitzung könnte also die Frage lauten: »Fridolin, wer ist dagegen, dass Eleonore mehr Reitstunden erhält?« Es könnte Fridolin sein, der sich ungerechnet behandelt fühlte, zumal er keinen Diabetes hat und in seinen Augen der Verlierer war. Er hätte vielleicht die Mutter überzeugt, dass Belohnen ungerecht ist und damit das angestrebte neue Funktionsniveau des Systems ausgehebelt! Hier schützt nur, alle Mitglieder des Systems, so oft wie irgend möglich zu den Sitzungen einzuladen oder diese wenigstens in der Sitzung mit einem leeren Stuhl zu symbolisieren und mit Hilfe von zirkulärem Fragen zu beteiligen (zu dieser Lehrmethode siehe: Arist von Schlippe 2007).

Wir möchten Diabetologen und Mitarbeiter in diabetologischen Behandlerteams ermutigen, diese kleine Auswahl an Interventionen eher spielerisch einzusetzen, da der tatsächliche Effekt nicht sicher voraussagbar ist und Systeme das Recht haben, trotz genialer Intervention stabil zu verharren.

> **Merke**
>
> Hierbei gilt: Die gerade existierende »Homöostase« im System Familie ist zu betrachten als »die derzeit beste Lösung«, und wenn sie sich trotz Intervention nicht verändert, hat und behält dieses System »Recht«.

5.3 Verhaltenstherapie: Belohnungsmethoden und Verstärkerpläne

Lernen, aber richtig

Es bedarf einer mehrjährigen Ausbildung, um den vollen Umfang dieses Therapieverfahrens einsetzen zu können. Belohnung ist der Kunstgriff der Natur, Erfolg zu bewahren und zu festigen. Belohnen bedeutet für die Patienten auch: »Meine Eltern nehmen mich wahr, ich bin wichtig, ich bin etwas wert.« Frühe Erfahrung im Leben mit effektiver Belohnung befähigt später zur Selbstbelohnung und sichert damit Unabhängigkeit.

Negative Erfahrungen und Bestrafungen blockieren die Lernfähigkeit und sind daher selten entwicklungsfördernd. Es kommt zu Stress, Abwehr, Verdrängung bis daraus Handlungsunfähigkeit wird. Belohnung wird im Alltag, etwa durch erziehende Eltern, intuitiv und oft hochwirksam eingesetzt, der Einsatz dieser Instrumente auf professionellerem Niveau in der diabetologischen Versorgung und zur Motivationsverbesserung kann bei Berücksichtigung einiger Grundregeln sehr erfolgreich gelingen.

> **Beispiel**
> Wenn einem Kleinkind die ersten Schritte geglückt sind, freut sich die Mutter im gleichen Moment (»in time«), also direkt, wenn sie ihr Kind laufen sieht. Ihre Freude erlebt das Kind als Belohnung »just in time«. Es wird ermutigt, trotz Fallens und Stolperns weiter daran zu üben. Erfolgt das Laufen schließlich automatisiert, freut sich die Mutter über weitere neue Fähigkeiten und belohnt etwas anderes.

Belohnen soll Freude machen, stellt ein angemessenes, austariertes Gegengewicht zu den Mühen dar, sozusagen ein Schmerzensgeld, das den Schmerz vergessen lässt.

In Familien, in denen die Diabetesversorgung erfolgreich gelingt, ist die intrafamiliäre Zusammenarbeit mit intuitiver effektiver gegenseitiger Belohnung verbunden: So wird die Diabetesbehandlung zu einer beflügelnden Erfolgsgeschichte, statt zur Last!

Nutzen wir diese natürliche Entwicklungsförderung professionell, dann hilft sie Menschen mit Diabetes, die vorhandenen eigenen Widerstände gegen das lästige, aber sachgerechte Diabeteshandling zu überwinden.

Grundlage von wirksamen Belohnungskonzepten sind neurobiologische Prozesse des Lernens.

Formen des Lernens:

- *Lernen durch Wiederholen*: Diese Methode wird vor allem beim schulischen Lernen verwendet, sie ist zeitaufwendig und mühsam, macht wenig Freude, aber ist für fast alle Hochleistungen unerlässlich.
- *Lernen durch Belohnung*: Unmittelbar nach einer gelungenen Handlung stellt sich ein subjektives High-Gefühl ein, weil etwa die Mutter sich spontan freut und bewundert! Die Freude und Bewunderung auslösende Handlung wird daraufhin im Gehirn gespeichert und zu einem stabilen Handlungsmuster, viel schneller als durch die Methode des Wiederholens. Sozusagen ein »Turbolernen mit Genuss«! Eine Unterform dieses Lernens ist:
  - *Lernen durch Vermeiden von Bestrafung*: Beispiel feste Radarkontrollen: Wer weiß, wo sie stehen, vermeidet dort zu schnell zu fahren und freut sich jedes Mal, wenn er keine Strafe erhält. Dadurch merkt man sich spontan auch den 10. Starenkasten.
- *Lernen durch Vergessen*: Handlungen, die zu hohem Stress führen, löschen gleichzeitig im Gehirn dasjenige Handlungsmuster, welches zum Stress geführt hat und sich aus biologischer Sicht als dysfunktional erwiesen hat (siehe vorheriges Beispiel). Für das Konzept »try and error« mag es ein optimales Konzept sein, für systematisches, eher irrtumsfreies und somit möglichst »verlustarmes« Lernen ist es aber bei der Diabetesbehandlung eher ungeeignet.

Intelligente Belohnung in der Erziehung

> **Merke**
>
> Ein wichtiges Geheimnis von gelungener Erziehung bedeutet: Den Unterschied zwischen Bestrafen und Belohnen zu verstehen!

Belohnung oder indirekte Belohnung sind deshalb wirksam, weil der Patient vorher das Prozedere mit geplant hat, wodurch das Ergebnis für ihn vorhersehbar wird. Er weiß, was auf ihn zukommt und kann das »Unglück« aktiv verhindern. Für Jugendliche bedeutet das, dass sie die Konsequenzen ihres Tuns vorhersehen und dann auch konkret beeinflussen können: Sie selbst entscheiden durch ihr eigenes Handeln direkt und konkret, wie der nächste Schritt aussehen wird. Belohnung erzeugt *Selbstwirksamkeit*.

Bestrafen dagegen bedeutet: Jemanden nachträglich zu schädigen, ohne dass sich der Betroffene vorher darauf einstellen konnte, es kommt also völlig unerwartet und wird von Kindern/Jugendlichen meist zu Recht als willkürlich erlebt. Sie fühlen sich handlungsunfähig, hilflos. Der Frust (»Ich kann ja eh machen was ich will, meine Eltern nehmen mir sowieso alles weg.«) und das Gefühl der Hilflosigkeit verhindern jegliche Motivation zu einer Verbesserung des Verhaltens (Spitzer 2002).

Also: *Bestrafen ist völlig wirkungsfrei für das Erlernen des gewünschten Verhaltens, aber zerstört die Beziehung.* Medizinisch gesprochen: Bestrafung hat keinerlei Hauptwirkung (Erfolg), jedoch viele Nebenwirkungen: Wir raten deswegen von diesem Vorgehen, also dem Bestrafen, ausdrücklich ab!

Möchten sie Belohnung bewusst therapeutisch einsetzen, haben sie einige Grundregeln zu beachten:

1. *Welches Verhalten* soll ganz konkret belohnt oder verstärkt werden?
2. *Womit* möchte ich belohnen, was ist denn so attraktiv, dass der Belohnte bereit ist, etwas Unlustbesetztes dafür zu machen? Die Belohnung muss unter allen Umständen Freude bei ihm auslösen. Das muss sehr detailliert mit dem Jugendlichen/Kind und den Eltern erarbeitet werden.
3. *Wann* wird belohnt? Unmittelbar nach dem BZ-Messen? Abends, wenn wir »Bilanz« über das Geglückte ziehen?
4. Erfolgt das erwünschte Verhalten nicht, wird nicht bestraft, nur die erhoffte Belohnung bleibt aus.

Merke

Nichtbeachten löscht unerwünschtes Verhalten, korrigiert somit gewohnte dysfunktionale Verhaltensweisen. Alles erfolgt nicht heimlich, nicht ohne Absprache, sondern nach differenzierter Besprechung mit dem Kind/Jugendlichen. Der Belohnte kennt die Regeln, er kann entscheiden, ob und wann er die Belohnung in Anspruch nehmen möchte oder auch nicht.

---

5. Jede solche Vereinbarung gilt immer nur für einen überschaubaren, begrenzten Zeitraum (entsprechend einer »Laufzeit«), vielleicht 4 Wochen, dann sollte überprüft werden, ob Änderungen notwendig sind.

Zu 1.: Es bedarf der genauen Festlegung, welche Handlung zu welcher Zeit gemeint ist:
Z. B.: 6 × BZ messen (benennen, in welchem Zeitfenster erforderlich), BZ-Werte beurteilen, eine durchdachte Insulinmenge spritzen, Essen richtig berechnen/einschätzen, Insulinkorrekturen angemessen applizieren und Tagebuch schreiben, damit hinterher die Ergebnisse angemessen ausgewertet und daraus gelernt werden kann. Was gilt, wenn gemessen, aber nicht gespritzt wird? Oder eine unsinnige Dosis Insulin gespritzt wurde?

Zu 2.: Wir empfehlen, kleine, gerne auch nicht materielle Belohnungen zu wählen. Das Prinzip der kumulativ steigenden Belohnung hat sich im Bereich Lebensversicherung, also Belohnung für Erwachsene, als sehr effektiv herausgestellt. Diabetes und Lebensversicherung teilen das Problem Langzeitbelohnung: Hier sind kumulative, dem Entwicklungsstand des Probanden angemessene Belohnungen sehr hilfreich!

Das Bewusstsein für nicht erreichte Belohnung, also den Verlust von Belohnung, wird gefördert, wenn Eltern nicht ausgezahlte Geldbeträge oder z. B. Reitstunden entweder sich selber gönnen, gut erkennbar für den Probanden, oder die nicht erreichte Reitstunde einem anderen Kind schenken.

Merke

Nicht erreichte Belohnungen dürfen in keinem Fall geahndet oder mit Enttäuschung beantwortet werden.

Der erfolgversprechende Wunsch wird vom Kind genannt (Es muss wirklich ein wichtiger Wunsch sein, z. B. mit Mutter mal Schwimmen zu gehen, die sonst keine Lust dazu hat – dem Kind ist es aber sehr wertvoll). Die Eltern entscheiden dazu die »Währung«: Die Mutter bestimmt also, was es ihr wert ist, wenn sie mit ihrem Kind schwimmen gehen soll. Es muss für beide Seiten ein Gewinn sein!

Beispiel

Das bisherige Taschengeld wird als »Gehalt« verwendet. Der bisherige Monatssatz kann bei »vollem Erfolg« leicht gesteigert werden (und damit auch die Motivation des Kindes): Damit kann ein Kind z. B. pro Messung, pro richtiger Insulingabe und pro richtiger Essensberechnung 10 ct erhalten, also maximal 60 Cent pro Tag, bei 6x/Tag »richtig durchgeführt« zusätzlich einen Bonus von 20 ct, für Tagebuchführung 20 ct (weil aufwendiger), also pro Tag 1 €, zusätzlich pro Woche 1 €, wenn an allen Tagen alles gelingt, also 8 €/Woche!

Nicht wirksam sind verbesserte HbA1c-Werte in drei Monaten und »gute BZ-Werte«: Diese sind nicht genügend greifbar, nicht immer »selbst verursacht« und haben ein zu langes Zeitfenster! Auch wertvolle Gegenstände (die sich Eltern kaum leisten können) zusätzlich zu allem sonstigen »Wohlstand« sind kein wirksames Belohnungskonzept.

Zu 3.: Belohnung braucht ein »greifbares Zeitfenster«, welches für das Kind noch erlebbar ist: Je kleiner die Kinder, desto zeitlich unmittelbarer sollte die Belohnung auch erfolgen. Kinder müssen sich ja erinnern: »Wenn ich jetzt messe, dann bekomme ich einen Sticker, bei 10 Stickern bekomme ich eine besondere Geschichte vorgelesen.«

Meist braucht es ein Erfolgserlebnis am selben Tag (kleinere Kinder direkt nach dem Ereignis), spätestens nach einer Woche. Die Belohnung soll innerhalb einer Woche, spätestens nach vier Wochen erfolgen.

Das exakte Zeitfenster muss also definiert und für den Entwicklungsstand des Kindes angemessen sein: »Wenn du vier Wochen alles richtig machst, kriegst du ein Fahrrad!« Das ist eine dysfunktionale Belohnung, denn was erfolgt in der fünften

Woche? Wird der Diabetes dann nicht mehr versorgt? Wird das Fahrrad wieder weggenommen? Was geschieht, wenn nur ein paar kleine Fehler passierten, fehlt dann das Vorderrad?

Es bedarf in jedem Falle der individuellen Prüfung, wie groß der zeitliche Abstand sein darf, oder ob gar Punkte zum Einlösen, ggf. sogar mit einer Auswahl der Belohnungen (z. B. für Kino 50 Punkte, für Stadtbummel 60 Punkte, für eine Extrastunde PC-Zeit 20 Punkte) etwa bei Jugendlichen das geeignete Vorgehen ist.

Beispiel

Fridolin, 15 J. alt, spritzt morgens einmalig Insulin, dann misst er nicht mehr, der HbA1c-Wert nähert sich 12 %. Er besitzt eine Spielekonsole, sein ganzer Stolz, und verbringt täglich viele Stunden mit ihr. Auch seine Schulleistungen haben deutlich nachgelassen, wegen dem Diabetes, sagt er. Beide Eltern sind berufstätig und können sich nicht kümmern, daher geht er in eine Nachmittagsbetreuung bis 16:30 Uhr oder trifft sich mit Freunden. Seine 16jährige Schwester ist eine gute Schülerin, hat aber auch keinen Diabetes. Er wolle ja selber, dass der Diabetes besser gelinge, doch schaffe er es nicht, vergesse einfach das BZ-Messen und Spritzen. Er verweigert vehement, dass seine Mutter abends in das Messgerät sieht: Es seien alleine seine BZ-Werte. Auf der Station versorgt er sich perfekt, zu Hause nicht.

Wie soll belohnt werden: Das Wichtigste für ihn ist die Spielekonsole, also eignet sich diese besonders gut (übrigens: Wir empfehlen Spielekonsolen u. ä. nur an Kinder auszuleihen, nicht zu schenken).

Also könnte mit ihm bei 6 BZ-Messungen pro Tag pro Messung 10 Min. Spielen vereinbart werden, erfolgen tatsächlich alle 6 Messungen, darf er 70 Min. spielen. Es ist festzulegen, in welchem Zeitfenster genau die Messungen zu erfolgen haben. Sollten fünf Tage vollständig gelingen, darf er am Wochenende 90 Min. spielen, solange er alle Messungen im vereinbarten Zeitfenster erledigt.

Fridolin protestiert, ihm gehöre die Spielkonsole, er dürfe spielen, soviel er wolle! Jetzt sollten die Eltern wiedersprechen, der Diabetes, die Gesundheit kommt vor allem, ist Voraussetzung für einen »entspannten Alltag«, alles andere ist zweitrangig!

Also: »Versorgst du deinen Diabetes, dann kannst du auch spielen!« »Das ist Erpressung!«, entgegnet Fridolin. Ein Antwort-Vorschlag wäre: »Wenn es nützt, gerne!«

Täglich wird die Mutter gegen 17:00 Uhr nach ihrer Arbeit mit ihm Bilanz ziehen, natürlich in das BZ-Messgerät schauen und danach festlegen, wie lange er spielen darf. Sie wird nicht schimpfen, wenn er Messungen ausgelassen hat, aber die Spielzeit reduzieren. Wenn er seine Aufgaben nicht erfüllt, fällt die Zeit der Spielekonsole vollständig aus – dies muss sichergestellt sein!

Dieser tägliche Kontakt und Austausch kann die Beziehung der Eltern zu Fridolin verändern, positiv, da ohne Stress, aber mit Konsequenz, sachlich korrekt. Und Fridolin erfährt täglich, was ihm geglückt ist – also Wertschätzung durch die Eltern.

Schimpftiraden von Fridolin an die Adresse der Eltern könnten mit einem Schmerzensgeld von 1 € belegt werden und Zeitabzug im Umfang der Dauer der Schimpfattacken. Sie schimpfen nicht zurück, könnten aber besonders verletzende Schimpfworte mit einem höheren Schmerzensgeld belegen (zum Beispiel »Schlampe« kostet 2 € extra).

Aber auch »Meckern« der Eltern kann mit »Schmerzensgeld« fürs Kind belegt werden. Sollte Fridolin »verarmen«, könnte die Spielkonsole in Zahlung genommen werden, bis er wieder verdient hat und zahlungskräftig geworden ist.

Es ist absolut wünschenswert, wenn gelegentlich gute BZ-Werte infolge guter eigener Entscheidungen einen Sonderbonus erhalten, selbst wenn alles andere schiefging.

Aus dem Bereich Glücksspiele weiß man, dass viele Menschen beim Belohnen mit nicht vorhersehbaren gelegentlichen Überraschungen eine hohe Motivation zeigen, weiter zu spielen.

Bei sehr guter Diabetes-Selbstversorgung besteht die Gefahr, dass die lange gute Diabetesführung nicht mehr bemerkt wird: »Alles ist okay, wir brauchen uns keine Sorgen machen!« Es bemerkt also niemand mehr, dass gutes Gelingen auch eine Leistung ist. Damit droht dieses hocherfolgreiche Verhalten für den Betroffenen ungewollt wieder gelöscht, sozusagen verlernt zu werden! Hier ist überraschendes Belohnen in unregelmaßigen Abständen das Geheimnis des Dauererfolgs.

Belohnungsmethoden und Verstärkerpläne im Einzelnen

Beispiel
Es gab den ganzen Tag nur hohe BZ-Werte, abends sehen die Eltern das Tagebuch und schimpfen über die schlechten Werte. Der Jugendliche tut, als ob er sich an nichts erinnern kann. Die Eltern verbieten daraufhin überraschend den Kinobesuch, der Jugendliche zeigt ohnmächtige Wut, ändert aber am folgenden Tag nicht sein Verhalten, da er doch ohnehin »nicht« ins Kino wollte. Die Bestrafung der Eltern bleibt also wirkungslos und der Jugendliche lernt nicht aus seiner Erfahrung.

Eine Alternative: Die Eltern überlegen gemeinsam mit dem Jugendlichen, wie er die unbefriedigenden Werte wieder verbessern kann und welche Hilfen ihn dazu befähigen könnten. Dann könnte vorgeschlagen werden: »Bei besseren Werten spendieren wir dir morgen einen Kinobesuch deiner Wahl, heute ist Kino bei deinen hohen Werten jedoch zu gefährlich! Wir müssen erst gemeinsam knobeln, wie wir den BZ wieder in den Normalbereich bekommen.«

Nicht die Belohnung allein ist entscheidend, sondern auch

a) deren Überraschungseffekt:
Das Motto »*Besser als erwartet*« wirkt wie ein Türöffner für Veränderungen und neu zu erlernendes Handeln! Voraussetzung für erfolgreiches Neulernen ist, dass die Belohnung zeitnah und authentisch erfolgt.

b) und deren Beeinflussbarkeit durch den Jugendlichen: Wenn die Regeln der Belohnung vorher festgelegt wurden und damit auch die Bedingungen, sie zu erhalten oder nicht, lebt dies bei dem Jugendlichen den ganzen Tag über in seinem Bewusstsein. Er kann sozusagen durch sein Verhalten entscheiden, ob er die Belohnung auch tatsächlich erhält. Dies gelingt, solange die Belohnung attraktiv bleibt.

Konkrete Vorgehensweise bei Belohnungsmodellen:

1. Die *Erfahrungen* der Familie mit Belohnungen müssen eruiert werden.
2. Die »Besitzverhältnisse« des Kindes müssen eruiert werden.

Was ist für den Betroffenen das Wertvollste? Was erzeugt für ihn die höchste Motivation? Das Kind bestimmt die Belohnung, denn oft weiß nur es selbst, was der wirkungsvollste Belohnungsgegenstand ist, den möglichen Preis bestimmen die Eltern.

Mögliche Belohnungsmittel:

- Reiten
- Taschengeld
- Kleidung, Schminke, Piercing
- Fahrdienste der Eltern
- Handy
- PC-Zeiten
- Spielkonsolenzeiten
- Fernsehfilme
- Kinobesuch
- Zuwendung, z. B. ein Shoppingausflug mit Mama
- Spiele-Abend
- Autonomie (Übernachten bei der Freundin, Teilnahme an einer Freizeit)

Die »Servicedienste« der Eltern sind auch eine Belohnung nach erfolgtem eigenem Einsatz, sie bedürfen zunächst einer Einschätzung in der Wertigkeit für das Kind. Sie werden von Eltern lieber geleistet, wenn das Kind engagierter mitmacht. Oft kommen Serviceleistungen durch die Mutter wie selbstverständlich: »das Tagebuchschreiben mache ich doch gerne, so weiß ich was drin steht« – doch: der Diabetes »gehört« dem Kind, und nur durch »Selbermachen« lernt es seine Aufgaben autonom durchzuführen.

Übrigens kann auch eine Belohnung sein, dass die Eltern dann nicht mehr »meckern« dürfen.

Belohnung wird von den Eltern freiwillig gegeben, wenn sie einmal versprochen ist: dazu ist auch eine hohe Verlässlichkeit gefragt.

Als Belohnung kann auch bereits vorhandener Besitz eingesetzt werden: Er kann anschließend durch gute Diabetes-Selbstversorgung wieder zurückgewonnen werden. Dies ist bei »wohlhabenden« Jugendlichen, die eigentlich schon »alles haben«, manchmal der einzige Weg, Bedürfnisse als Voraussetzung von Belohnung zu wecken.

Beispiel PC: Der PC, der vorher ganztags zur Verfügung stand, wird von den Eltern weggeräumt. Verabredung ist, pro geglücktem Diabetesversorgungs-Tag z. B. 30 Min. PC-Zeit. Das Kind kann sich aussuchen, ob es jeden Tag 30 Min. haben will oder mehrere Tage sammeln will.

Grundsätze für Belohnungen:

• Alle Bauteile des Belohnungssystems müssen von der Familie (mit Hilfe des Behandlers) jeweils neu und individuell erarbeitet werden (kein fertiges Modell vorgeben).
• Es ist für das jeweilige Kind ein angemessenes Zeitfenster der »Abrechnung« und Belohnung zu vereinbaren (z. B. jeden Abend »abrechnen«, Belohnung dann evtl. am Wochenende »auszahlen«)
• Die Art und Größe der Belohnung muss altersgemäß und angemessen sein, nicht die Größe der Belohnung entscheidet, sondern die Wichtigkeit für das Kind bringt den Erfolg (manchmal reicht 10 Min. mit Mama Spazierengehen oder einen Film zusammen schauen).
• Die zu erreichende Punktzahl sollte gut erreichbar sein, meist sind 50–70 % der Gesamtpunktzahl realistisch.
• Die Verabredungen werden schriftlich niedergelegt und am Ende als Vertrag von allen Beteiligten unterschrieben: dem Kind/Jugendlichen, den Eltern und dem Behandler als »Schiedsstelle«. Anschließend wird der Vertrag kopiert, die Familie hängt ihn z. B. an den Kühlschrank, das Kind bekommt ein Exemplar für sich, und ein Exemplar kommt in die Patientenunterlagen.

Manchmal ist erst eine »Verarmung« nötig: Nicht selten sind die Kinder in unserer Wohlstandsgesellschaft mit materiellen Gegenständen bereits überversorgt, sodass das Angebot von Belohnung keinen Anreiz zu Verhaltensmodifikation mehr hat. In solchen Situationen empfiehlt es sich, den Eltern zu raten, Dinge wie Fernseher, PC und Handy zunächst zu limitieren oder wegzunehmen. Und zwar mit dem Argument: »Da du derzeit nicht deinen Diabetes angemessen versorgen kannst, brauchst du mehr Zeit und Aufmerksamkeit dafür. Bitte konzentriere dich auf die Diabetesversorgung und deine wichtigen Aufgaben (Schule), damit kannst du schrittweise die dir interessanten Objekte zurückerlangen.«

Empfehlung: Geben sie TV, PC u. ä. nie als »Geschenk«, sondern als Leihgabe (denn »die Eltern haben dafür das Geld verdient«). Ein versprochenes Haustier z. B. braucht angesichts der erforderlichen weiteren Erziehungsaufgabe auch eine Pflegestelle: Falls das Kind seine Diabetes-Selbstversorgung nicht mehr angemessen durchführt, zieht das Haustier dorthin um, bis die Diabetesversorgung wieder gelingt.

Der Fernseher im Kinderzimmer hat in der Erziehung verschiedene Nachteile: Die Menge und die Auswahl des Fernseh-Konsums ist nicht mehr durch die Eltern kontrollierbar, Schlafmangel durch Dauerkonsum abends, fehlende Zeit für Hausaufgaben.

Eltern können bei Bedarf den Fernseher wegschließen, aber ggf. auch dem Therapeuten in die Klinik/Praxis mitbringen. Beim PC reicht es oft schon, das Kabel fürs Internet zu entfernen oder die entsprechende Funktion am Handy zu sperren. So kann man dann die PC-Zeiten dosieren.

Belohnungsplan mit Taschengeld

Was wird belohnt:

- Jedes Spritzen, jedes BZ-messen, Essen berechnen
- Urinstix auf Keton bei 3 hohen BZ-Werten
- Max. 2 BZ-Werte über 200 mg/dl am Tag
- Angemessene Reaktion auf entgleiste Werte
- Angemessene Inanspruchnahme von Hilfen
- Vollständige Tagebuchführung
- HbA1c-Wert im Verlauf
- Selbständigkeit der Versorgung

Vorgehen bei Planerstellung:

1. Zieldefinition, z. B. 6 × Messen + Rechnen + Applizieren zu definierten Zeiten.
2. Preise der einzelnen Handlungen festlegen: Etwa 6 × 10 ct – Die schwierigsten Aufgaben erbringen am meisten (z. B. Tagebuchführung komplett 50 Cent pro Tag).
3. Für alle Beteiligten realistischen Zeitpunkt der Auszahlung suchen: Etwa jeden Abend 20:30 Uhr – wenn es an einem Abend nicht geht, Alternativ-Zeitpunkt im Vorfeld vereinbaren.
4. Anreiz für Zuverlässigkeit: Wenn alle Aufgaben des Tages vollständig erledigt wurden, können pro Tag 40 ct zusätzlich verdient werden.
5. Eine optimale Erfüllung des Plans muss sich lohnen! Bei Taschengeld von 25 €/Monat bedeutet dies eine mögliche Steigerung auf 30 €. So macht die Mitarbeit Freude.
6. Nicht verdiente Belohnungen stellen eine Belohnung für die Eltern dar! Sie könnten dann z. B. »auf Kosten« des Jugendlichen ins Kino gehen.
7. Ca. alle vier bis sechs Wochen bedarf es der Nachjustierung des Kontraktes. Da Belohnungspläne sich »abnutzen«, einen Inflationscharakter haben, müssen sie regelmäßig verändert oder neu konstruiert werden.
8. Was unterbleiben muss: Kein Schimpfen oder andere Stressformen durch die Eltern bei Fehlern in der Selbstversorgung! Kein Punktabzug! Aber Nachjustieren oder andere Hilfsformen könnten notwendig sein.

Sowohl Belohnungsinhalte, -schritte als auch -mittel müssen sorgfältig nach den Fähigkeiten und dem Entwicklungsstand des Kindes ausgerichtet sein. Alle Anteile müssen für das Kind gut nachvollziehbar sein.

Ziel dieses Vorgehens:

- Das Familienklima wird bei ausbleibendem Meckern der Eltern besser!
- Neutrales Familienklima ist ein hoher Gewinn für emotional labile Jugendliche.
- Jugendliche entwickeln eine eigene Motivation, Hilfe anzunehmen.
- Jugendliche fokussieren auf Erfolg und nicht mehr auf Versagen, da jetzt über die Belohnungspunkte gesprochen wird und nicht über ihr Fehlversagen.
- Belohnen ist ein hoch effektiver Lernweg, gewünschtes Verhalten habituiert.
- Eltern erleben sich nicht mehr als hilflos, damit entfällt der wichtigste Motor für das Schimpfen.
- Die tägliche »sugar hour« führt verbindliche Zeitstrukturen ein.
- Tägliche strukturierte Kontakte verbessern die Beziehung zu den Eltern.

Autonomie als Belohnung

Alle entwicklungsgesunden Kinder streben nach wachsender Autonomie auf ihrem Entwicklungsweg. Deshalb ist Autonomie oft ein erstaunlich gutes Mittel, um Verhaltensänderungen herbeizuführen. Wenn z. B. ein Kind das erste Mal bei Oma übernachten will, können die Eltern mit ihm vorher besprechen, was dafür notwendig ist und wann die Eltern sich sicher sein können, dass dies gelingen kann. Z. B. muss das Kind an das Messen, Spritzen und das Essen-Berechnen selbst denken und das Tagebuch führen. Andererseits kann es gerne auch seine Eltern zwischendurch anrufen, wenn es nicht genau weiß, wie es das Abendessen berechnen soll oder ob es für Bewegung das Insulin reduzieren muss. Es kann abgesprochen werden, welche Hilfe die Großeltern beitragen können und sollen und unter welchen Umständen die Eltern dazu gerufen werden. Wenn all dies vorbesprochen ist, kann es zum Lernen von Selbständigkeit eine gute Vorbereitung sein, dass das Kind schon mal zwei Tage zuhause entsprechend dieser Verabredungen lebt – anschließend wird mit den Eltern nachbesprochen, ob es gut gelungen ist und wo vielleicht doch noch mehr Unterstützung nötig ist.

Bei größeren Kindern und Jugendlichen kann dieses Modell als Vorbereitung für Teilnahme an Freizeiten und Klassenfahrten eingesetzt werden. Wenn dabei zu viel misslingt, oder der Jugendliche nicht genügend Einsatz bringt, können die Eltern ggf. am Ende (emotionsarm) sagen, dass ihnen dies als Voraussetzung für die Freizeit nicht genügt. So ist es nicht ein Verbieten, sondern eine nachvollziehbare und vorhersagbare Konsequenz aus der zuvor gescheiterten Selbstversorgung. Es wäre dann möglich, eine alternative Möglichkeit der Freizeit zu finden und über Schritte nachzudenken, wie es beim nächsten Mal klappen könnte. So muss das Kind keine Wut auf seine Eltern haben, sondern erlebt das Geschehen als transparent.

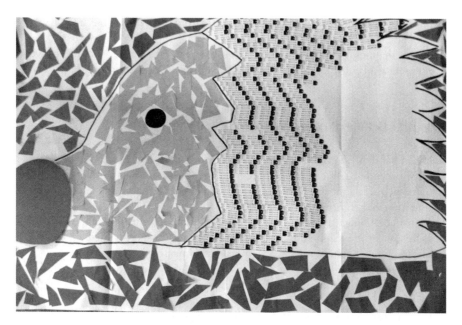

Abb. 5.1: Igel als Motivationshilfe (mit freundlicher Genehmigung von Karoline Jockheck)
Damit das BZ-Messen oft genug am Tag gelingt, hat sie (16 Jahre) sich selber mit ihrem Vater als Motivationshilfe diese Collage überlegt: Das Hörspiel »Igel Isidor« hatte sie auf dem Weg zur Diabetesambulanz in ihrer Kindheit begleitet. Jeden Igel-Stachel durch selber benutzte Teststreifen zu füllen, half ihr tatsächlich, die ausreichend gute Diabetesselbstversorgung und damit die Voraussetzung für einen Auslandsaufenthalt zu schaffen.

Beispiel *Autonomie-Stufenplan stationär* (z. B. in der Kinder- und Jugendpsychiatrie):

Zunächst werden die Therapieregeln klar und nachvollziehbar vermittelt und sichergestellt, dass das erforderliche Diabeteswissen beim Kind ausreichend vorhanden ist. Begonnen wird das Konzept immer mit der Stufe »Hard-Core«.

- Stufe »Hard-Core«: alle Diabetesaufgaben erfolgen in direkter Anwesenheit eines Mitarbeiters der Station, inkl. Urinstix. Dies dient der Überprüfung, ob die Versorgung überhaupt verstanden und gekonnt wird.
- Stufe »Basic«: 4x tgl. Überprüfung der Durchführung der richtigen Diabetesversorgung inkl. BZ-Messgerät, ggf. Insulinpumpe und Urinstix durch einen Mitarbeiter der Station.
- Stufe »Professional«: Überprüfung (inkl. BZ-Messgerät, ggf. Insulinpumpe) der eigenständig und richtig durchgeführten Diabetesversorgung und BZ-Werte erfolgt 2x am Tag durch einen Mitarbeiter der Station.
- Stufe »Champions«: Kind darf alle Diabetesaufgaben selbständig durchführen, Überprüfung des Gelingens erfolgt 1x tgl. durch einen Mitarbeiter der Station.

111

Wenn ein Tag ohne Fehler gelungen ist, erfolgt der Aufstieg in die nächsthöhere Stufe.

Wenn an einem Tag mehr als ein Fehler passiert, Abstieg in Stufe Basic. Wenn dort erneut ein Fehler passiert, dann geht der nächste Tag wieder mit »Hard-Core« weiter.

Fallstricke bei Verstärkerplänen

- Wenn bei den Eltern/Kindern im Verlauf Frust über (evtl. unerklärliche) hohe, schwankende BZ-Werte entsteht, dann nicht aufgeben! Nicht immer ist es selbst verursacht. Es lohnt sich, die Ursachen eher nüchtern als emotional zu klären und aus der Erfahrung zu lernen.
- Betroffene meinen in hyperglykämischen Situationen oft, das tauge doch alles nichts – gerade dann müssen die Eltern konsequent dran bleiben, denn die Stimmung ist bei hohen BZ-Werten beeinträchtigt!
- (teils unterschwellige) Erwartungen an das Kind, welches es nicht erfüllen kann – Kind fühlt sich schuldig für den »Zuckerstress«.
- Es gelingt manchen Familien nur schwer, die zuvor praktizierten misserfolgs-orientierten Bewertungen und Handlungsstrukturen abzulegen. Deshalb ist es wichtig, immer wieder auf das Grundsystem »positive Verstärkung« zu fokus-sieren!
- Eltern geben oft aus Zeitmangel oder mangelnder Ausdauer auf. Das wichtigste ist, dass die Eltern konsequent dran bleiben, egal was das Kind gerade macht (also auch, wenn das Kind gerade keine Lust hat).
- Belohnungspläne brauchen alle 6–8 Wochen ein neues Ziel und eine Überprü-fung der Inhalte – ansonsten verlieren sie ihre Wirksamkeit.

Merke

Wenn Belohnungssysteme regelmäßig scheitern, dann bedarf es einer weiter-gehenden kinderpsychiatrischen Abklärung. Meist liegt in solchen Fällen eine psychiatrische Erkrankung dem Problem zugrunde. Dann sind Verstärkerpläne erst nach der Behandlung der psychiatrischen Störungen wirksam und möglich.

5.4 Psychoanalyse und tiefenpsychologisch fundierte Psychotherapie

Die *Psychoanalyse* und die *tiefenpsychologisch fundierte Kinder- und Jugendli-chen-Psychotherapie* sehen die gegenwärtige psychische Symptomatik als Folge von Konflikten und Traumatisierungen, die der Patient als Kind erlebt hat. Es wird davon ausgegangen, dass solche früheren Traumata nicht verarbeitet, sondern verdrängt wurden und dem Patienten nicht oder nicht vollständig bewusst sind. Die Konsequenz ist, dass sie gegenwärtig zu Symptomen führen, ohne dass die Betroffenen einen Zusammenhang mit ihren einstigen negativen Erfahrungen erkennen können. Je früher die traumatisierende Erfahrung geschah, umso tiefgreifender ist die psychische Störung.

In der Therapie wird analysiert, wie der Patient die Beziehung zum Therapeuten erlebt und welche Gefühle im Rahmen der Behandlung bei beiden entstehen (Übertragung des Klienten und Gegenübertragung des Therapeuten). Es wird davon ausgegangen, dass sich in der therapeutischen Beziehung, ebenso wie in allen wichtigen aktuellen Beziehungen des Patienten, bedeutsame Beziehungen widerspiegeln, z. B. die Beziehung zu den Eltern. Durch die Aufdeckung, Bewusstmachung und Erkennung solcher Erfahrungen werden die Muster einer aktiven Verarbeitung zugänglich gemacht.

Die *tiefenpsychologisch fundierte Psychotherapie* setzt im Vergleich zur *Psychoanalyse* an konkreteren Problemen an und verbleibt mehr »im Hier und Jetzt«, während die analytische Behandlung deutlich mehr »in die Tiefe« geht und eine umfassende Analyse der gesamten Persönlichkeit zum Ziel hat. Bei Kindern und Jugendlichen wird eher einer tiefenpsychologischen Behandlung der Vorzug gegeben. Durch Methoden wie die klassische Spieltherapie oder das Sandspiel können Kinder unbewusste Prozesse und Erlebnisse leichter ausdrücken und verdrängte Inhalte offenlegen. Die Interpretation erfolgt durch den Therapeuten und wird wieder in den Therapieprozess eingebracht. Diagnostisch stehen eine Reihe von projektiven Methoden zur Verfügung wie z. B. der Szenotest (Aufstellen bzw. Nachstellen von Situationen), Satzergänzungstest, Familie in Tieren (Zeichentest) und thematische Bilderfolgen (Schweinchen Schwarzfuß). Einen dezidierten Überblick geben Amelang et al (2002). Durch die tiefenpsychologische Diagnostik und Therapie soll der innerpsychische Konflikt, der als Folge des Traumas entstanden ist, aufgelöst werden und es wird postuliert, dass damit die besetzte Symptomatik sich zurückbildet. Die vom Gesetzgeber ausgewiesenen Behandlungseinheiten erlauben bei der tiefenpsychologischen Behandlung maximal 100 Stunden, vergleichsweise zu 80 Stunden in der Verhaltenstherapie.

Welche Psychotherapieform ist für welchen Patienten die richtige?

In den letzten Jahren gibt es eine Entwicklung hin zu einer integrativen Behandlung von Psychotherapiepatienten. Die Therapeuten verfügen zwar über eine therapeutische Weiterbildung in einer der anerkannten Psychotherapierichtungen, haben aber darüber hinaus Kenntnisse und Erfahrungen mit Interventionen anderer Therapieschulen. Zumindest in der Kinder- und Jugendlichen-Psychotherapie sind die Grenzen fließender geworden, was den Patienten zugutekommt. Trotzdem sollte bei der Zuweisung von Patienten die Art und Ausprägung der Symptomatik, die Dringlichkeit der Behandlung und spezifische Patientenvariablen (Alter, Geschlecht, Herkunft, Intelligenz, familiäre Situation usw.) Berücksichtigung finden.

Aus klinisch-psychologischer Sicht gilt, je umrissener und definierter eine Störung bei einem Patienten ist, umso eher wird eine verhaltenstherapeutische Behandlung zum Erfolg führen. Eine isolierte Injektions- bzw. Nadelphobie, unrealistische Hypoglykämie-Ängste und die Verweigerung einzelner Therapiemaßnahmen sind typische verhaltenstherapeutische Indikationen. Eine generelle und anhaltende Problematik bei der Krankheitsakzeptanz, bleibende Minderwertigkeitsgefühle wegen der chronischen Erkrankung und ausgeprägte Selbstwertprobleme können durchaus tiefenpsychologisch behandelt werden. Aber auch die systemische Familientherapie bietet für viele dieser Störungen therapeutische Hilfen an, die zudem die Familie des Kindes einschließen und damit auch die Probleme der Eltern in Zusammenhang mit dem Diabetes berücksichtigt. Aufgrund der langen Wartezeiten für einen ambulanten Therapieplatz (von 2–3 Wochen bis zu 2–3 Monaten je nach Region) kann man häufig gar nicht eine differenzierte Auswahl treffen, sondern muss dafür sorgen, dass das Kind bzw. der Jugendliche möglichst rasch in eine Behandlung aufgenommen wird.

5.5 Gesprächsführung nach Rogers

Im vorliegenden Buch sind therapeutische Interventionen, Strategien und problemspezifische Lösungsmöglichkeiten beschrieben, die geeignet sind, auffällige, dysfunktionale und pathologische Erlebens- und Verhaltensweisen bei Kindern und Jugendlichen mit Diabetes und ihren Eltern zu verändern. Da wir die Familien meist über Jahre betreuen, kommt der therapeutischen Beziehung zu ihnen eine besondere Bedeutung zu. Insbesondere unsere Grundhaltung zu den Patienten sollte bestimmte Bedingungen erfüllen, die wiederum die Wirksamkeit unserer therapeutischen Interventionen ermöglichen, beziehungsweise erst wirksam werden lassen.

Klientenzentrierte Therapie und Beratung

Der US-amerikanische Psychologe und Begründer der Klientenzentrierten Psychotherapie und Beratung Carl R. Rogers (1902-1987) hat sich als erster mit der Frage beschäftigt, welche grundsätzlichen Variablen eine psychotherapeutische Behandlung oder eine psychologische Beratung für den Patienten erfolgreich werden lassen. Er war der Überzeugung, dass eine autoritäre, expertenhafte und asymmetrische Arzt-Patienten-Interaktion für die Betroffenen wenig hilfreich ist. Als einer der ersten Psychotherapieforscher ließ er mehrere Tausend Therapiegespräche und Protokolle empirisch auswerten und befragte Patienten nach den Faktoren, die bei ihnen eine Besserung ihres Leidens gefördert haben. Dabei kam es zu einem erstaunlichen Ergebnis: Nicht die jeweilige Therapieschule des Behandlers wurde an erster Stelle für einen Therapiefortschritt genannt, sondern seine grundsätzliche Haltung und Einstellung zu dem Patienten war das bedeutsamste Kriterium. Weitere systematische Untersuchungen ergaben, dass für eine effektive Einstellungs- und Verhaltensänderung bei Patienten von Seiten des Therapeuten drei Bedingungen notwendig sind (Rogers 1994):

1. Er muss über ein ausreichendes Einfühlungsvermögen *(Empathie)* verfügen, das über das intellektuelle Begreifen des Problems hinaus geht und von seinem Patienten als »einfühlendes Verstehen« (Rogers 1994) wahrgenommen wird.
2. In der Grundhaltung des Therapeuten gegenüber seinem Klienten soll sich eine akzeptierende Zuwendung zeigen, eine *allgemeine Wertschätzung* trotz dessen Symptomatik und Problematik und ohne Rücksicht auf Herkunft und familiären Verhältnisse und andere abweichende Merkmale. Diese als «unbedingte Wertschätzung« genannte Haltung ermöglicht es dem Patienten, sich selbst mit seiner Problematik anzunehmen, diese nicht zu verbergen oder herunter zu spielen. »Wenn mich ein Fremder (Therapeut) akzeptiert, wie ich bin, kann ich es ja selbst auch versuchen«.
3. Eine möglichst *kongruente Haltung* während der Therapie/Beratung: Der Therapeut sollte nicht etwas vormachen, was er nicht ist (zum Beispiel Pseudo-Expertentum), er sollte ungekünstelt agieren und sich selbst nicht verleugnen. Während die ersten beiden Faktoren Empathie und Akzeptanz die Einstellung des Therapeuten zum Patienten widerspiegeln, ist diese 3. Variable, die man auch als »Authentizität« bezeichnet, mehr eine Persönlichkeitsvariable oder ein Charakteristikum des Therapeuten. Damit hat Rogers keine abstrakten und mystischen Bedingungen für eine gelungene Therapie aufgestellt, sondern konkrete, operationalisierbare und damit erlernbare Haltungen empirisch ermittelt, die im Rahmen der Ausbildung von Therapeuten und Beratern bis heute eine zentrale Rolle spielen.

Es wäre also wichtig, dass Diabetologen sich diese Haltungen verinnerlicht und im Rahmen ihrer Ausbildung als Fertigkeit eingeübt haben.

5.6 Zugangswege zur psychotherapeutischen/ psychiatrischen Behandlung

5.6.1 Sozialpädiatrische Zentren (SPZ)

Sozialpädiatrische Zentren sind entweder eigenständige Einrichtungen oder an eine Kinderklinik angeschlossen. Ihre originären Kernaufgaben sind die Durchführung von Entwicklungsdiagnostik bei behinderten Kindern und deren multiprofessionelle Förderung. Sie bringen die langfristige therapeutische Betreuung solcher Kinder auf den Weg. Auch werden dort oft Diagnostik und Therapie für neurologische und Epilepsie-kranke Kinder durchgeführt. Es gibt eine Überschneidung mit der Kinder- und Jugendpsychiatrie: Viele Zentren diagnostizieren und behandeln auch Kinder mit ADHS, Autismus u. a.. Insofern besteht oft eine enge Kooperation zur Kinder- und Jugendpsychiatrie und natürlich zur Pädiatrie. In einem SPZ sind auch zum Teil Kinder- und Jugendpsychiater/-psychotherapeuten tätig.

5.6.2 Versorgungsangebote der Kinder- und Jugendpsychiatrie und -psychotherapie

Ambulante Angebote

Es gibt in Deutschland ca. 1000 Praxen von Kinder- und Jugendpsychiatern. Zwei Versionen lassen sich dabei unterscheiden:

Konventionelle Praxen

Der Kinder- und Jugendpsychiater führt Patientengespräche und Behandlungen durch; auch Gruppentherapien, psychiatrische Medikation und Psychotherapien sind möglich.

Sozialpsychiatrische Praxen

Hier werden durch zusätzliche nicht-ärztliche Mitarbeiter der Praxis Gruppentherapien mit spezifischen Inhalten wie z. B. Sozialverhaltenstrainings, Trainings gegen soziale Phobien und bei Autismus u. a. angeboten.

Darüber hinaus gibt es heilpädagogische, kunsttherapeutische und sozialtherapeutische Angebote. Das Angebot orientiert sich an den Möglichkeiten der Praxis und den Bedürfnissen der Patienten.

Institutsambulanzen

Diese werden von nahezu allen kinder- und jugendpsychiatrischen Kliniken angeboten. Die Fachärzte dieser Kliniken bieten ambulante Abklärungen, Vorbereitung für stationäre Behandlungen oder nachstationäre ambulante Weiterbehandlungen an. Nicht-ärztliche Angebote wie Beratung durch Sozialarbeiter und psychiatrische Pflegeberufe sind möglich. Die Behandlung erfolgt auf Überweisung durch den Hausarzt, Kinderarzt oder Kinder- und Jugendpsychiater.

Ermächtigungsambulanz

In Einzelfällen werden in diesem Rahmen definierte Leistungen einzelner Fachärzte einer kinder- und jugendpsychiatrischen Klinik angeboten, insbesondere, wenn ein lokales Versorgungsdefizit besteht.

Kinder- und jugendpsychiatrische Tageskliniken

Neben der stationären Versorgung hat sich in Deutschland zunehmend auch die Form der kinder- und jugendpsychiatrischen Tagesklinik etabliert, oft in enger Verknüpfung mit dem vollstationären Angebot.

Die Patienten kommen morgens, besuchen eine Klinikschule und halten sich bis ca. 16:00 Uhr in der Klinik auf. Eltern müssen damit täglich den Behandlungsprozess weiterführen, werden dabei gecoacht und bleiben in ihrer vollen Verantwortung. Täglich notwendige Absprachen verändern stetig das Umgangsverhalten der Eltern, die jeden Morgen rückmelden, ob Veränderungen realisiert werden konnten. Diese intensive Form der Behandlung ersetzt zunehmend Teile des stationären Behandlungssettings und ist deutlich kostenärmer.

Kinder- und jugendpsychiatrische Kliniken

In Deutschland gibt es ca. 150 kinder- und jugendpsychiatrische Versorgungskliniken neben etwa 15 Universitätskliniken. Alle diese Kliniken haben einen Versorgungsauftrag für eine definierte Region und sind für Notfälle »zur Aufnahme verpflichtet«.

Für eine stationäre Behandlung gibt es stets ein ambulantes Vorgespräch zur Abklärung der Behandlungsmotivation und der Problemlage, in vielen Kliniken zusätzlich eine sog. »Stationsbesichtigung«, in der die Familie die Stationsregeln kennenlernt und alle notwendigen Fragen abklären kann. Meist muss mit einer Wartezeit bis zur stationären Aufnahme gerechnet werden (Ausnahmen sind z. B. bei akuter Selbst- und Fremdgefährdung möglich). Während eines stationären Aufenthalts besuchen die Patienten regelhaft eine Klinikschule, erhalten neben Einzel- und Gruppen-Psychotherapien und Familientherapien auch nicht-ärztliche Behandlungseinheiten aus dem Bereich der Ergotherapie, Kunsttherapie wie Malen, Plastizieren, Musiktherapie, Steinhauerei. Zentral sind das sozialtherapeutische Behandlungs-Setting, der Austausch mit anderen Patienten sowie das Einüben von neuen Verhaltensformen unter ständiger konsequenter Anleitung.

Auch bei einer stationären Behandlung ist die Familie eng in die Prozesse mit einbezogen, sei es durch Hospitationen der Eltern, regelhafte Telefonkontakte und Entscheidungen durch die Eltern in Krisensituationen oder therapeutischen Beurlaubungen am Wochenende.

5.6.3 Formen der kinder- und jugendpsychiatrischen Behandlung

- Freiwilliger geplanter stationärer Aufenthalt: Hierzu bedarf es der Zustimmung beider Eltern bzw. des Sorgeberechtigten.
- Geschlossene Unterbringung nach § 1631 BGB bei Fremd- oder Selbstgefährdung.

5.6.4 Vorgehen bei Einweisung eines Kindes oder Jugendlichen zur geschlossenen Behandlung nach Paragraph 1631 BGB

Erstens: Bei akuter Gefährdung

Nur die akute Selbst- oder Fremdgefährdung zum Zeitpunkt der Aufnahme auf dem Boden einer psychiatrischen Erkrankung ist ein Grund für eine Notaufnahme gegen den Willen eines Kindes ohne richterliche Genehmigung. Die Genehmigung muss durch die Sorgeberechtigten als Antragssteller unmittelbar nach Aufnahme, mit einer Stellungnahme von einem Arzt oder Psychotherapeuten ergänzt, beim zuständigen Familiengericht nachgeholt werden. Die Begutachtung durch den ortszuständigen Richter erfolgt innerhalb von 24 Stunden. Die Gefährlichkeit des Diabetes als akuter Gefährdungsgrund bei Verweigerung einer angemessenen Diabetestherapie sollte also vom behandelnden (Kinder-)diabetologen, der hier der Fachmann ist, bestätigt werden mit einer konkreten Darstellung des Gefährdungspotentials für »Leib und Leben« durch unzureichende Diabetesversorgung (z. B. innerhalb von wie vielen Stunden etwa bei Verweigerung der Insulintherapie Lebensgefahr besteht). Eine bestehende Suizidalität bestätigt dagegen der Psychiater/Psychotherapeut, ebenfalls natürlich schriftlich.

Zweitens: Geschlossene Behandlung außerhalb einer Notfallsituation

Wenn keine akute Gefährdung besteht, aber die Sicherstellung der Diabetes-Behandlung ohne die geschlossene Unterbringung nicht erreichbar ist, können die Eltern die geschlossene Aufnahme und Behandlung mit den Paragraph 1631 BGB beim Familiengericht beantragen, entweder unter Vorlage einer ärztlichen Stellungnahme, oder diese wird vom Gericht mittels eines Gutachterauftrages eingeholt. Erst nach Genehmigung erfolgt die Aufnahme im Intervall.

Zusammenfassung

Kinder und Jugendliche leiden mitunter nicht nur an Typ 1 Diabetes, sondern auch zusätzlich an psychiatrischen Störungen. Diese behindern die Diabetes-Selbstversorgung und bedürfen der psychiatrischen Behandlung, manchmal auch (initial) gegen den Willen des Kindes. Hier kommt es auf die enge Zusammenarbeit beider Berufsgruppen (ggf. auch des Familiengerichts) an. Der Diabetes aggraviert in besonderem Maße die Gefährlichkeit mangelnder Kooperation etwa von Jugendlichen, sodass erst durch die Kombination von Typ 1 Diabetes und »Null Bock« ggf. eine stationäre psychiatrische Behandlung gegen den Willen erforderlich wird – dies ist durchaus eine besondere Herausforderung für die Kinder- und Jugendpsychiatrie, die sich dieser Aufgabe nicht entziehen sollte.

5.6.5 Kindeswohlgefährdung (entsprechend §8a SGB VIII)

Eine Kindeswohlgefährdung wird in dem Fall ausgesprochen, wenn z. B. medizinisches Personal, Lehrer oder Andere das gesundheitliche Wohl eines Kindes als gefährdet ansehen und zusätzlichen Handlungsbedarf als notwendig erachten. Es kommt zu einer Besprechung mit den Eltern und anschließend wird der Fall dem Jugendamt gemeldet. In diesem Fall können die Eltern selber mit dem Jugendamt Kontakt aufnehmen und nach Hilfe anfragen. Wenn die Eltern aktiv bei der Suche nach neuen Lösungen mitarbeiten, bestehen gute Aussichten, dass es zu Verbesserungen der Situation kommt. Im anderen Fall (unzureichende Mitarbeit der Eltern) wird vom Jugendamt das Familiengericht zur Entscheidung zugezogen. Ggf. kommt es bei akuter Gefährdung zur In-Obhutnahme (zur Stellungnahme der PPAG e.V. zur Kindeswohlgefährdung bei Diabetes siehe: www.ppag-kinderdia¬betes.de, sowie ▶ Kap. 14.4).

6 Entwicklungsorientierte Gesprächsführung

6.1 Kindzentrierte Gesprächsführung

Obwohl das Kind mit Diabetes im Mittelpunkt des Behandlungsgeschehens steht, findet der größte Teil des Beratungsgesprächs meist mit den Eltern statt. Das ist zunächst plausibel, denn jüngere Kinder scheinen für komplexe Themen als Gesprächspartner noch nicht geeignet zu sein und ältere Jugendliche signalisieren häufig, dass sie wenig Interesse haben, sich zu beteiligen. Wenn wir allerdings Kinder dazu motivieren wollen, aktiv an ihrer Behandlung teilzunehmen, ist es ratsam, sie schon früh einzubeziehen.

Innere Einstellung zum Gespräch finden

Um sich auf das Gespräch mit Kindern einzustellen, ist die Klärung folgender Fragen im Vorfeld hilfreich. »Will ich die Perspektive des Kindes wirklich kennenlernen, mich in seine Gefühls- und Gedankenwelt einfühlen? Möchte ich mit ihm über ein bestimmtes Problem sprechen und es einbeziehen? Bin ich offen für neue Themen (welchen Zeitrahmen brauche ich dafür)? Was sind meine eigenen Erwartungen und Gesprächsziele (realistische Erwartungen)?« Eine kurze Selbstreflexion zu diesen Fragen steigert die eigene Präsenz und Authentizität. Das wiederum wirkt aktivierend auf den Gesprächspartner. Jedes Gespräch, ob in der Ambulanz/Praxis oder in der Klinik, ist Teil des Behandlungsprozesses und prägt langfristig die Einstellung des Kindes zu den Behandlern und zu seiner Erkrankung. Welche Fachrichtung sie auch repräsentieren: seien sie sich ihrer Wirkung auf das Kind und seine innere Einstellung zum Diabetes bewusst.

Fördernde Aspekte der Gesprächsführung

Kinder bis zum 3. Lebensjahr

Bei sehr jungen Kindern sollte ein Begrüßungsritual mit hohem Wiedererkennungswert eingeführt werden. Auch wenn es organisatorisch oft nicht machbar scheint, sei es erwähnt, dass die gleiche Räumlichkeit und das bekannte Personal jüngeren Kindern die Ambulanzbesuche deutlich erleichtern und ihre Kooperationsbereitschaft erhöhen, was allen Beteiligten zugutekommt. Erfahrene Kinderärzte führen ein »kommentierendes Gespräch«, in dem sie während der

Untersuchung der Injektionsstellen oder anderen Routinen dem Kind verbal und nonverbal zugewandt sind und freundlich ihr Tun erklären. Dadurch ist das Kind auf die Stimme fixiert, und je ruhiger und bekannter diese ist, umso mehr lässt sich das Kind auf die Untersuchung ein.

Das ideale Gesprächstempo für Kinder ist eher langsam. Es wirkt beruhigend und gibt dem Kind das Gefühl, reagieren zu dürfen und sich Antworten zu überlegen. Langsames Sprechen heißt nicht monoton und langatmig, sondern akzentuiert und verständlich. Schnelle Sprache signalisiert dem Kind, dass sein Gegenüber nicht unterbrochen werden will oder dass es keine Zeit zum Antworten gibt. Schnelles Sprechen wirkt besonders auf Kinder suggestiv und verleitet zu reduzierten oder konformen Antworten.

Jüngeren Kindern wird es oft langweilig bei der Besprechung von Blutzuckerwerten oder anderen Themen. Hier sollte vermieden werden, dass die Kinder sich unwohl fühlen, zu quengeln oder zu weinen beginnen. Entweder sie haben die Möglichkeit, während des Gesprächs zu spielen, oder aber sie werden immer wieder aktiv durch verbale oder nonverbale Zuwendung etwa durch kleine Fragen oder witzige Bemerkungen mit einbezogen. Wohl gemerkt, es geht nicht primär um den Inhalt des Gespräches, sondern darum, dass die Kinder die Ambulanzbesuche mit einem positiven Gefühl verbinden. Wenn der Besuch beim Diabetologen immer wieder unlustbetont endet, ist die Wahrscheinlichkeit groß, dass diese Erfahrung auf den nächsten Termin übertragen wird.

Wenn das Kind noch fremd ist, zum Beispiel bei Erstmanifestation, sollte es die Möglichkeit haben, die Behandler zunächst einzuschätzen, bevor es zu einer Interaktion kommt. Konkret kann das Kind beobachten, wie der Arzt mit der Mutter redet und diese sich auf das Gespräch einlässt. Dadurch erlebt das Kind, dass der Fremde von der Mutter akzeptiert wurde und kann sich mit weniger Angst auf ihn einlassen.

Unabhängig vom Einbeziehen der Kinder bleibt die Verantwortung bei den Eltern. Deshalb sollte für die Kinder immer deutlich sein, welche Entscheidungen letztendlich doch die Eltern treffen.

Schulkinder

Durch die kognitive Entwicklung sind Schulkinder zu aufmerksamen Gesprächspartnern geworden. In der Diabetesambulanz sollte ihnen deshalb genügend Platz eingeräumt werden. Wir müssen darauf achten, dass nicht nur den Eltern Gesprächszeit eingeräumt wird, sondern auch die Schulkinder zum Zuge kommen. Konkrete Themen wie der Umgang mit der Insulinpumpe, das BZ-Messen in der Schule, die Einschätzung von Mahlzeiten oder die Akzeptanz ihres Diabetes in der Schule und bei Freunden animieren Kinder in diesem Alter zum Dialog. Allerdings ist es wichtig, ihnen zu vermitteln, dass man sich wirklich für das interessiert, was sie mitzuteilen haben. Diese generelle ernstgemeinte Grundakzeptanz gegenüber Kindern erhöht signifikant deren Motivationsbereitschaft bei der Diabetesbehandlung.

Im Gespräch mit Kindern sollte der Augenkontakt immer wieder mal kurz unterbrochen werden. Kinder halten es schlecht aus, lange »angestarrt« zu werden. Ebenso ist es gesprächsfördernd, wenn man sich mit ihnen beim Sitzen auf etwaiger Augenhöhe befindet und nicht über ihnen »thront«. Fragen sollten nicht in eine Sackgasse führen, sondern offen formuliert sein, damit ein Dialog entsteht. Die Abfrage von Fakten (z. B. »Hast du in der Schule Unterzuckerungen?«) verleitet zu »Ja-Nein«-Antworten und ist ein Dialoghemmer. Offenere Fragen ermöglichen dem Kind, ausführlicher zu antworten, was das Gespräch voran bringt (»Wann kommt es denn zu Unterzuckerungen bei dir in der Schule?).

Kinder haben unabhängig von ihrem Alter Meinungen und Gefühle zu Dingen, die sie beschäftigen. Sie sind aber wenig motiviert, besonders wenn sie jung sind, das zu kommunizieren, was *in ihnen* vorgeht. Es fällt ihnen leichter, über Beobachtbares zu reden. Auch ist ihnen nicht immer bewusst, dass Erwachsene nicht wissen, was in ihnen vorgeht. Um ein Gespräch in Gang zu bringen, kann jede Äußerung des Kindes verbal (Interesse, Lob) oder nonverbal (Lächeln, Augenbrauen heben) verstärkt werden. Danach können immer weitere spezifische Äußerungen, etwa zum Diabetes, mit besonderem Interesse belohnt werden.

Direktive Frageformen können Kinder schnell zu falschen Antworten verleiten, die ihr Befinden oder ihre Einstellung verzerrt abbilden. Deshalb ist ihre Anwendung nur in indizierten Fällen anzuraten, z. B. wenn schnell Informationen benötigt werden:

- Forcierte Fragen (»Ich muss schon wissen, hast du zu viel gespritzt?«)
- Suggestive Fragen (»Dir geht es bestimmt besser mit der Pumpe von der Firma DiabCrash, oder?«)
- Interpretierende Ergänzungen (»Das wird also der Grund sein für deine hohen Werte.«)

Gesprächsführung mit Jugendlichen

Compliance- oder besser Adhärenz-Probleme sind im Jugendalter ein nicht seltenes Phänomen. Eltern schildern, dass ihre Kinder sich nicht für den Diabetes interessieren, sich den Aufgaben widersetzen, so tun, als ob sie nichts dazu zu sagen wüssten.

Wie im Kapitel 9.3.4 zu lesen, ist die Phase der Adoleszenz verbunden mit Umbauvorgängen im Gehirn, welche Vergesslichkeit und Einschränkungen des expliziten Gedächtnisses (das »Inhaltsverzeichnis« geht vorübergehend verloren) und Probleme der emotionalen Steuerungsfähigkeit mit sich bringen.

Für diese Phase bedarf es seitens des Erwachsenen besonderer Fähigkeiten in der Gesprächsführung:

- Bei Konflikten ist es nötig, *auf das assoziative Gedächtnis der Jugendlichen zurückzugreifen*, d. h. wenn sich der Jugendliche nicht mehr erinnert, was man mit ihm verabredet hat, geht man nochmal in die Situation zurück, in der man es besprochen hat, um sie ihm noch einmal vor Augen zu führen. So kann er besser seine implizite Erinnerung abrufen.

- Adoleszente sind besonders leicht kränkbar und nur gering kritikfähig, die *Emotionen sind stark schwankend und instabil.* Deshalb ist besonders wichtig, dass das Gegenüber in seiner Ansprache ganz sachlich argumentiert, Probleme in kleinen Schritten ruhig bearbeitet und immer an die nachvollziehbare Wirklichkeitskonstruktion des Jugendlichen anknüpft.

Beispiel
N. wohnt gemeinsam mit zwei anderen Jugendlichen mit Diabetes in einer Wohngruppe. Er beklagt sich in der Sprechstunde, dass die beiden anderen für alle kleinen Schritte ständig gelobt würden, obwohl es bei ihnen so schlecht mit dem Diabetes klappen würde – er aber, der doch einen super HbA1c habe und sein Tagebuch führe und sich fast immer gut versorge, würde gar nicht gelobt – das sei ungerecht.

- Emotionale oder aggressive Äußerungen von Jugendlichen sollten vom Erwachsenen *nicht persönlich genommen* werden, weil es nicht (anders als von Erwachsenen fälschlicherweise oft verstanden) als Ausdruck der Ablehnung des Gegenübers gemeint ist, sondern nur Abbild der eigenen Empfindsamkeit des Jugendlichen (Selbstschutz).
- Auch wenn man es nicht vermutet: Jugendliche wünschen sich, Erwachsene als *berechenbares Gegenüber* zu erleben. Die Sicherheit und die Regelwerke müssen durch die Eltern oder andere Erwachsene hergestellt werden, ggf. *auch gegen die Widerstände der Jugendlichen.* Das fördert die emotionale Stabilität in diesem Alter.
- Die Eltern sind bis zum 18. Lebensjahr für die Wahrung der Gesundheit verantwortlich – d. h. sie müssen dies ggf. auch gegen den Widerstand des Jugendlichen umsetzen. Oft lassen sich Eltern durch die Emotionalität der Jugendlichen verunsichern, sie haben Angst, nicht mehr von ihnen »Ernst genommen« oder geliebt zu werden oder gar, dass sich der Jugendliche sich anschließend ihrer Erziehung entzieht.

Also sollte beherzigt werden:

- Ruhige und sachliche Gesprächsführung
- Sich nicht persönlich von der Emotionalität der Jugendlichen kränken und beeinflussen lassen.
- Kleine Schritte der Absprachen unter Berücksichtigung der »Vergesslichkeit«
- Berechenbarkeit, Regelwerke und Sicherheit müssen durch die Erwachsenen hergestellt sein.
- Die Eltern sind bis 18 Jahren für die Wahrung der Gesundheit verantwortlich – sie sind damit auch dafür zuständig, und wenn ihnen dies nicht gelingt, sollte externe Hilfe (z.B. Erziehungsberatung) hinzugezogen werden.

Gespräche mit oder ohne Eltern/Kinder?

In der Regel ist es sehr viel einfacher und besser, wenn Beratungsgespräche gemeinsam mit Kindern und ihren Eltern geführt werden. So gibt es eine gemeinsame Wirklichkeit, keine Geheimnisse, Vermutungen und Verdächtigungen. Die Kinder können im Gespräch erfahren, was ihre Eltern denken, welche Sorgen sie haben – ebenso können die Eltern bei sorgfältiger Gesprächsführung die Beweggründe ihrer Kinder und vor allem auch ihre Wünsche an die Unterstützung durch die Eltern auf sachlichem Niveau verstehen lernen. Alleine mit Eltern oder Kindern zu reden beinhaltet das Risiko, Familien zu spalten.

Vieles hängt davon ab, wie erfahren der Therapeut in der Gesprächsführung ist und wie die Gesprächsführung gelingt: Zirkuläres Fragen und wertschätzende Wortwahl, konkrete Ansprache desjenigen, von dem die Antwort erwartet wird, sind geeignete Hilfsmittel zum Gelingen. Wenn der Therapeut die Familienmitglieder für einen Gesprächsanteil trennt, muss er auch einen Weg finden, wie er das Gespräch am Ende wieder für die Familie zusammen führt.

Nur selten sind getrennte Gespräche sinnvoll: z. B. wenn es um persönliche Dinge der Eltern geht oder wenn Jugendlichen über ihre Sexualität oder ihren Intimbereich sprechen möchten oder sollen.

Merke

Schicken sie weder Eltern noch Kinder oder Jugendliche für ein Gespräch raus, gemeinsam ist es effektiver, schneller und familienfreundlicher!

7   Psychosoziale Anamnese

Zunächst liegt der Fokus bei Aufnahme eines Kindes mit (neu aufgetretenem oder entgleistem) Diabetes in der Klinik in der Regel auf den akuten somatischen Problemen.

Für das frühzeitige Erkennen von Risiko-Situationen oder psychiatrischen Komorbiditäten erweist es sich als hilfreich, schon zu Beginn eine erweiterte Anamnese hinsichtlich psychosozialer Risiken zu erheben. Die psychosozialen Gesichtspunkte in die Beurteilung der diabetologischen Überlegungen mit einzubeziehen, erweitert den Blick für potentiell zugrundeliegende diabetesunabhängige Ursachen für (spätere oder bereits vorhandene) Risiken des Misslingens der Diabetestherapie. Das Augenmerk hierauf zu richten, kann langfristige Behandlungsprobleme vermeiden und frühzeitig erschwerende Konstellationen erkennen helfen. Deshalb seien hier einige der Risikofaktoren benannt, deren Beachtung präventiven Charakter haben kann.

Checkliste einer psychosozialen Anamnese

Schwangerschaft und Geburt

- Eine stressbeladene Schwangerschaft, Geburt oder postnatale Zeit kann das Risiko für die Entwicklung von späteren Störungen der Emotionsregulation erhöhen.
- Rauchen in der Schwangerschaft erhöht das Risiko für ADHS.
- Alkohol mit den Folgen des Fetalen Alkohol-Syndroms (FAS) erschwert die Diabetes-Selbstversorgung angesichts der bestehenden Minderbegabung.
- Nabelschnur-ph unter 7,15 ist Prädiktor für eine frühkindliche Hirnschädigung.
- Eine sofortige postpartale Trennung von Mutter und Kind gilt als ein Prädiktor für eine nicht einfühlsame Bindung (▶ Kap. 9) und erhöht das Risiko für spätere Misshandlung des Kindes.

Familiäres Umfeld

Gravierende chronische Krankheiten und Belastungssituationen im familiären Umfeld können für eine schlechtere Diabetesversorgung verantwortlich sein:

- Gibt es in der Familie jemanden mit chronischer psychiatrischer oder somatischer Erkrankung (Eltern, Geschwister, Pflegefall in der Familie)?

- Familiäre Belastungssituationen (z. B. finanzielle Nöte, Arbeitslosigkeit, Trennungskonflikte, pflegebedürftige Verwandte im Haushalt, Todesfälle)?
- Wer wohnt mit im Haushalt? Großeltern, Verwandte und Freunde können stabilisierende Faktoren darstellen.
- Wer ist sorgeberechtigt?
- Gibt es weitere Betreuungspersonen?
- Angehörige mit Diabetes können Vorbild oder Negativbild für das Kind mit Diabetes und die Familie sein, insbesondere bei Manifestation. Es lohnt sich danach zu fragen!
- Wen gibt es in der Familie als weitere Ressource, wer sollte zusätzlich auch noch geschult werden?

Eltern

- Wie sieht das häusliche Unterstützungssystem aus? Wer hilft? Wie hilfreich ist es?
- Weist die berufliche Situation der Eltern auf Ressourcen, Möglichkeiten der Unterstützung hin, bzw. gibt sie Hinweise, wie die Diabetesschulung erfolgen muss? Passt hier noch ein Diabetes in die Menge der Aufgaben?
- Ist ein Elternteil funktional alleinerziehend?
- Bei Trennungsfamilien: *Wer hat das Sorgerecht?* Wie sieht der Kontakt zum getrennt lebenden Elternteil aus? Ist dieses Elternteil geschult, braucht es Schulung? Wie ist das andere Elternteil involviert?
- Gibt es Krankheiten, Beeinträchtigungen bei den Eltern (z. B. auch Analphabetismus, Dyskalkulie, psychiatrische oder relevante somatische Erkrankungen)?
- Sonstige Überforderungssituationen?
- Konfliktbelastete Familie, fehlende Kohärenz?
- Unsicheres elterliches Erziehungsverhalten?
- Sog. »bildungsferne Schichten«?
- Migranten, geringe soziale Integration?
- Leidet ein Elternteil an einer Suchterkrankung?

Geschwisterkinder

- Wie viele? Stellung des betroffenen Kindes in der Familie?
- Hinweis auf familiäre Störungsbilder wie ADHS, Anorexie, Geschwisterkinder mit chronischen Erkrankungen, Mehrfachbehinderung, verstorbene Geschwisterkinder?
- Ausmaß der Belastung oder Ressourcen, Hinweise auf Begabungsniveau der Familie, LRS, Dyskalkulie.
- Wie weit sollen/möchten die Geschwisterkinder einbezogen werden?

Kind

- Gab es in der Vorgeschichte Entwicklungsauffälligkeiten?
- Welche Schulform, wie klappt es in der Schule derzeit?

- Ergotherapie, Psychotherapie in der Vorgeschichte?
- Lese-Rechtschreibschwäche oder Dyskalkulie?
- Ist das Kind gut sozial integriert?
- Gibt es Hinweise auf ADHS, Autismus oder Begabungsprobleme (Minder- und Hochbegabung)?
- Besondere Neigungen, z. B. Suchtverhalten, Zwänge?
- Gibt es bereits diagnostizierte psychiatrische Auffälligkeiten?
- Wie ist die Integration im sozialen, schulischen Umfeld?
- Welche Rolle spielt der Diabetes in der Familie (wenn Anamnese nicht bei Manifestation erfolgt)?
- In Kindergarten und Schule fallen in alle Regel die meisten Entwicklungsstörungen auf, aber eben nicht immer.
- Entwicklungsstörungen, LRS und Dyskalkulie z. B. können deutliche Risiken für eine inadäquate Diabetesversorgung sein und sollten deshalb bei Aufnahme erfragt werden.
- Child Behavior Check List (CBCL): Empfehlenswerter Screening-Fragebogen, wenn ein Verdacht auf psychiatrische Störung vorliegt (Döpfner 1998).

Leitsymptome für einige Krankheitsbilder/Störungen

- *Wut, erhöhte Kränkbarkeit*: Störung des Sozialverhaltens, Adoleszenz, Autismus, Hochbegabung
- *Fehlender Antrieb*: Depression, Hyperglykämie.
- *Dysfunktionale Gedanken*: Zwänge, Adoleszenz, Psychose, Trauma, Angsterkrankungen
- *Unruhe, mangelnde Konzentration*: ADHS, Minderbegabung, Hochbegabung, Hyperglykämie
- *Unfähigkeit, fremde Ausführungen (Diabetesschulung!) mit zu denken*: Autismus, Begabungsproblem
- *Vermeidungsverhalten*: Dyskalkulie, soziale Phobie
- *Fälschen von Blutzuckerwerten*: Überforderung (z. B. bei Minderbegabung), Kränkungsgefühl durch hohe BZ-Werte

8 Versorgungsstrukturen in Deutschland

8.1 Welche Hilfen gibt es sonst (Jugendhilfe, Erziehungshilfe, Wohngruppen)?

Was kann das Jugendamt anbieten?

- Erziehungsbeistand
- Sozialpädagogische Familienhilfe (SPFH)
- Jugendhilfemaßnahmen: ambulante und stationäre Angebote und Tagesgruppen
- Fremd-Unterbringung in:
  - Pflegefamilien
  - Kleinstheimen
  - pädagogischen Wohngruppen
  - psychiatrischen/psychotherapeutischen Intensivwohngruppen
  - Diabetes-Internate
  - Projektstellen

Sozialpädagogische Familienhilfe

Die sozialpädagogische Familienhilfe (SPFH) ist eine Leistung des Jugendamts, die auf Antrag der Eltern gewährt werden kann, um die Eltern in ihren Erziehungsaufgaben und in der Überwindung von Krisen zu unterstützen. Dabei ist es hilfreich, wenn Ärzte oder Psychologen zusätzlich aufzeigen, dass ein Bedarf besteht. Eine pädagogische Fachkraft analysiert mit ihnen die Probleme in Ihrer Familie und entwirft einen Hilfeplan. Die Familien erhalten dann Hilfen vor Ort, also zu Hause und erfahren Entlastung im Alltag.

8.2 Voraussetzungen für eine gelungene Zusammenarbeit mit entsprechenden Strukturen bei Diabetes

Es gibt Zeiten, da kann es mit der Diabetestherapie ziemlich schwierig werden. Diabetes erfordert ein hohes Maß an Disziplin im Alltag und ist eine tagesfüllende zusätzliche Aufgabe. Erfahrungsgemäß ist das im Teenager- und Jugendalter eine besondere Herausforderung. Die Kontrolle der Eltern wird als lästig empfunden. Die Eltern sorgen sich zu Recht und fordern die notwendige Disziplin ein, aber das führt oft zu Streit. Hoher HbA1c, zunehmende Konflikte in der Familie und eskalierende Situationen können dann zu Überlegungen führen, welche zusätzlichen Hilfen erforderlich sind.

Das Ziel einer Diabetestherapie aus kinder- und jugenddiabetologischer Sicht

Der HbA1c sollte auf lange Sicht unter 7,5 % liegen, auch im Adoleszentenalter sollten Werte über 8 % möglichst nicht lange anhalten. Ein hoher HbA1c über Jahre schädigt auch schon bei jungen Menschen die Blutgefäße und langfristig erhöhte BZ-Werte drohen die Schulleistungen zu beeinträchtigen.

Der erste Schritt für die Familien ist meist, dass man sich eingestehen muss, dass es überhaupt ein Problem gibt. Die Sorgen der Eltern um die Gesundheit ihres Kindes und seine gesundheitliche Zukunft sind berechtigt. Denn Eltern sind bis zur Volljährigkeit noch für das Gelingen der Gesundheitsversorgung ihres Kindes verantwortlich. Deshalb ist es richtig und notwendig, dass Eltern sich in dieser Situation um zusätzliche Hilfen aktiv bemühen. Ein frühzeitiger Antrag auf »Hilfe zur Erziehung« (beim Jugendamt) kann da ein wichtiger und notwendiger nächster Schritt sein.

Elternberatung zum Thema Erziehung

Es gibt Kurse, Einzelberatungen, Fachbücher und DVDs, die helfen können, eine stressarme Erziehung zu erlernen. Immerhin ist Erziehung der eigenen Kinder einer der wenigen (schwierigen) Berufe, denen keine offizielle Ausbildung vorausgeht! Wir empfehlen z. B. das Programm »TRIPLE P« (www.triplep.de) oder »Starke Eltern, Starke Kinder« (Deutscher Kinderschutz- Bund e.V., ► Kap. 16) oder eine Beratung z. B. in Familienbildungsstätten.

Diabetes-Nanny der Stiftung Dianiño

Zur kurzfristigen Überbrückung von Problemen, die sich negativ auf die Diabetesbehandlung auswirken, ist es möglich, eine Diabetes-Nanny (siehe Anhang: Stiftung Dianiño) dem Kind zur Seite zu stellen. Die Einsätze der Diabetes-Nanny (einer qualifizierten Fachkraft) können akute Versorgungslücken schließen, häusliche Schwierigkeiten aufdecken und der Familie helfen, langfristige Lösungen für ihre belastende Situation zu finden. Die Indikation für einen Diabetes-Nanny-Einsatz umfasst die Schulung von Betreuern des Kindes, die häusliche Versorgung bei akuter Erkrankung bzw. Ausfall eines Elternteils und Hilfe bei der Integration und Alltagsbewältigung des Kindes. Der Einsatz ist kostenlos, völlig unbürokratisch und kann von dem betreuenden Diabetologen nach Rücksprache mit der

Familie direkt bei der Stiftung veranlasst werden. Auch können Mitarbeiter aus dem Diabetesteam des Kindes als Diabetes-Nanny tätig werden. Die Unterstützungen sind jeweils als zeitlich begrenzte Hilfen gedacht und sollten ggf. durch ein stabiles Folge-Konzept abgelöst werden.

Pflegedienst

Es ist möglich, über die Krankenkasse die Hilfe durch einen Pflegedienst verordnen zu lassen. Der Pflegedienst kann bis zu drei Mal täglich zur betroffenen Familie nach Hause kommen und die Insulingabe sicherstellen. Allerdings brauchen die Mitarbeiter des Pflegedienstes konkrete Handlungsanweisungen, in der Regel sind sie nicht mit den Aufgaben eines kindlichen Diabetes vertraut. Meist versorgen wechselnde Mitarbeiter die Kinder, auch können die Zeiten nicht exakt eingehalten werden. Das Risiko ist, dass die Mitarbeiter (aus der Erfahrung mit Typ 2 Diabetes) den Kindern falsche Anweisungen geben oder nur »behandeln«, ohne die Kinder zur Selbständigkeit, zum Mitdenken anzuleiten. Bei schwierigen Behandlungssituationen kann ein Pflegedienst jedoch vorübergehend mal helfen, dass zumindest drei Mal tägliche Insulingaben sichergestellt werden.

Kontakt mit dem Jugendamt

Der erste Schritt ist immer ein Antrag der Eltern auf »Hilfe zur Erziehung«. Dann kommt es zu einer Kontaktaufnahme und einem Gespräch eines Mitarbeiters des Jugendamtes mit der Familie. Die Sorge vieler Familien, dass »Jugendämter immer die Kinder den Eltern wegnehmen«, ist insofern unbegründet, da heutzutage die »aufsuchende Hilfe« stets Vorrang vor »Fremdunterbringung« hat. U. a. erklärt sich dies dadurch, dass eine Fremdunterbringung erhebliche Kosten verursacht.

Sozialmedizinische Nachsorge durch den Bunten Kreis

Die Mitarbeiter des Bunten Kreises betreuen Familien mit chronisch kranken Kindern für eine begrenzte Zeit zu Hause, vor allem dann, wenn ein stationärer Aufenthalt vermieden oder verkürzt werden soll. Sie vernetzen die erforderlichen Unterstützungen und bahnen Hilfen an. Die Sozialmedizinische Nachsorge ist eine Leistung der Krankenkasse. Gerade Familien mit einem neu erkrankten Kind profitieren von dieser Hilfe, damit sie leichter in den Alltag mit Diabetes hineinfinden. Ein Case-Manager und ein Mitarbeiter aus dem Diabetesteam betreuen die Familie zu Hause, z. B. mit Schulung und Beratung vor Ort. (www.bunter-kreis-deutschland.de)

Ambulante oder stationäre Therapie durch einen Kinderpsychologen/ Kindertherapeuten oder Kinder- und Jugendpsychiater

Bei schwerwiegenden Problemen ist eine stationäre Behandlung notwendig. Das absichtliche Weglassen oder Überdosieren von Insulin ist sehr gefährlich, hier ist es wichtig, rasch eine Stabilisierung der seelischen Befindlichkeit eines Kindes zu erreichen. Dafür muss die ganze Familie mithelfen, denn Diabetes betrifft nicht nur Ihr Kind, sondern direkt und indirekt alle Familienmitglieder. Viele Therapien können auch ambulant durchgeführt werden und entlasten die Familien auf Dauer enorm. Viele Jugendliche berichten, dass ihnen die Gespräche helfen können.

Fremdunterbringung

Manchmal ist die Situation in einer Familie so verfahren, dass weder die Eltern noch das diabeteserkrankte Kind die Kraft haben, sich der Diabetestherapie zu widmen. In diesem Fall ist es manchmal sinnvoll, für eine Zeit »das Haus zu wechseln«. Es gibt dafür in Deutschland besonders auf die Diabetesbetreuung spezialisierte Wohngruppen und Einrichtungen. Auch dies ist eine Möglichkeit, wenn es große Probleme gibt. Eine solche Einrichtung kann nach Absprache zuvor einmal besucht werden und man kann sich das Angebot genauer erklären lassen.

9 Entwicklungspsychologie und Erziehung

9.1 Einleitung

Wir Menschen kommen nicht als kleine, »fertige« Erwachsene auf die Welt, sondern durchlaufen auch noch nach der Geburt einen langen Reifungsprozess, der erst Mitte des dritten Lebensjahrzehnts zu einem Abschluss kommt, ohne dass die Möglichkeit eines weiteren Lernens verloren geht.

Dies ist im Vergleich zum Tierreich ein sehr langsamer Prozess, wir nennen ihn ob seiner Besonderheiten »Entwicklung«. Sie stellt eine optimale Anpassung an unsere Umwelt sicher, ist individuell und damit nur zum Teil durch die Genetik vorgeprägt. Es ist daher nicht ohne Bedeutung, zu welchem Zeitpunkt seiner Entwicklung ein Kind an einem Typ 1 Diabetes erkrankt. Die individuellen Bewältigungsstrategien sind alterstypisch, sie wachsen mit der Person sozusagen mit, verändern sich. So kann eine Diabetes-Selbstversorgung, die etwa bei einem 7- bis 9-jährigen bereits recht selbständig durch das Kind gelingt, unter den Bedingungen der Adoleszenz im Chaos emotionaler Belastung zusammenbrechen, obwohl das einmal erworbene Wissen dazu natürlich erhalten bleibt.

Es macht daher Sinn, ein Grundverständnis aus dem Fundus der Entwicklungspsychologie zu haben, um die Betreuung der Patienten dem jeweiligen Entwicklungsstand anzupassen und auf zu erwartende Veränderungen in der Fähigkeit der Selbstversorgung vorbereitet zu sein.

Kindliche Entwicklung impliziert nicht nur Wachstum, sondern auch Veränderung der hormonalen Steuerung und insbesondere der seelischen Reifung: Denken und Fühlen verändern sich und damit auch das Spektrum der persönlichen Fähigkeiten.

Die Entwicklungsstufen der Kinder modulieren somit auch das Erleben und die Bewältigung des Diabetes.

Im Folgenden sollen unter diesem Gesichtspunkt wichtige Aspekte der Entwicklungspsychologie dargestellt werden.

9.2 Bindungstypen

In den ersten 18 Lebensmonaten eines Kindes entwickelt sich neben dem Erlernen von Gehen, Sprechen und Denken ein typisches Bindungsmuster (mit hoher intraindivdueller Stabilität) auf dem Boden seiner Erfahrungen mit den engsten Bezugspersonen in Notsituationen.

Speziell in der Bewältigung der Diabetesversorgung kommt es immer wieder zu Situationen von Not und Hilflosigkeit. In solchen Situationen werden bei dem Betroffenen die spezifischen Bindungsmuster aktiviert, sie bestimmen die Interaktion mit dem Helfersystem.

Wenn ein Diabetologe und Diabetesberater Kenntnisse über diese drei Bindungsmuster hat, kann das in der Kommunikation mit Patienten, Müttern und Vätern vor Kränkungen und Missverständnissen schützen und so zu einer verstehenden Hilfestellung in Notsituationen beitragen.

Bindungsmuster

Definition: »Bindung wird als imaginäres Band zwischen zwei Personen gedacht, das in den Gefühlen verankert ist und das sie über Raum und Zeit hinweg miteinander verbindet« (Ainsworth 1979, zitiert nach Grossmann und Grossmann 2008).

Das Bindungssystem ist ein Verhaltensrepertoire, um in Notsituationen Sicherheit und Schutz zu erhalten.

Bindungsmuster beschreiben das jeweilige Muster von Autonomie-Bestrebung versus Sicherheits- und Schutzbedürfnis. Mit diesem Konzept werden die Regulation von Stress in Notsituationen und der Erwerb von Kompetenz in belastenden Lebensphasen beschrieben. Bindung ist somit in diesem Sinne kein Krankheitskonzept, sondern beschreibt spezifische Verhaltensmuster, die nur in Not aktiviert werden und zu ihrer Bewältigung dienen. Stressbewältigung in belastenden Lebenssituationen ist bindungsbezogen unterschiedlich, das Ausmaß an Stress variiert je nach Bindungstyp erheblich. Damit kann der Bindungstyp zwar das Risiko für die Entwicklung einer psychiatrischen Erkrankung beeinflussen, aber er erzeugt keinesfalls eine psychiatrische Erkrankung, das Bindungskonzept ist ausdrücklich kein Krankheitskonzept (Grossmann u. Grossmann 2004)!

Im Alltag, außerhalb von Notsituationen, sind diese Muster bei einer Person nicht erkennbar. Eine Diabetes-Schulung in entspannter Atmosphäre, ohne Stress, ist bindungsunabhängig möglich, aber die Aktivierung dieser erlernten Fertigkeiten in Notsituationen, z. B. bei beginnender Ketoazidose, gelingt bindungsabhängig unterschiedlich. Spezifische Kenntnisse des Schulungspersonals über Bindungstypen erlauben es, Beratung und Coaching als Vorbereitung für drohende Krisensituationen den Bedürfnissen der Betroffenen anzupassen.

Es gibt drei typische Bindungsmuster sowie eine vierte Restgruppe von chaotischer, nicht weiter klassifizierbarer Bindung.

Der einfühlsame Bindungstyp

Dieses Bindungsmuster repräsentiert eine gute und zuverlässige Kommunikation zwischen der Bindungsperson, z. B. der Mutter und dem Kleinkind, welches sorglos spielt. In Abwesenheit der Mutter kann das Kind auch mit anderen, fremden Menschen spielen – trösten (ggf. auch schimpfen) lässt es sich aber nur von der zu ihm zurückkehrenden Mutter. Bei sicherer Bindung gelingt eine offene Kommunikation von Gefühlen, insbesondere auch negativer Gefühle. Sie ermöglicht Kleinkindern eine stressfreie Beziehung und ein optimales Lernverhalten.

Es gelingt dem Säugling/Kleinkind, wenn er in Not ist, sein Bindungssystem zu aktivieren und effektiv Hilfe, etwa von der Mutter, einzufordern, eine zutreffende Rückmeldung darüber zu geben, was und wieviel Hilfe notwendig ist, damit die Mutter nur so viel Hilfe und Schutz gibt, wie notwendig – denn Kinder streben nach Autonomie und erachten Hilfe nur als die zweitbeste Lösung. Charakteristisch ist die feine Ausgewogenheit zwischen der gewünschten Hilfe im richtigen Moment und der wohlwollend gewährten Selbständigkeit. Dieser Bindungstyp gewährleistet eine optimale Stressregulation und hohes Lernvermögen, da Stress und Lernen umgekehrt proportional miteinander verknüpft sind.

In der Diabetesberatung heißt das in späteren Jahren: der Beratungsprozess etwa am Beginn einer Ketoazidose wird gelingen, weil der Klient sich gerne beraten lässt und mitteilt, was genau er im Moment benötigt. Da er so sein Stressniveau gut regulieren kann, lernt er auch in Not rasch hinzu und wird eher kompetent in seiner Diabetesselbstversorgung. Dieses Phänomen ist unabhängig von der Begabung. Dieses Bindungsmuster ermöglicht Klienten auch in der Adoleszenz, im Sinne bezogener Autonomieentwicklung mithilfe von wertschätzenden Absprachen und Beratung etwa durch die Eltern schrittweise völlige Unabhängigkeit zu erlangen.

Der vermeidende, unsichere Bindungstyp

Prägend ist die frühe Erfahrung, dass in der Not eine helfende Person nicht da ist oder nicht hilfreich erlebt wird. Dies ist unter anderem dann gegeben, wenn die Mutter z. B. als primäre Bezugsperson an einer postpartalen Depression mit Antriebsstörung erkrankt ist (Häufigkeit um 5 %) und damit deutlich verzögert auf die kindlichen Bedürfnisse reagiert. Die Säuglinge erleben ihre Mutter als nicht hilfreich, fühlen sich nicht verstanden, nicht beachtet und lernen, dass sie sich besser selber helfen, da selbst die anwesende Mutter nicht wirklich unterstützt. Äußerlich betrachtet trennen sich diese Kinder leicht von ihrer Bindungsperson und lassen sich von fremden Personen betreuen, aber tatsächlich stehen sie unter erheblichem internen Stress (nachweisbar durch einen erhöhten Cortisol-Spiegel). Ihr Spielverhalten in Abwesenheit der Bindungsperson ist oberflächlich, dient eher der Ablenkung vom inneren Stress und weniger der Exploration. Bei Rückkehr der Bindungsperson zeigen sie keinen Wunsch nach Trösten, Körpernähe und Betreuung. Negative Gefühle werden nicht kommuniziert. Dieses stressbeladene Verhalten kann leicht als besonders reif und selbständig fehlgedeutet werden.

Diese frühe fundamentale Erfahrung prägt das Lebenskonzept dieser Kinder, in Notsituationen nur auf Selbständigkeit zu setzen, auch wenn es deutlich mehr Stress bedeutet und obwohl in späteren Kontexten Hilfe tatsächlich vorhanden wäre.

Bei beginnender Ketoazidose erwarten diese Menschen somit keine effektive Hilfe von anderen, etwa vom Diabetologen. Sie kontaktieren ihn deshalb erst gar nicht oder kontaktieren einen fremden Notdienst, der dann oft nicht helfen kann. Sie folgen intuitiv dem Selbstkonzept, dass es keine Helfer gibt. Eine Änderung dieses Verhaltens ist nur nach intensivster Psychotherapie zu erwarten, ein einfacher Hinweis oder Rat (»Rufen sie mich doch einfach an!«) ist unwirksam. Dies kann die Beziehung des Beraters zum Klienten erheblich belasten, den Berater erheblich kränken und Behandlungsabbrüche befördern.

Der ambivalente Bindungstyp

Bemühen sich primäre Bezugspersonen (Eltern) um einen Säugling ohne gegenseitig gelingende Rückmeldung, was hilfreich ist und wieviel Unterstützung gewünscht ist, so entsteht eine gegenseitig sehr mit Stress belastete Beziehung für Notsituationen. Das Ergebnis ist: Eltern helfen, wenn der Säugling schreit, aber sie erleben keinen Effekt ihrer Bemühungen, der Säugling erlebt wohl subjektiv, dass die Hilfe zwar notwendig und gewünscht, aber leider irgendwie trotzdem falsch ist.

Diese Kinder zeigen ein widersprüchliches, dramatisches Bindungsverhalten, vermischt mit Wut, Angst und Ablehnung, sie können sich schwer von der Bindungsperson lösen, um in den Modus explorativen Verhaltens zu wechseln. Sie haben Angst, die Bindungsperson zu verlieren und lassen sich zugleich auch nicht angemessen trösten oder beruhigen.

In der Situation der beginnenden Ketoazidose ruft also z. B. die Mutter unter Umständen mehrfach beim Diabetologen an, lässt sich beraten, aber vermittelt gleichzeitig, dass die angebotene Hilfe so nicht hilfreich ist. Der Berater ist dann frustriert, gekränkt, ärgerlich und vermittelt seine starken Emotionen ggf. im Telefongespräch. Dies bedroht erheblich die Arzt-Patienten-Beziehung und natürlich die Diabetesversorgung für das Kind. Lernen ist unter diesen Bedingungen für die Betroffenen, bzw. die Eltern nur schwerlich möglich. Psychiatrische Komorbidität, etwa Depression oder Angsterkrankung, sind in dieser Konstellation häufiger, Behandlungserfolge seltener! Intuitiv werden diese Menschen von helfenden Berufen eher gemieden, lieber frühzeitig aus stationärer Behandlung entlassen und als undankbar erlebt.

Als Restkategorie bleibt die (seltene) *chaotische Bindungsform,* etwa bei frühtraumatisierten Menschen. Diese soll hier nicht weiter erläutert werden.

9.3 Die einzelnen Entwicklungsschritte

9.3.1 Die ersten drei Lebensjahre – »die prä-operationale Phase«

Unsere Erfahrungen in den ersten drei Lebensjahren prägen uns stärker als die aller anderen Lebensabschnitte! Das gilt auch für die oben dargestellten Bindungstypen.

Motto dieses Alters: »Ich bin, was ich erlebe«

- Es besteht noch kein realistisches Krankheitskonzept
- Die Kinder haben ein magisches Denken über Krankheitsentstehung
- Es gibt noch kein biografisches Bewusstsein
- Das Erleben findet im Hier und Jetzt statt
- Die Kinder orientieren sich an den Reaktionen der Eltern
- Angst vor Trennung von den Eltern
- Behandlungsmaßnahmen sind fremd, damit beängstigend
- Behandlungsmaßnahmen werden abgelehnt
- Der Diabetes spielt für die Kinder nur im Augenblick der Versorgung eine Rolle

Das Verhalten der Eltern bestimmt das Erleben des Kleinkindes!
Die Kinder lernen in diesem Alter durch *Nachahmung*:
Wird der Pieks von den Eltern als normal und natürlich (notwendig) bewertet, so übernimmt das Kind diese Bewertung und lässt sich versorgen, auch wenn anfangs der kleine Schmerz als bedrohlich erlebt wird. Besteht in der Familie aber eine deutlich erhöhte Bereitschaft des Angsterlebens, kann es zu einer stabilen Prägung dahingehend kommen, dass Piksen als unerträglich schmerzhaft erlebt wird. Bereits der fragende Blick von Eltern: »Hat es nicht doch wehgetan?« ist ein Weg in eine belastende Bewertung!

Gerade in diesem Lebensalter sind aber solche Bewertungen äußerst stabil, sie bestimmen das Erleben der Kinder langfristig und sind in der Folge kaum noch korrigierbar. Frühe Aufklärung und Beratung für die Eltern sind hier sehr hilfreich.

9.3.2 Das Kindergartenalter

Motto dieses Alters: »Die Welt ist richtig«

- Die Kinder beherrschen weitgehend ihre Körperfunktionen
- Beginnendes bewusstes Denken
- Das explizite Gedächtnis entsteht
- Es beginnt die räumlich-zeitliche Orientierung
- Die Kinder bewerten schnell – und vergessen schnell
- Es gibt noch keinen Bedürfnisaufschub
- Typisch für das Alter ist ungeplantes Spontanverhalten
- Erste Freundschaften entstehen
- Das Denken ist egozentrisch
- Die Kinder neigen zu Bestrafungsphantasien
- Die Kindergartenkinder haben noch kaum ein Krankheitsverständnis
  - Das Grundvertrauen zu den Eltern kann durch die Diabetesversorgung beeinträchtigt werden
- Unterbrechungen, etwa durch die BZ-Messungen, werden als Störung empfunden

- Erste Mithilfe bei der Diabetesversorgung ist möglich: Spielerisches Mitmachen wird über Nachahmung erlernt
- Es gibt viel Neugierde und Begeisterung für Neues

Im Kindergartenalter ist das Vorbild der Eltern besonders bedeutsam: Zeigen sich die Eltern in der Versorgung sicher und mit ihrem Handeln zufrieden, so verbindet sich das Kleinkind mit dieser Haltung und ist stolz darauf! Die Diabetesversorgung wird so zur vertrauten Selbstverständlichkeit, ich-synton: dies ist die ideale Voraussetzung für eine langfristig optimale Selbstversorgung. Die »Zusatzaufgabe Diabetes« gehört wie selbstverständlich zum Alltag, sozusagen als »Teil der Körperpflege« und wird damit gar nicht als fremd erlebt. So kann die Versorgung in diesem Alter stressfrei oder mindestens stressarm gelingen, die persönliche Belastung ist gering.

9.3.3 Das Grundschulalter vom 6. bis 9. Lebensjahr

Motto dieses Alters: »Die Welt ist lernbar«

In diesem Alter gelingt der Erwerb der Fähigkeiten für die Diabetes-Selbstversorgung am einfachsten! Bewusstes Denken, explizites Gedächtnis und die Freude am (handwerklichen) Lernen erfüllen die Seele des Kindes in diesem Alter. Neugierde und Freude an Neuem sind die treibenden Kräfte zum Lernen-Wollen. Pubertäre Emotionsschwankungen stehen noch nicht hindernd im Wege. So können Kinder in diesem Alter die Grundregeln der Diabetesversorgung gut lernen.

Kinder dieses Alters lieben und verehren diejenigen erwachsenen Menschen, von denen sie lernen können.

- Es entsteht ein erstes Verständnis von Gesundheit und Krankheit
- Eine Perspektivübernahme der Erwachsenen ist möglich
- Einschätzung von Regeln (»was darf ich, was darf ich nicht«), die Durchsetzung dieser Regeln (gegen Überredungskünste anderer) gelingt noch nicht selbständig
- durch den Diabetes entstehende Vorteile können intuitiv »genutzt« werden
- es gibt noch kein abstraktes Denken
- Beispiele:
  - Insulin ist lebensnotwendig: »Gut, dass Mama daran denkt!«
  - Naschen: »Bevor es Ärger gibt, sage ich lieber nichts«
  - Hypoglykämie-Wahrnehmung: »Mama wird es sicher gleich merken«
- Die Besonderheit »Ich bin Diabetiker« wird noch kaum realisiert
- Hänseleien, Bewusstsein des Andersseins, sind meist noch unbedeutend

Doch diese so unkomplizierte und positive Sichtweise und Verarbeitung der Zusatzaufgabe Diabetes ändern sich mit Eintritt der Pubertät bzw. der Adoleszenz.

9.3.4 Pubertät und Adoleszenz

Die Pubertät

Der Altersabschnitt der Pubertät entspricht der hormonellen Geschlechtsausreifung und wird heute dem Alter vom etwa 9. bis 17. Lebensjahr zugeordnet (bei Jungen später als bei Mädchen). Wir möchten in diesem Kontext zwischen der »Pubertät« als Weg in die Geschlechtsreife und der Adoleszenz als Weg seelisch erwachsen zu werden unterscheiden. Die Adoleszenz ist ein dynamischer, langwieriger Prozess, etwa beginnend ab dem 12. Lebensjahr, der bei Mädchen erst etwa im 23. Lebensjahr, bei Jungen etwa im 25. Lebensjahr völlig abgeschlossen ist.

Die erhöhte Ausschüttung gonadaler Steroidhormone geht nicht nur mit den Entwicklungen bis hin zum Erreichen der sexuellen Fortpflanzungsfähigkeit einher, sondern sie verursacht auch eine bemerkenswerte Umstrukturierung im Gehirn, in kortikalen und limbischen Schaltkreisen: Dies ist gemeinhin als »Adoleszenz« zu verstehen.

Die Adoleszenz

Treibende Kraft ist in diesem Alter, auch für eine Verbesserung der Diabetesselbstversorgung, das Bestreben nach Autonomie. Doch es fehlt noch für viele Jahre die Selbsteinschätzung dafür, wie viel Autonomie tatsächlich schon gelingt. Diese Zeit ist in der Diabetestherapie häufig durch mangelhafte Diabetesselbstversorgung der Jugendlichen, hohe HbA1c-Werte (als Kennzeichen von langfristig entgleisten Stoffwechselverläufen), verminderter Adhärenz und gefährliche Ketoazidosen gekennzeichnet. Somit ist die Fähigkeit der Begleitung auf diesem Weg der Autonomie-Entwicklung für Eltern oft eine besondere Aufgabe.

Im Folgenden sollen die heute wissenschaftlich bekannten Prozesse der Gehirnentwicklung in der Adoleszenz angesichts der gerade auch im Kontext mit dem Diabetes relevanten Abläufe ausführlicher besprochen werden.

Wesentliche biologische Mechanismen dieses Hirnreifungsprozesses sind:

- Neurogenese
- Apoptose
- Wachstum der axonalen Projektionen und axonales Sprouting
- Myelinisierung
- Ausbau und Abbau der Dendriten
- Synaptogenese
- Synapsen-Elimination

Dies alles führt zu relevanten Modifikationen der makroskopischen, also der sichtbaren Hirnmorphologie. Diese Veränderungen sind sowohl geschlechts- als auch Hirnregion-spezifisch und werden mindestens zum Teil durch die altersentsprechenden Veränderungen der Steroidhormonausschüttung induziert.

Vier Prozesse sollen hervorgehoben werden:

1. Die langsam fortschreitende Myelinisierung von occipital=hinten nach frontal=vorne bedeutet eine deutliche Beschleunigung der Reiz-Leitungen im Gehirn etwa um den Faktor Hundert. Wir können dadurch also sozusagen schneller denken, aber eben nicht das ganze Gehirn gleichzeitig betreffend, sondern jede Struktur schrittweise nacheinander. Myelinscheiden verbrauchen Platz, der Kopf wächst aber nicht mehr, also müssen andere Strukturen abgebaut und »verworfen« werden, Strukturen, die nicht oder wenig benutzt wurden. Es kommt also zu einem fundamentalen Umbau des Gehirns. Jugendliche haben in dieser Zeit oft Mühe, sich willentlich an Dinge zu erinnern (=explizites Gedächtnis), obwohl diese Inhalte dann assoziativ (implizites Gedächtnis) sehr wohl wieder im Bewusstsein auftauchen.
Dieser Prozess der Myelinisierung erreicht zunächst die Strukturen des limbischen Systems, also die Region der Generierung von Emotionen, aber erst deutlich später frontale Kerngebiete, die funktionell betrachtet für die Steuerung der limbischen Strukturen zuständig sind, und damit für die Emotionsregulation, die damit also vorübergehend relativ zu langsam sind. Man nennt dies Reifungs-Dyssynchronie. Klinisch sind Jugendliche dann leicht kränkbar und schnell von Gefühlen überrollt, die Selbstregulation der Emotionen hinkt hinterher! Also: Die Region der Emotionsgenerierung wird früher myelinisiert als die dafür zuständige Steuerungsregion.
2. Es kommt in dieser Phase zu reduzierter dopaminerger Kontrolle: das führt klinisch zu ungesteuerten Emotionen.
3. Es kommt zeitweilig zu verminderter Dichte der dopaminergen Rezeptoren (D1, D2, D4) im Striatum und im Nucleus accumbens: Dies bedeutet eine verminderte Erlebnisintensität und damit ein erhöhtes Bedürfnis nach Intensivierung von Erleben: die Folge ist das Bedürfnis »Stereoanlage lauter aufzudrehen«, es muss »etwas los sein«, aber damit geht auch eine höhere Bereitschaft einher, Drogen einzunehmen.
4. Eine reduzierte Expression von GAD-67/GAT-1 (Proteine der gabaergen Funktion) betrifft die Funktion der Chandelier-Interneurone, diese ist zuständig für die neuronale Synchronisation. Damit werden die oft in diesem Alter beobachteten Probleme in der Zuordnung von Denken, dem Erlebten und den Gefühlen verständlicher (Uhlhaas 2011, Konrad 2013).

All diese oben beschriebenen tiefgreifenden morphologischen Veränderungen korrelieren natürlich mit typischen Verhaltensmustern von Jugendlichen: Auftretende Emotionen werden unmittelbarer ausgelebt, bleiben aber ungesteuert, unmodelliert, denn die frontalen Strukturen sind hinsichtlich ihrer regulierenden Funktion plötzlich relativ zu langsam.
Studien konnten zeigen: Eine Gefahreneinschätzung ist durch Jugendliche im emotional ausgeglichenen Zustand genauso präzise möglich wie bei Erwachsenen. Aber wenn stärkere Emotionen hinzukommen, dann gewinnt die »Hingabe an die spontane Lust«, mögliche Risiken werden ausgeblendet, bleiben unbeachtet. Salopp gesprochen: Das »schnelle Striatum« überfährt das »vernünftige, aber lang-

samere Frontalhirn«. Dies ist im Kontext mit Diabetes fatal, denn dieser muss ganztags vernünftig gesteuert werden. Wenn jedoch aufkommende Emotionen einem Jugendlichen vorschlagen: »Lass den Mist, vergiss den Zucker, wir feiern jetzt, Pizza mit Bier, was soll's?« – dann ist die Vernunft zu langsam!

Man spricht von der Dyssynchronie verschiedener Kerngebiete als Ursache von unangemessenem Risikoverhalten in der Adoleszenz, die Tatsache der Neukonfiguration frontaler Funktionen alleine ist also kein ausreichendes Erklärungsmodell für diese Vorgänge. So erleben Jugendliche oft ihre Emotionen nicht nur als angenehm, sondern fühlen sich ihnen wie ausgeliefert, erleben sich als zutiefst verletzbar. Unlustbetonte, oder gar bedrohliche Gedanken werden, wenn möglich, vermieden, ganz gleich wie sinnvoll sie auch sind. Das alterstypische »Chillen« als Form der stressfreien Erholung hat hier seinen Ursprung und ist für diese seelische Konfiguration passgenau. Das Nachdenken über hohe BZ-Werte ist für die »Seele im Umbau« gar nicht gut erträglich, ganz gleich, ob sie selber gemessen oder durch die Eltern abgefragt werden. Dabei reicht es aus, wenn das eigene Denken diese BZ-Werte als bedrohlich bewertet. So wird verständlich, dass ein »Vergessen« der Diabetesselbstversorgung ein subjektiv empfunden »taugliches« Lösungsmodell für Adoleszente ist. Für den Umgang der Erziehungsberechtigten ist es wenig nützlich, die Adoleszenten damit zu konfrontieren. Besser ist es, sie darauf emotionsfrei anzusprechen, dies ist zwar für Eltern schwierig, aber für eine positive Wirkung sinnvoll und erfolgversprechend.

In der Adoleszenz durchlaufen die Emotionen eine eigene Entwicklung:

- Im Alter 9 bis 12 Jahren steht das subjektive eigene Emotions-Erleben noch im Vordergrund
- Im Alter zwischen 12 und 15 Jahren kommt zunehmend die Fähigkeit hinzu, auch die Emotionen anderer Menschen zutreffender miterleben zu können.
- Mit dem Alter von 15 bis 18 Jahren entwickelt sich die Fähigkeit, sich emotional in andere Menschen versetzen zu können und damit ein erwachsenentypisches Einfühlungsvermögen zu gewinnen.

Natürlich können auch schon Kleinkinder mitfühlend sein, können schon im 2. Lebensjahr ein Hilfeverhalten zeigen, aber als eine bewusste, willentliche, reflektionsfähige Ressource stellt sich dies erst zu Beginn des Erwachsenenalters ein.

Mit der Grundkenntnis der Entwicklungsschritte von Emotionsregulierung im Hintergrund gelingt Erziehung von Kindern und Jugendlichen deutlich einfacher.

Typische Merkmale für das Adoleszenten-Alter sind:

- Probleme der Emotionsregulation
- Probleme der Zeitstrukturierung
- Probleme der Zukunftsantizipation
- Instabile willentliche, explizite Gedächtnisfunktion

Das Adoleszentenalter stellt gleichzeitig hohe Anforderungen an den jungen Menschen:

- Entwicklung von Sexualität, diesbezüglich eigene Bedürfnisse zu erkennen und zu leben
- Eine eigene »Marke« werden, attraktiv sein
- Entwicklung eines ersten Lebensentwurfes
- Die Erkenntnis einer individuellen Biografie
- Eine Haltung zu den eigenen Defiziten finden

Ein nicht geringer Teil von Jugendlichen (geschätzt mehr als 20 %) führt seine Diabetesbehandlung zeitweilig »intuitiv« oder gar nicht durch, darauf angesprochen reagieren sie, verständlicherweise, ärgerlich, abweisend oder verleugnend, entsprechend der Stressempfindlichkeit.

Die Anforderung, etwa sechs Mal täglich zuverlässig den BZ zu messen, dann die richtige Therapie-Entscheidungen zu treffen, als Jugendlicher schon vorauszuplanen, wie viel er essen wird und den passenden Insulinbolus über Pumpe oder Pen dazu zu applizieren, ist eine enorme Anforderung, die den Herausforderungen und Bedingungen der Altersgruppe von Adoleszenten völlig entgegen steht.

Jugendliche möchten spontan, emotionsarm, aus dem Moment heraus leben, Diabetes verlangt das Gegenteil: Planung, Vorausschau, Zuverlässigkeit. Wechselnde Hormonspiegel, wechselnde emotionale Zustände beeinflussen die BZ-Werte, die Selbstversorgung in diesem Alter ist nicht nur psychisch schwieriger, sondern auch auf der somatischen Ebene.

Tragischer Weise erlaubt die Biologie nicht, für einige Jahre die Diabetesversorgung auszusetzen, um dann als gereifter Erwachsener alles wieder durch perfekte Selbstversorgung auszugleichen. Diabetesversorgung erlaubt keine Pause, nicht einmal für einen einzigen Tag.

Der Jugendliche, der sein Tagebuch gefälscht oder die Pumpe manipuliert hat, tut dies oft, da er sich durch die hohen BZ-Werte gekränkt, empfindlich getroffen fühlt, traumatisiert, frustriert durch die eigene Erkenntnis seiner nicht geglückten Diabetesversorgung – dies zu realisieren ist für ihn unerträglich.

Merke

(Selbst-)Betrug kann als – für die Seele evtl. notwendiger – Selbstschutz verstanden werden.

Nur der einfühlsame Umgang mit dieser Situation führt aus der Krise. Das Problem offenzulegen oder der Appell an die Vernunft, der Hinweis auf die Folgen erhöhen die emotionale Belastung im Jugendlichen, verschlechtern die Compliance und bergen die Gefahr in sich, die elterliche oder die therapeutische Beziehung zu zerstören.

Was bedeutet dies alles für die Diabetesversorgung und den Umgang mit Adoleszenten?

1. Sie sind selbständig, aber nicht unabhängig, sie bedürfen der Unterstützung von Erwachsenen, noch für lange Zeit: Adoleszenz heißt nicht Ablösung, sondern Modifikation von Hilfe.
2. Ihnen in diesem Alter Unterstützung zu verweigern hieße, sie zu »verstoßen«, ihnen Hilfe aufzwängen hieße von ihnen angestrebte Entwicklungsschritte und Selbstbewusstsein zu unterminieren.
3. Adoleszente können Hilfe eher annehmen, wenn sie diese zuvor angefordert haben oder wenn sie nach Ihren Wünschen gefragt werden – also nicht einfach ungefragt helfen! Jugendliche können ihre Bedürfnisse meist sehr gut formulieren.
4. Emotionen und Stress sind die Feinde des Coachings oder der Begleitung von Jugendlichen: Bei der hohen Verletzbarkeit sollten vorwurfsvolle Formulierungen unterbleiben!
5. Bezogene Individuation heißt: Nur so viel Hilfe wie notwendig, versuchsweise weniger, aber wieder mehr, sofern es sich doch noch für sie als notwendig erweist. Immer nur auf Anforderung Hilfe anbieten, auch als Ergebnis von Beratung, Hilfsmenge die Menge an Hilfe kann/darf situationsbezogen schwanken.
6. Die Adoleszenz ist die kreativste Zeit im Leben, in ihr können Nobelpreise angelegt werden, wenn ein angemessener Austausch mit Erwachsenen, Mitdenken und Mitfühlen auf »Anforderung« gelingt.
7. Liegt bei dem Jugendlichen eine einfühlsame Bindung vor, gelingt die Autonomieentwicklung besonders gut.
8. Liegt ein vermeidendes Bindungsmuster vor, begünstigt es eine frühe, vollständige Ablösung im Wechsel mit unangemessen enger Bindung, es besteht ein höheres Risiko, auf diesem Weg zu scheitern.
9. Der ambivalente Bindungstyp ist eine besondere Belastung in diesem Alter, gewünschte Hilfe misslingt oft, Beziehungen unterliegen oft hohen Spannungen, es besteht ein erhöhtes Risiko psychiatrisch zu erkranken.

Wie oben ausgeführt stellt die Adoleszenz also eine Zeit intensiver Veränderungen dar, insbesondere im Bereich der Emotionssteuerung.

Viele Jugendliche können sich noch nicht vorstellen, wie ihr Leben in 20 Jahren aussehen wird, noch schwerer ist es für sie, ein Verständnis zu entwickeln über mögliche Folgen des Diabetes für das Leben als Erwachsener. Somit kann eine Verhaltensänderung eines Jugendlichen in aller Regel nicht durch Schulungen und Belehrung über drohende Folgeerkrankungen erfolgreich gelingen.

Psychiatrische Krankheitsbilder, die gleichermaßen unter anderem auch durch veränderte Emotionen charakterisiert sind, treten daher auch in diesem Lebensabschnitt gehäuft auf: Depression, Schizophrenie, Angststörungen. Aber auch ADHS und die Störung des Sozialverhaltens verändern ihr klinisches Bild in diesem Zeitabschnitt.

Dies bedarf der gesonderten, störungsspezifischen Bearbeitung (▶ **Kap. 13** ff.).

9.4 Bezogene Individuation

Gemeinhin denken wir bei dem Thema Individuation an Entwicklung, Unabhängigkeit, Selbständigkeit, Freiheit, Selbstverwirklichung.

Der Begriff »bezogene Individuation« (Stierlin 2007) scheint all diese Begriffe einzuschränken und tut dies doch nicht. Die Entwicklung zur reifen, erwachsenen Persönlichkeit geht über viele Zwischenschritte. Wir lernen Gehen – Sprechen – Denken, erwerben Wissen in der Schule, können uns sozial verhalten, und wollen uns von der Familie ablösen, selbständig werden. Aber dieser Ablösevorgang ist viel komplexer als im ersten Moment gedacht. Ablösung heißt nicht (anders als Jugendliche es sich oft vorstellen): von zuhause auszuziehen und sich selten melden, allenfalls nach dem Monatsscheck zu fragen.

Die Shell Studie (Albert 2015) beschreibt junge Erwachsene in unserer Zeit als Menschen, die sich mit verschiedenen Modellen vorsichtig von ihrer Herkunftsfamilie lösen und andere Helfersysteme für sich finden.

Bezogene Individuation heißt: Jeder Schritt in mehr Selbständigkeit ist gleichzeitig mit einer Anpassung der Hilfeform (durchs Elternhaus) oder Betreuung verbunden. Ich miete ein Studentenzimmer und lasse mich von meinen Eltern beraten, ob ich den Vertrag so unterschreibe oder abändere. Immer, wenn ich dabei etwas unsicher bin, greife ich auf die familiäre Beratung, nicht aber auf deren Entscheidung zurück. Je wichtiger die Entscheidung ist, desto vorsichtiger sind in der Regel junge Erwachsene, sich anders zu entscheiden, als der Ratschlag der Eltern vorgibt. Eltern werden in ihrer Beratung wie selbstverständlich immer freilassender oder formulieren: »Du weißt das doch selber schon besser« – vermitteln damit aber doch das angemessene Maß an Sicherstellung, das gebraucht wird. Da Jugendliche eigene Erfahrungen machen, die von denen der Eltern differieren, fragen Eltern zunehmend im Gegenzug auch nach Rat und Hilfe. Die verbindliche Beziehung bleibt, die Form der Beeinflussung unterliegt einem stetigen Wandel, ein Prozess, der häufig erst um das 35. Lebensjahr abgeschlossen ist, es sei denn die eigenen Kinder und neue Nöte laden die Großeltern wieder als Helfersystem ein. Charakteristisch für bezogene Individuation ist der Grundsatz, dass die Hilfsmenge immer gerade dem Gewünschten entspricht und nicht überdosiert wird. Es ist daher auch verständlich, dass gerade diese Form der Individuation besonders bei sicher gebundenen Kindern gelingt und diese oft ihre Schwiegereltern oder weiteren Bekannten in das gleiche Muster einbeziehen.

»Bezogene Individuation« ist die optimale Form, erworbene Alltagserfahrung weiterzugeben, die nächste Generation profitiert von den durchlebten Misserfolgen der letzten und muss diese nicht wiederholen. Wer ein vermeidendes Bindungsmuster entwickelt hat, wird eher selbständig nach dem Muster: »Ich mache es einfach, ziehe daraus Bilanz, aber meine Erfahrungen muss ich selber machen«. Es ist der deutlich aufwendigere und risikoreichere, aber auch ein möglicher Weg! Er lädt eher zu anderen Lebensentwürfen ein und impliziert eher die Fähigkeit, auch ohne Helfer »den Gipfel zu erklimmen«.

Insbesondere Menschen mit ambivalentem Bindungstyp fällt die Ablösung schwer: Bei abrupter Trennung und erneuter Versöhnung, aus Angst vor Verlust, aber auch vor Verschmelzung und Identitätsverlust fühlt sich diese Seele bedroht. Partnerschaften können von diesen Adoleszenten überhöht erlebt werden, unerwartet das Elternhaus ersetzen, um dann unter den zu hohen Ansprüchen und Anforderungen an sich selber wieder zu scheitern.

Die Problematik der ambivalenten Bindung in diesem Alter liegt in der Tragik, eigene Bedürfnisse nach Hilfe nicht erkennbar präzise formulieren zu können, sehr wechselnde Anforderungen zu stellen und insbesondere keine Rückmeldung dazu zu geben, was brauchbar ist.

Am Anfang des kindlichen Lebens steht das Urvertrauen des Kleinkindes und die damit verbundene enge Überwachung durch die Eltern – hinsichtlich des Diabetes sind die Eltern zunächst vorrangig für alle diesbezüglichen Versorgungsaufgaben zuständig. Schrittweise wächst das Kind immer mehr in Anteile des Handelns und später auch des Mitdenkens hinein. Gleichzeitig geben die Eltern entsprechend Aufgaben an ihr Kind ab und übernehmen immer mehr die Überwachungs- und Begleitfunktion. In der Diabetesbetreuung heißt das, dass zunächst in der Entwicklung das Helfen und die Fremdversorgung die Hauptaspekte sind. Am Ende der Entwicklung steht weitestgehende Autonomie und Selbständigkeit bei der Diabetesversorgung im Erwachsenenalter, verbunden mit dem Vertrauen der Eltern, dass der junge Erwachsene sich ein für ihn brauchbares Helfersystem und an der richtigen Stelle Unterstützung holen wird. Bis dahin ist (idealerweise) genügend Selbst-Kontrolle gewachsen, um das Leben mit dem Diabetes meistern zu können. Dazwischen verläuft die Autonomieentwicklung entsprechend der physiologischen kindlichen Entwicklung in Schritten.

Allerdings ist dieser Prozess nicht ein kontinuierlicher, sondern verläuft in Stufen unter Berücksichtigung der jeweiligen aktuellen Situationen. Auch ist ein ständiges Justieren dieses sensiblen Gleichgewichts gefragt: Wenn das Kind z. B. auf eine Klassenfahrt mitfahren will, gelingt ihm verhältnismäßig mehr Selbstversorgung als wenn nur schulisch hohe Anforderungen an es gestellt werden. Auf der anderen Seite sind Abiturprüfungen, Beginn einer beruflichen Ausbildung gute Beispiele, bei denen wieder mehr Unterstützung durch die Eltern nötig ist. So bedarf es im Verlauf dauerhaft der Abstimmung: Wieviel Unterstützung durch die Familie und das Umfeld braucht das Kind, der/die Jugendliche? Wie kann diese angemessen hergestellt werde? Wieviel Selbständigkeit ist derzeit angemessen, wieviel Vertrauen tut gut? Wichtig hierbei ist, dass es gelingt, stets den Blick auf das Gelungene zu richten und die Bedeutung und den Erfolg dieser Zusatz-Aufgabe anzusprechen und zu honorieren (»Lob befördert weiteres Gelingen«).

Oft beklagen sich Eltern darüber, dass der Jugendliche seinen Diabetes nicht versorgt, obwohl er doch alles weiß. Die Eltern wollen ihm »doch vertrauen können«. Leicht wird dabei »Vertrauen« damit verwechselt, dass Eltern froh wären, wenn sie sich (z. B. nach vier Jahren Versorgung des Diabetes) bald mal nicht mehr um den Diabetes ihres Kindes kümmern müssten. Die Abgabe der diesbezüglichen Verantwortung geschieht dann oft plötzlich und ohne für den Jugendlichen kompensierbare Übergänge. Vertrauen kann im besten Sinne jedoch aktives aufmerksames Begleiten und Beförderung in die Selbständigkeit bedeuten, dem Kind etwas »zutrauen«, nicht aber »Abgeben« oder »Weggucken«. Es kann in diesem Prozess sehr viel helfen, wenn die Eltern ihre Kinder einfühlsam befragen, wieviel Hilfe sie an welcher Stelle des Alltags von den Eltern, aber auch von Freunden, Geschwistern oder Großeltern brauchen. Dies können Kinder in den allermeisten Fällen erstaunlich gut benennen.

Die Jugendlichen dagegen beklagen sich, dass die Eltern »immer alles kontrollieren wollen«. Sie vermuten dahinter Misstrauen oder fehlendes Zutrauen in die eigenen Fähigkeiten. In der Tat ist es wichtig, dass sich Eltern bei der Versorgung des Diabetes bezüglich Unabhängigkeit und Kontrolle am Entwicklungsstand ihres Kindes orientieren. Wysocki (1996) konnte in einer Untersuchung mit Jugendlichen zeigen, wie wichtig es für die Behandlungsmotivation ist, dass Entwicklungsstand und Anforderungen übereinstimmen. Wurde Jugendlichen zu früh zu viel Verantwortung für die Diabetesbehandlung übertragen, verschlechterten sich ihre Blutzuckerwerte. Wenn die Anforderungen dem Entwicklungsstand entsprachen oder etwas darunter lagen, kam es zu deutlich besseren Ergebnissen bei der Diabetesversorgung. Man könnte schlussfolgern, dass eine leichte Unterforderung und eine längere elterliche Betreuung des Diabetes sich günstiger auswirken als eine zu früh beginnende Autonomie, da letztere eher die Gefahr der Überforderung beinhaltet.

Das Wort »Kontrolle« sollte im Sinne einer gelungenen Entwicklung hin zu selbständiger Diabetesversorgung besser mit »Sicherstellung«, »aktive Mitbeteiligung«, »Hinschauen«, »Nicht alleine lassen« benannt werden. Es stellt die wachsende Selbständigkeit Jugendlicher im Prozess sicher und hilft, unnötige Pannen zu vermeiden. Andererseits erlaubt es gewisse Fehler rechtzeitig zu erkennen und daraus lernen zu können (Beispiel: Das erste Alkoholtrinken kann vorbesprochen und in Anwesenheit der Eltern durchgeführt ein Baustein für begleitete Erfahrung zu mehr Selbständigkeit werden).

Erst schrittweise lernen Jugendliche zu erkennen, dass die sog. Kontrolle der Eltern etwas mit Sicherstellung und Unterstützungssystem zu tun hat. Es bedarf im täglichen Umgang mit dem Diabetes noch sehr lange der Unterstützung i.S. von »wohlwollender Wahrnehmung« durch die Eltern.

Das Hilfsmittel »Sugar-Hour«

Für die intrafamiliäre Diabetes-Kommunikation ist dieser Ansatz der »begleiteten Individuation« von hoher Bedeutung. Es ist wichtig, alle angebotenen Hilfen aus dem sozialen Umfeld so optimal und zeitgerecht wie möglich einsetzen zu lernen. Dazu sind frühzeitig in der Familie entwickelte Kommunikationsstrukturen hilfreich.

Die »Sugar-Hour« oder abendliche Tagebuch-Besprechung hat sich besonders als ein intrafamiliäres Abstimmungsinstrument bewährt, mit dem es gelingen kann, frühzeitig Schwachstellen zu erkennen, aber auch sich häufig genug an den gelungenen Events zu erfreuen (Frust-Vermeidung!).

Es lohnt sich für alle Beteiligten, einmal täglich (also engmaschig genug) eine kleine Besprechungs-Einheit zwischen einem Elternteil und dem Kind zum Einschätzen der Selbstversorgung durchzuführen. Dies kann je nach aktuellem Stand der Zuverlässigkeit der Selbstversorgung Verschiedenes bedeuten. Zum Beispiel:

- Wenn alles gut klappt: Der Jugendliche legt das ausgefüllte Tagebuch und das Messgerät zu einer definierten Zeit auf den Küchentisch – die Mutter schaut sich die BZ-Werte an und teilt mit, dass sie damit sehr zufrieden ist.
- Wenn das Kind tägliche Rücksprache benötigt: Zu einer definierten Zeit schaut sich die Mutter oder der Vater mit dem Kind das ausgefüllte Tagebuch, das Messgerät und ggf. die Pumpe gemeinsam an. Es wird dabei von den Eltern auf das vom Kind für die Diabetesversorgung Geleistete geschaut: sie bestätigen dabei mit lobenden Worten, dass sie den geleisteten Aufwand ihres Kindes wahrgenommen haben. Sie freuen sich über jeden schönen BZ-Wert und jedes »BZ-technisch« gelungene Alltagsereignis (z. B.: »Klasse, du warst auf der Geburtstagsfete deiner Freundin und hattest danach nur super Werte, das hast du toll geschafft!«). Hierbei tut es gut, wenn die Kommunikation vor allem bei schwierigen Events (nur zwei Werte gemessen, auf hohe Werte nicht reagiert, Bolus vergessen) emotionsarm und sachlich gelingt. Über Problemsituationen wird nachgedacht und überlegt, wie es beim nächsten Mal besser gelingen kann – je besser der Tag gelungen ist, umso kürzer ist die Besprechung (es können auch nur wenige Minuten sein).
- Wenn das Kind zuvor seine BZ-Werte gefälscht hat: Zunächst wird jeder BZ-Wert wieder unter Aufsicht durchgeführt und das Resultat wertgeschätzt. Wenn dies ca. 1 Woche zuverlässig gelungen ist (ohne Protest), kann man stufenweise wieder auf weniger Begleitung übergehen, je nach Gelingen.

Erziehen bei der chronischen Krankheit Diabetes

Mitleid der Eltern und der Angehörigen darf nicht die altersgerechte Entwicklung verhindern. Die Eltern müssen lernen, dass sie ihrem Kind nicht die Aufgabe (die Krankheit) abnehmen können, sondern es nur darin begleiten, unterstützen werden. Ihre Aufgabe ist, die Kinder zu befähigen, dass ihnen in ihrem Leben diese Aufgabe erfolgreich gelingen kann. D. h. häusliche Regeln gelten ebenso wie bei den Geschwistern. Ein »Diabetes-Bonus« in der Erziehung ist weder förderlich für die altersgerechte Entwicklung noch für die innerfamiliäre Interaktion.

Unter den Bedingungen des oben dargestellten »adoleszenten Umbaus« sollten Eltern und Behandler unbedingt immer das zu erreichende Ziel der schrittweisen Verhaltensänderung vor Augen haben – dies ist oft nur über einen professionellen Umweg erreichbar.

Verzichten sie ausdrücklich auf eine Analyse des Versagens, da das emotional für alle Beteiligten nicht ertragbar ist. Wir empfehlen hier verschiedene Belohnungsmodelle (▶ Kap. 5.3) auf Grundlage der Datenlage aus der Verhaltenstherapie als besonders geeignete Hilfe zum Gelingen.

Problematisch wird es in der familiären Betreuung häufig, wenn es zu Sprüngen in dem Unterstützungssystem für ein Kind oder Jugendlichen mit Diabetes kommt (z. B. wenn Eltern plötzlich mit anderen Aufgaben belastet sind, erkranken oder sich entschieden haben, dass sie ihrem Kind jetzt »endlich mal diesbezüglich vertrauen wollen«). Dies ist nicht selten der erste Schritt zu einer Verschlechterung der Selbstversorgung durch das betroffene Kind.

Merke

Was als Erziehungsmaßnahme *nicht* wirkt:

- Seinen Kindern Schuld vermitteln, sie kränken
- Drohen mit schlimmen Folgen
- Im Kontakt zu ihnen Ärger erzeugen
- Vorwürfe, Bestrafungen
- Als Erwachsener gekränkt sein, beleidigt sein
- Das Vertrauen in Frage zu stellen

9.5 Geschwisterkinder

Die plötzliche Erkrankung eines Kindes an Diabetes betrifft die gesamte Familie. Änderungen im Familienalltag, bei der Zuwendung der Eltern zu ihren Kindern und im Umgang untereinander sind die Folgen. Dieser Anpassungsprozess betrifft auch die Geschwisterkinder. Sie müssen die veränderte Familiendynamik sowohl kognitiv begreifen als auch emotional aushalten und sich langfristig adaptieren lernen. Eine Reihe von psychischen und sozialen Faktoren hat Einfluss auf diesen Adaptationsprozess. Geschwisterkinder fühlen sich oft angesichts der Diabetesversorgung des betroffenen Kindes vernachlässigt. Andererseits machen sie sich oft erstaunlich viele Gedanken über die Krankheit und das Wohlergehen ihres kranken Bruders/ihrer kranken Schwester. Die erhöhte Zuwendung der Eltern wird oft so verstanden, dass die Eltern dieses Geschwisterkind mehr lieben, obwohl es sich um eine notwendige Versorgung handelt.

Zunächst ist das Alter der Geschwister von Bedeutung. Jüngere Kinder reagieren anders auf die Krankheit ihres Geschwisters als ältere Kinder oder Jugendliche. Aber auch ältere Geschwisterkinder fallen gelegentlich in das Verhaltensmuster von jüngeren zurück, um Aufmerksamkeit zu bekommen. Weiter spielt auch die Geschwisterfolge eine Rolle. Ist das gesunde Geschwisterkind das Erstgeborene, ein sogenanntes »Sandwichkind« oder das Nesthäkchen? Eltern von Kindern mit einer chronischen Erkrankung müssen auch ihren gesunden Kindern gerecht werden. Das ist nicht einfach, da die Versorgung des Kindes mit Diabetes im Alltag viel Zeit und Engagement erfordert. Daher ist es nicht verwunderlich, wenn die gesunden

Geschwisterkinder manchmal mehr oder weniger deutlich signalisieren: »Hallo, mich gibt es auch noch!«

Diabetesmanifestation aus Geschwistersicht

Sind die Geschwisterkinder noch sehr jung, beziehungsweise noch im Kleinkindalter, stellt ihre Versorgung die Eltern vor eine große Herausforderung. Meistens brauchen junge Kinder die körperliche und emotionale Nähe der Eltern, vor allem für die Mütter ist es ein Stressfaktor, gleichzeitig beim Kind mit Diabetes im Krankenhaus zu sein, aber auch ihr kleines Kind versorgt zu wissen. Bei Säuglingen und Kleinkindern kann die fehlende Präsenz der Eltern und ihre veränderte Emotionalität zu Irritationen führen. Das könnte sich in Schlafstörungen, vermehrtem Schreien und passageren Fütterungsstörungen ausdrücken. Daher ist es bei Kleinkindern wichtig, dass zumindest ein Elternteil sich nach wie vor intensiv der Versorgung dieses Geschwisterkindes widmet. Im Grundschulalter ist schon mehr Verständnis für die akute Situation zu erwarten, aber hier können Ängste und Verlassenheitsfantasien zu Problemen führen. Bei Jugendlichen kann die Abwesenheit der Eltern dazu führen, dass sie die Situation nutzen, um sich ihren schulischen oder häuslichen Aufgaben zu entziehen. Umgekehrt können Jugendliche aber sehr emotional und betroffen reagieren und die besondere Zuwendung der Eltern benötigen.

Schattenkinder?

Die Geschwister von Kindern mit einer chronischen Erkrankung werden häufig als »Schattenkinder« bezeichnet. Auch wenn dieser Ausdruck sehr plastisch die Lage zu beschreiben scheint, ist es besser statt von »Schattenkindern« von Kindern mit »besonderen Bedürfnissen« zu sprechen. Diese erwachsen aus der Tatsache, mit einem chronisch kranken Geschwister in einer Familie zusammen zu leben. Wichtig ist es, die Eltern auf die besonderen Bedürfnisse aufmerksam zu machen und sie darin zu unterstützen, auf die Geschwisterkinder angemessen einzugehen.

Das Bedürfnis nach Sicherheit

Die meisten Kinder reagieren auf eine länger andauernde oder chronische Erkrankung ihres Geschwisters mit Angst und Unsicherheit. Sie fragen sich im Stillen, ob sie wohl selber auch krank werden könnten. Auch beschäftigt sie die Frage, wie weit diese Erkrankung ansteckend sei oder nicht. Jüngere Kinder können auch Phantasien darüber entwickeln, wie es zu dieser Erkrankung gekommen ist. Dabei beziehen sie vieles auf die eigene Person, in dem sie sich vorstellen, dass sie auch Schuld an dieser Situation haben könnten. Vielleicht haben sie ihr Geschwister zu sehr geärgert, geschlagen oder etwas mit ihm angestellt – und nun ist es krank geworden. Solche Phantasien können zu einem schlechten Gewissen oder zu Schuldgefühlen führen und damit verbunden auch die Angst vor Bestrafung wecken. Unabhängig davon, wie die Geschwisterkinder gefühlsmäßig reagieren, ob betont verständnisvoll, eher aggressiv, mehr zurückgezogen oder verhalten: hinter all diesen Reaktionen steht meist Unsicherheit, Überforderung und Angst.

Dem kann entgegengewirkt werden, indem die Eltern versuchen, ihren Kindern so schnell wie möglich wieder Sicherheit zu vermitteln, in dem sie mit ihnen über die Situation reden. Das fällt den Eltern besonders in der ersten Zeit nach der Diagnose nicht leicht. Denn auch sie müssen sich zunächst einmal auf die neuen Anforderungen einstellen. Um die Geschwisterkinder nicht zusätzlich zu belasten, wollen die Erwachsenen meist erst dann mit ihnen über die Erkrankung des Bruders oder der Schwester sprechen, wenn sie selber mehr darüber wissen. Diese Reaktion ist verständlich, denn die Eltern brauchen selber Zeit, um sich mit dem Diabetes vertraut zu machen. Für die Geschwisterkinder kann das aber bedeuten, dass sie nun vermehrt ihren eigenen Vorstellungen und Gedanken bezüglich der Erkrankung überlassen bleiben. Daher sollten Geschwisterkinder, ähnlich wie das kranke Kind, sehr frühzeitig darüber aufgeklärt werden, was passiert ist.

Das Bedürfnis nach Wichtigkeit

Der Diabetes und vor allem seine tägliche Behandlung verändert nicht nur den Alltag des betroffenen Kindes, sondern auch das Leben seiner gesamten Familie. Diese Veränderung spüren nicht nur die Eltern, sondern im besonderen Maße auch die Geschwister. Kaum eine andere Erfahrung löst so gegensätzliche Gefühle in Kindern aus wie das Zusammenleben mit einem Geschwisterkind, das von einer bleibenden Krankheit betroffen ist. Einerseits möchte man für nichts auf der Welt mit ihm tauschen, andererseits erhält das Geschwister mit Diabetes scheinbar auch viele begehrte Privilegien, um die es die anderen Kinder der Familie offen oder heimlich beneiden. Der gefühlsmäßige Konflikt ist nicht einfach zu bewältigen und oft werden Ventile dafür gesucht, die dann zu vielfältigen Spannungen in der Familie Anlass geben können.

Am Anfang steht die Diagnose des Diabetes und die damit verbundenen Sorgen und Ängste der Eltern. Sie erleben die Bedrohung ihres Kindes durch eine zwar gut zu behandelnde, aber doch nicht heilbare Erkrankung. Die Geschwisterkinder spüren, dass in ihrer Welt etwas Unerwartetes und Bedrohliches passiert ist. Sie bemerken auch die Veränderungen im Verhalten und den Gefühlen ihrer Eltern. Wenn sie zuvor meist eine beruhigende Sicherheit ausstrahlten, ist das nun einer angespannten und wechselhaften Stimmung gewichen.

Für die zu Hause gebliebenen Kinder werden die Eltern nicht mehr berechenbar. Meist ist immer ein Elternteil im Krankenhaus, bei jüngeren Kindern mit Diabetes auch über Nacht. Die Kinder sehen ihre Eltern weinend und erleben sie oft hilflos. Bei den Geschwisterkindern löst diese Situation meist Angst aus, egal ob sie scheinbar mit Verständnis, Gleichgültigkeit oder Wut darauf reagieren. Zu Beginn der Erkrankung empfinden die meisten Geschwister Angst und sie befürchten, in dieser neuen Situation übersehen oder vergessen zu werden. Mit diesen Gefühlen haben die Geschwister so ziemlich genau ihre Situation erspürt. Sie merken bei aller

Mühe der Eltern, dass sie im Moment eine andere Wichtigkeit haben als vor der Diagnose des Diabetes.

Das Bedürfnis nach Aufmerksamkeit

Meist haben Eltern ihre Kinder mehr oder weniger gleichermaßen in ihrem Blickfeld. Manchmal kann dieser Fokus sich vorübergehend besonders stark auf eines der Kinder in der Familie konzentrieren. Mit dieser intuitiven Lenkung der Aufmerksamkeit gelingt es Eltern auch meist sehr gut, ihre Zuwendung allen ihren Kindern gleichermaßen zukommen zu lassen. Die Erkrankung an Diabetes beeinflusst die Wahrnehmung der Eltern in besonderem Maße, ohne dass es ihnen gleich bewusst wird. Der Winkel der Aufmerksamkeit wird enger und fokussiert auf das kranke Kind. Um dem Geschwisterkind gerecht zu werden, muss aber der Winkel der Aufmerksamkeit zumindest zeitweise wieder erweitert werden. Wenn sich Eltern darüber bewusst werden, verändert sich ihre Wahrnehmung wieder und die Geschwister spüren, dass auch sie wieder in den Mittelpunkt der elterlichen Aufmerksamkeit gelangen.

Alter der Geschwisterkinder

Das Alter des Geschwisters hat ebenfalls einen starken Einfluss auf den Umgang mit der Erkrankung des Bruders oder der Schwester. Häufig erleben erstgeborene Geschwisterkinder durch die Erkrankung ihres jüngeren Bruders oder der jüngeren Schwester eine erneute »Entthronung«. Dabei werden neben der Erkrankung auch die Erlebnisse und Eindrücke, die bei der Geburt des jüngeren Geschwisters aufgetreten sind, wiederbelebt. Daraus kann ein zeitweise auftretendes Konkurrenzdenken entstehen. Ebenso kann der Altersabstand zwischen den Geschwistern eine große Rolle spielen. Wissenschaftliche Untersuchungen haben gezeigt, dass je geringer der Altersabstand zwischen den Geschwistern ist, umso größer fällt der Leidensdruck der gesunden Geschwister aus.

Besondere Belastungen

Die chronische Erkrankung eines Geschwisters kann für die gesunden Kinder zu einem erheblichen Stressfaktor werden. Da es sich um die Betroffenheit der gesamten Familie handelt, können wir die gesunden Geschwisterkinder nicht gänzlich von dieser Belastung fernhalten oder sie davor schützen. Ebenso wie die Eltern und vor allem das an Diabetes erkrankte Kind lernen müssen mit der neuen Situation umzugehen, bleibt dies dem Geschwisterkind nicht erspart. Für die Eltern bedeutet das, dass sie besonders darauf achten müssen, ihre Aufmerksamkeit wieder den gesunden Geschwisterkindern zuzuwenden. Dabei ist es wichtig, dass die Eltern, unabhängig vom Alter des gesunden Geschwisters, nicht ausschließlich an den Verstand des Kindes appellieren. Viele Geschwisterkinder begreifen sehr gut, was mit ihrem Bruder oder ihrer Schwester passiert ist. Allerdings wirkt sich das nicht immer auch auf die gefühlsmäßige Verarbeitung des Geschehens aus. Daher sollten die Eltern von den Geschwisterkindern zwar Unterstützung, aber nicht unbedingt Verantwortung und Verständnis erwarten. Auch kann sich die Frustration der Geschwisterkinder in vermehrten Streitigkeiten mit dem anderen Geschwister ausdrücken. Hierbei ist es selbst für die Eltern schwierig, immer genau zu unterscheiden, ob es sich um die normalen Streitereien der Geschwister handelt oder um einen Konflikt aus Eifersucht oder aus dem Gefühl, zu kurz gekommen zu sein. Wichtig ist zu wissen, dass Geschwister häufiger konkurrieren, als dass sie miteinander kooperieren. Daher sind Geschwisterstreitigkeiten bis zu einem bestimmten Punkt auch Zeichen einer normalen Entwicklung.

Besondere Zeiten mit den Geschwistern verbringen

Eltern sollten sich gerade im ersten Jahr nach Manifestation des Diabetes gezielt den Geschwistern zuwenden. Indem die Mutter oder der Vater oder beide zusammen bewusst ein bestimmtes Ereignis mit dem Geschwisterkind erleben, erfüllen sie den Wunsch nach Sicherheit, Wichtigkeit und Aufmerksamkeit. So kann ein gemeinsamer Einkaufsbummel, ein Kinobesuch oder ein Nachmittagsausflug in den Zoo die besonderen Bedürfnisse des gesunden Geschwisterkindes für lange Zeit erfüllen und als Erinnerung erhalten bleiben. Das kann die inneren Ausgeglichenheit des Kindes fördern und sowohl die Eltern-Kind-Beziehung als auch den Umgang mit dem Geschwisterkind positiv beeinflussen. Solche besonderen Zeiten, auch »Quality-Time« genannt, sind meist wirkungsvoller als viele kurze zwischendurch gegebene Zuwendungen. Gibt es feste Zeiten, z. B. jeden Mittwoch 17:00 bis 17:30 Uhr als feste Institution, so kann das sehr hilfreich sein und die subjektiv erlebte »Vernachlässigung« wieder aufwiegen.

Das helfende Geschwisterkind

Probleme können dann auftreten, wenn die Übernahme von Verantwortung für die Betreuung und Versorgung des Geschwisters mit Diabetes als selbstverständlich erwartet wird. Das kann zu Überforderungen oder Aggressionen gegenüber dem Geschwister mit Diabetes oder den Eltern führen. Auch sollte von den gesunden Geschwisterkindern nicht immer eine besondere Rücksichtnahme erwartet werden. Kinder, vor allem jüngere Kinder, haben einen starken und natürlichen Egoismus. Dieser Egoismus hilft ihnen, groß zu werden und ihre Persönlichkeit zu entwickeln. Dafür brauchen sie Verständnis von ihren Eltern und dem Umfeld. Vieles, was uns Erwachsenen im Umgang zwischen Geschwistern manchmal unfair erscheint, gehört auch zur natürlichen Entwicklung des Kindes dazu. Andererseits gibt es auch sehr viele Kinder, die sich mit ihrem erkrankten Geschwister identifizieren. Sie leiden mit ihm mit und helfen ihm in vielen Situationen weiter. In vielen Fällen können die gesunden Geschwisterkinder als »Eisbrecher« für ihr Geschwister auftreten und für sie den Weg freimachen. Auch müssen die gesunden Geschwister ebenso damit umgehen lernen, dass z. B. bei einem Restaurantbesuch neugierige Blicke von den Nebentischen die Familie begleiten, wenn das Kind mit Diabetes seinen Blutzucker testet oder sich das Insulin spritzt. Oft werden Geschwisterkinder auch in der Schule auf ihren Bruder oder ihre Schwester mit Diabetes angesprochen.

Geschwisterkinder besonders erziehen?

Kinder, die ein Geschwister mit Diabetes haben, brauchen keine besondere Erziehung. Sie benötigen vor allem zu Beginn des Diabetes besondere Aufmerksamkeit seitens der Eltern, damit sie ihre eigene Wichtigkeit spüren und ihre persönlichen Bedürfnisse weiter in die Familie tragen können. Eltern sollten in dieser Situation ihre Kinder nicht unterschätzen. Geschwisterkinder sind in ihren Vorstellungen über die Erkrankung häufig weiter als ihre Eltern es annehmen. Das heißt, es ist wichtig mit den Geschwistern frühzeitig über das Geschehen zu reden. Sie sollten so gut wie möglich über die Behandlung des Diabetes Bescheid wissen. Kinder erzählen selten auf Anfrage über ihre Probleme mit ihrem erkrankten Geschwister. Häufig drücken Geschwisterkinder indirekt, durch Gesten oder durch Verhaltensweisen, die zunächst wenig Sinn machen, ihre Frustration oder Angst aus. Selten trauen sie sich, sich direkt bei den Eltern zu beschweren. Schließlich sollten Eltern die Rivalität zwischen den Geschwistern gestatten. Darin zeigt sich ein normales Phänomenen der kindlichen Entwicklung, dass vor allem auch dem Kind mit Diabetes zugutekommen kann.

Die Entwicklung der gesunden Geschwister

Manche Eltern fragen sich, ob das Aufwachsen und Zusammenleben mit einem Kind, das Diabetes hat, den Geschwistern in ihrer eigenen Entwicklung schaden könnte. Zu dieser Frage sind eine Reihe von Untersuchungen durchgeführt worden. Insgesamt zeigt sich, dass Geschwister von chronisch kranken Kindern meist zu sozial kompetenten, verantwortungsvollen und lebenspraktischen Menschen heranwachsen. Sie profitieren davon, dass sie lernen, Rücksicht nehmen zu müssen, aber dabei ihre eigenen Bedürfnisse nicht zu vergessen. Andererseits besteht auch die Gefahr, dass die Geschwister sich zu kurz gekommen fühlen und dadurch bewusst oder unbewusst ihren Eltern oder Geschwistern Vorwürfe machen. Um dem entgegenzuwirken ist es wichtig, dass Eltern mit den gesunden Geschwisterkindern ständig im Dialog bleiben. Sie sollten über die besonderen Bedürfnisse des Geschwisters Bescheid wissen und durch eine besondere Beziehung dazu beitragen, dass sich die gesunden Geschwister ebenso wie die Kinder mit Diabetes altersgerecht entwickeln und ihren Platz in der Familie ausfüllen.

10 Transition aus diabetologisch-psychiatrischer Sicht

Transition ist als Thema erst im letzten Jahrzehnt in den Fokus der Kinderheilkunde gerückt. Das neue Engagement der Fachgesellschaften entstand, da Kinder mit verschiedenen chronischen Erkrankungen früher kaum das Jugendalter erreichten, heute dagegen eine deutlich längere Überlebenserwartung haben und somit die Behandlung im Erwachsenenalter eine relevante Bedeutung erhält (Mukoviszidose, schwere Herzerkrankungen, juveniles Rheuma, Epilepsie, Diabetes) (FAZ, Natur und Wissenschaft, 17.09.2014). Dies betrifft insbesondere Jugendliche, die ins Erwachsenenalter kommen und eine neue, ihnen fremde und aus ihrer Sicht eher abweisende Versorgungsstruktur vorfinden.

Mit »Transition« ist in der Kinderheilkunde der geplante Übergang von Jugendlichen in eine Spezialambulanz der Erwachsenenmedizin gemeint. Es ist heute bekannt, dass diese Transition nur in weniger als 50 % der Fälle zeitnah gelingt – das heißt für den Alltag mit Diabetes, dass bei jungen Menschen mit Diabetes in einem erheblichen Anteil die Diabetesversorgung nicht ausreichend unterstützt und sichergestellt wird.

Junge Erwachsene mit Diabetes drohen bei Volljährigkeit leicht aus dem Raster fachärztlicher Betreuung herauszufallen – das besonders riskante Alter ist dabei die Zeit vom vollendeten 18. bis 24. Lebensjahr. Deshalb ist es erforderlich, den Übergang in die Erwachsenen-Diabetologie sorgfältig und differenziert genug zu gestalten und vorzubereiten. Dies gilt insbesondere, wenn zusätzlich psychiatrische oder somatische Komorbiditäten vorliegen, die dem weiter behandelnden Spezialisten gänzlich fremd sind. So kann beim vollendeten 18. Lebensjahr die in einem solchen Fall oft noch erforderliche fürsorgliche »Rundum-Versorgung« des Pädiaters, der Jugendhilfe und der Kinder- und Jugendpsychiatrie abrupt enden.

> **Beispiel**
> Ein Jugendlicher (Komorbiditäten: Minderbegabung und Störung des Sozialverhaltens und der Emotionen) lebt seit seinem 15. Lebensjahr in einer pädagogischen Wohngruppe, die ihn auch in den Belangen des Diabetes unterstützt. So konnte die Medikamenteneinnahme und Diabetestherapie relativ stabil gehalten werden. Kurz vor dem 18. Geburtstag erfolgt die Klärung einer erforderlichen gesundheitlichen Betreuung über das 18. Lebensjahr hinaus. Der Gutachter entscheidet sich dagegen, da er ja seinen Alltag weitgehend erledigen könne. Mit dem 18. Geburtstag werden deshalb »die Türen der Einrichtung geöffnet«, der junge Mann zieht zu seinem alkoholkranken Vater. Wenige

Wochen später wird er in desolatem Zustand bei schwerster Ketoazidose in eine Klinik eingeliefert mit der Folge einer psychiatrischen Unterbringung und Einsetzung einer gesetzlichen Betreuungsperson.

Hieraus wird deutlich: Es ist in keiner Weise selbstverständlich, dass die besonderen Aufgaben eines jungen Erwachsenen mit Diabetes am Übergang ins Erwachsenenalter insbesondere bei zusätzlichen Belastungen von öffentlichen Institutionen ausreichend gut verstanden werden – hier braucht es oft ausreichend gute »Vermittler«.

10.1 Welche Aufgaben stehen in dieser Lebensphase für den jungen Menschen an?

Besonders viele Veränderungen stürzen in kurzer Zeit gleichzeitig im Alter zwischen 16 bis etwa 25 Jahren auf den jungen Menschen ein:

Schulabschluss und berufliche Qualifikation, Entwicklung individueller Perspektivbildungen und eines eigenen Werte- und Normensystems, Modifikation der Beziehung zu den Eltern, evtl. Umzug in eine eigene Wohnung, Erlernen von eigener Haushaltsführung und Alltagsgestaltung, Umzug in eine neue Stadt, damit verbunden oft neue Freundschaften und Beziehungen zu Altersgleichen (Peers), ein neues soziales Umfeld mit dem Risiko der Vereinsamung, Umgang mit Erwartungen der Gesellschaft und kulturellem Druck, das Erlernen von sozial verantwortlichem Handeln angesichts der neuen Volljährigkeit vor dem Recht, Behördengänge, Partnerwahl, Familiengründung, Umgang mit Konsum und Freizeit (finanzielle Verantwortlichkeit), Berufsentscheidung und -einstieg.

Dieses bunte Bild der besonderen Herausforderungen wird erschwert, wenn noch eine chronische Krankheit wie Diabetes hinzukommt. Diese kann sich aber auch positiv auf die Entwicklung der Jugendlichen auswirken. So gelingt manchen jungen Menschen mit Diabetes Verantwortungsbewusstsein, Selbständigkeit und Selbstdisziplin besonders gut, da sie bereits früh gelernt haben, sich ihr Leben mit einer chronischen Erkrankung zu organisieren. Ihre Motivation, einen guten Schulabschluss zu erlangen, ist oft größer als bei gesunden Jugendlichen. Es ist erstaunlicherweise gut belegt, dass Jugendliche mit chronischen Krankheiten häufiger bessere Schulabschlüsse als gesunde Gleichaltrige erlangen (Seiffge-Krenke 1996).

Oft wird vom jungen Erwachsenen durch das nahe Umfeld mit Eintritt in die Volljährigkeit erwartet, dass die Diabetesversorgung jetzt selbstverantwortlich in allen Belangen gelingt: Doch die Realität ist meist anders. Hier sei daran erinnert, dass Diabetes auch weiterhin eine zusätzliche Aufgabe bleibt – da ist Unterstützung durch ein individuelles soziales Netz auch weiterhin eminent wichtig. Man bedenke: auch Bundeskanzler und Präsidenten von Amerika brauchen viele Helfer, um erfolgreich ihre Aufgaben erfüllen zu können!

Mit dem Erwachsenwerden wird jungen Menschen mit Diabetes nochmal deutlicher, dass sie die Krankheit lebenslang begleiten wird: »Ich bin Diabetiker für immer!« Die Blutzuckerselbstkontrollen, »gelungene« Blutzucker-Werte, die richtige Insulinmenge, das Einschätzen des Essens und der Bewegung, aber auch ein zunehmendes Bewusstsein und der Umgang mit den Risiken von Ketoazidosen, Hypoglykämien und Folgen der Erkrankung erhalten eine neue Bedeutung. Der HbA1c-Wert als Marker für gelungene Diabetes-Versorgung bekommt zunehmend eine höhere Relevanz für das persönliche Leben. Angesichts der noch nicht abgeschlossenen Entwicklungsprozesse im adoleszenten Gehirn (▶ Kap. 9.3.4) ist die Zukunftsantizipation oft aber noch nicht ausreichend handlungsleitend oder gar motivierend. Andererseits treibt die Sorge, dass die chronische Krankheit die familiäre und berufliche Karriere negativ beeinflussen wird, manch jungen Erwachsenen um. Doch heißt das meist noch nicht, dass diese Gedanken auch für das alltägliche Diabetes-Handeln genügend Kraft geben können. Wem es in diesem Alter gelingt, sich weiter ausreichend (durch Freunde, Eltern oder Mitbewohner einer Wohngemeinschaft) helfen zu lassen, ist dies deutlich erfolgreicher als das Konzept Einzelkämpfer. Wenn die selbstständige Therapieanpassung und Organisation der erforderlichen Behandlungsbasis (rechtzeitige Medikamentenbestellung, Vereinbarung von Arztterminen u.ä.) bereits gelingt, vermittelt dies ein größeres Freiheits-, aber auch Verantwortungsgefühl.

Damit der Übergang ins Berufsleben gut gelingen kann, sollte frühzeitig mit Jugendlichen das Gespräch zu den relevanten Themen wie Rechte und Möglichkeiten mit Diabetes im Berufsalltag gesucht werden. Gute Aufklärung und Beratung zu allen Fragen des Erwachsenenlebens sind zwingend notwendig. Auch über Vorbeugung und Umgang mit Folgeschäden sollte in dieser Lebensphase genügend sorgfältig gesprochen werden. Die Fragen der jungen Menschen sollten hier als Leitfaden für die Beratung gelten.

Der erfolgreiche Einstieg ins Berufsleben ist für Jugendliche einer der wichtigsten Meilensteine im Übergang ins Erwachsenenleben. Aussage des Patienten Holger nach vier Monaten Volljährigkeit, Umzug und Arbeitssuche: *»Das ist ja richtig anstrengend, das hatte ich mir niemals so vorgestellt!«*

Einige typische Gedanken aus dieser Altersgruppe:

- Zu Diabetes, Alkohol und Sexualität: »Mit wem kann ich darüber reden?«
- Zum Behindertenausweis: »Ich bin doch nicht behindert!«
- Zum Arbeitgeber: »Muss ich ihm meinen Diabetes mitteilen?«
- Zur neuen sozialen Rolle als Erwachsener: »Ich bin erwachsen: Man erwartet von mir ebenso wie ich selbst, dass ich jetzt alles alleine mache – mir soll doch jetzt niemand mehr helfen!« (vermeidender Bindungstyp?)
- Zur Unsicherheit bezüglich der Hilfesuche: »Wer fragt ist Panne!« versus »Wer den Richtigen fragt, ist top!«.

Wechsel in die Erwachsenen-Diabetologie

In der Regel endet die kinderdiabetologische Betreuung mit dem 18. Geburtstag, so wie auch die des behandelnden niedergelassenen Kinderarztes. Nur in einigen Ausnahmen gibt es die Möglichkeit von Übergangslösungen. Deshalb ist es wichtig, früh genug, etwa ab dem 16. Lebensjahr, über dieses Thema zu sprechen und den Jugendlichen und ihren Familien entsprechende Angebote zu machen. Es hat sich bewährt, dass es gemeinsame »Übergangs-Sprechstunden« gibt. Auch die Möglichkeit, dass der Jugendliche sich zunächst die eine oder andere Diabetes-Schwerpunktpraxis »anschauen« kann, ggf. auch nochmal in die Kinderdiabetologie zurückkehren »dürfe« kann jungen Menschen helfen, dass sie ein für sie geeignetes neues diabetologisches Behandlungsteam finden und nicht am Ende zu gar keinem Diabetologen oder gar zu keinem Arzt gehen.

Die TEENS-Studie (Lytle 2004) weist nach, dass 70 % de Adoleszenten ihre HbA1c-Ziele nicht erreichen, bei 19-25jährigen sind es sogar 80 %. Andererseits konnte in Niedersachsen gezeigt werden, dass im Jahr 2012 Jugendliche mit Diabetes zu 49 % das Abitur oder einen Fachhochschulabschluss absolviert haben, dagegen nur 44 % der Gleichaltrigen Stoffwechselgesunden.

10.2 Wenn Volljährigkeit nicht gelingt: Betreuung für gesundheitliche Belange, Aufenthaltsbestimmungsrecht

Wenn Jugendliche mit Diabetes und gravierenden zusätzlichen Beeinträchtigungen (psychiatrische Erkrankungen, Begabungsproblemen) in das Alter der Volljährigkeit kommen, ist es ratsam, dass sich die Familie ggf. frühzeitig genug die Frage der psychosozialen Reife und Befähigung stellt. Das heißt, nach einer sorgfältigen ärztlichen Abklärung und Beratung dieser Frage (am besten durch den bisher behandelnden Hausarzt und Diabetologen, ggf. Psychiater) sollte angemessene Unterstützung organisiert werden – das gesundheitliche Risiko, wenn solche Menschen ohne die ausreichende Fähigkeit zur Selbständigkeit (insbesondere unter dem Aspekt Diabetes) volljährig werden, kann ein Erhebliches sein!

Das Familiengericht entscheidet in dieser Frage.

Eingliederungshilfe für seelisch behinderte Kinder und Jugendliche – §35a SGB VIII (Stand 2015)

»(1) Kinder oder Jugendliche haben Anspruch auf Eingliederungshilfe, wenn

1. ihre seelische Gesundheit mit hoher Wahrscheinlichkeit länger als sechs Monate von dem für ihr Lebensalter typischen Zustand abweicht, und

2. daher ihre Teilhabe am Leben in der Gesellschaft beeinträchtigt ist oder eine solche Beeinträchtigung zu erwarten ist.

Von einer seelischen Behinderung bedroht im Sinne dieses Buches sind Kinder oder Jugendliche, bei denen eine Beeinträchtigung ihrer Teilhabe am Leben in der Gesellschaft nach fachlicher Erkenntnis mit hoher Wahrscheinlichkeit zu erwarten ist. § 27 Abs. 4 gilt entsprechend.

(1a) Hinsichtlich der Abweichung der seelischen Gesundheit nach Absatz 1 Satz 1 Nr. 1 hat der Träger der öffentlichen Jugendhilfe die Stellungnahme

1. eines Arztes für Kinder- und Jugendpsychiatrie und -psychotherapie,
2. eines Kinder- und Jugendpsychotherapeuten oder
3. eines Arztes oder eines psychologischen Psychotherapeuten, der über besondere Erfahrungen auf dem Gebiet seelischer Störungen bei Kindern und Jugendlichen verfügt,

einzuholen. Die Stellungnahme ist auf der Grundlage der Internationalen Klassifikation der Krankheiten in der vom Deutschen Institut für medizinische Dokumentation und Information herausgegebenen deutschen Fassung zu erstellen. Dabei ist auch darzulegen, ob die Abweichung Krankheitswert hat oder auf einer Krankheit beruht. Die Hilfe soll nicht von der Person oder dem Dienst oder der Einrichtung, der die Person angehört, die die Stellungnahme abgibt, erbracht werden.

Die Stellungnahme sollte folgende Punkte enthalten:

1. Worin konkret besteht die Behinderung
2. Welche konkreten Hilfen sind erforderlich. Wie die Hilfe umgesetzt wird entscheidet das zuständige Jugendamt
3. Die somatische Diagnose
4. Die psychiatrische Diagnose
5. Das Begabungsprofil
6. Ob eine Teilleistungsstörung vorliegt
7. Zu welchen Hilfen die Familie in der Lage ist oder auch nicht!

(2) Die Hilfe wird nach dem Bedarf im Einzelfall

1. in ambulanter Form,
2. in Tageseinrichtungen für Kinder oder in anderen teilstationären Einrichtungen,
3. durch geeignete Pflegepersonen und
4. in Einrichtungen über Tag und Nacht sowie sonstigen Wohnformen geleistet.

(3) Aufgabe und Ziel der Hilfe, die Bestimmung des Personenkreises sowie die Art der Leistungen richten sich nach § 53 Abs. 3 und 4 Satz 1, den §§ 54, 56 und 57 des Zwölften Buches, soweit diese Bestimmungen auch auf seelisch behinderte oder von einer solchen Behinderung bedrohte Personen Anwendung finden.

(4) Ist gleichzeitig Hilfe zur Erziehung zu leisten, so sollen Einrichtungen, Dienste und Personen in Anspruch genommen werden, die geeignet sind, sowohl die Aufgaben der Eingliederungshilfe zu erfüllen als auch den erzieherischen Bedarf zu decken. Sind heilpädagogische Maßnahmen für Kinder, die noch nicht im schulpflichtigen Alter sind, in Tageseinrichtungen für Kinder zu gewähren und lässt der Hilfebedarf es zu, so sollen Einrichtungen in Anspruch genommen werden, in denen behinderte und nicht behinderte Kinder gemeinsam betreut werden.«

Hilfe für junge Volljährige, Nachbetreuung - §41 SGB VIII

»(1) Einem jungen Volljährigen soll Hilfe für die Persönlichkeitsentwicklung und zu einer eigenverantwortlichen Lebensführung gewährt werden, wenn und solange die Hilfe aufgrund der individuellen Situation des jungen Menschen notwendig ist. Die Hilfe wird in der Regel nur bis zur Vollendung des 21. Lebensjahres gewährt; in begründeten Einzelfällen soll sie für einen begrenzten Zeitraum darüber hinaus fortgesetzt werden.

(2) Für die Ausgestaltung der Hilfe gelten § 27 Abs. 3 und 4 sowie die §§ 28 bis 30, 33 bis 36, 39 und 40 entsprechend mit der Maßgabe, dass an die Stelle des Personensorgeberechtigten oder des Kindes oder des Jugendlichen der junge Volljährige tritt.

(3) Der junge Volljährige soll auch nach Beendigung der Hilfe bei der Verselbständigung im notwendigen Umfang beraten und unterstützt werden.«

Unterstützung durch den sozialpsychiatrischen Dienst

Zu den Aufgaben und Arbeitsweisen des Sozialpsychiatrischen Dienstes zählen im Einzelnen (Wienberg 1992):

- Beratung von Hilfesuchenden, Angehörigen und Personen des sozialen Umfeldes einschließlich betreuender oder behandelnder Institutionen,
- Vorsorgende Hilfen, um bei Beginn der Erkrankung oder Wiedererkrankung und bei sich anbahnenden Konfliktsituationen zu gewährleisten, dass die Betroffenen rechtzeitig ärztlich behandelt und im Zusammenwirken mit der Behandlung geeignete betreuende Einrichtungen in Anspruch genommen werden können,
- Nachgehende Hilfen um den Personen, die aus stationärer psychiatrischer Behandlung entlassen werden, durch individuelle Betreuung, Beratung und Einleitung geeigneter Maßnahmen die Wiedereingliederung in die Gemeinschaft zu erleichtern sowie eine erneute Krankenhausaufnahme zu vermeiden,
- Die regelmäßige Durchführung von ärztlich geleiteten Sprechstunden,
- Die Durchführung von Hausbesuchen, um die Situation in der Wohnung und dem näheren sozialen Umfeld persönlich kennenzulernen, ggf. auch um unmittelbar eingreifen zu können,
- Koordination der Einzelhilfen,

- Zusammenarbeit mit allen Diensten und Einrichtungen der Versorgungsregion, die mit der Betreuung und Behandlung psychisch Gefährdeter, Kranker und Behinderter befasst sind, insbesondere mit den regional zuständigen psychiatrischen Krankenhauseinrichtungen,
- Zusätzliche Hilfeangebote in Form von Gruppenangeboten für einzelne Patienten, Gruppen und Angehörige, Initiierung von Laienhelfer- und Angehörigengruppen, Öffentlichkeitsarbeit, Institutionsberatung.

Der Sozialpsychiatrische Dienst versteht sich ausschließlich als Hilfe bei psychiatrischen Erkrankungen, somit kann er bei Diabetes nur in Komorbidität mit psychiatrischer Erkrankung eingesetzt werden – das ist eine Hürde, die man bei dieser Konstellation kennen muss.

Merke

Der achtzehnte Geburtstag und die damit verbundene Volljährigkeit kann unvorbereitet für chronisch Kranke ein Risiko fürs Leben werden!

---

11 Grundsätzliches zu psychiatrischen Erkrankungen

Auch Menschen mit Typ 1 Diabetes können natürlich wie jeder andere Mensch zusätzlich auch noch psychiatrisch erkranken. Nach Blanz (1995) treten zum Beispiel Depressionen bei chronischen Erkrankungen etwa doppelt so häufig auf wie bei Gesunden. Dieses Phänomen ist nicht spezifisch für Diabetes. Aber da der Typ 1 Diabetes bereits schon für sich genommen eine erhebliche »Zusatzaufgabe« darstellt, ist die gleichzeitige Bewältigung einer psychiatrischen Komorbidität eine erheblich größere Belastung für die Patienten und damit natürlich auch für die Behandler. Die Behandlung psychiatrischer Störungsbilder in dieser Konstellation ist durch die notwendige Kooperation zwischen Diabetologen und Psychiatern bei meist fehlenden Kommunikationsstrukturen hierfür erschwert. Es kommt hinzu, dass bei Diabetes die Behandlungsgrundsätze teils anderes erfordern als bei Patienten ohne Diabetes, dies ist oft eine Herausforderung für den Kinder- und Jugendpsychiater. Hierzu liegen bis heute kaum Studiendaten vor, insbesondere nicht zur Frage, ob die psychiatrisch-psychotherapeutischen Regeln unter dem Aspekt Diabetes modifiziert werden müssen, auch sind die neuen Konzepte noch nicht systematisch evaluiert.

Unsere inzwischen umfassenden retrospektiven Erfahrungen im Gemeinschaftskrankenhaus Herdecke wurden deshalb als Grundlage verwendet für die folgende Darstellung derjenigen psychiatrischen Krankheitsbilder, die nach unserer Erfahrung am häufigsten als Komorbidität zu Diabetes vorkommen und einer besonderen Behandlung bedürfen.

Nach der Bella Studie, einem Modul aus KIGGS 2006, zeigen sich die folgenden Störungsbilder mit einer Häufigkeit von:

- expansive Störungen gut 15 % der Kinder und Jugendlichen mit den Schwerpunkten AD(H)S und Störung des Sozialverhaltens.
- Ca. 2 % zeigen Störungsbilder aus dem Formenkreis von Früh-Traumatisierung.
- Emotionale Störungsbilder, also z. B. Zwangserkrankungen, Angst und Depression um 6 %.
- Posttraumatische Stresserkrankung 2 %
- sogenannte Persönlichkeitsstörungen 3 %
- Psychose 1 %

Psychiatrische Erkrankungen und Diabetes

Die Häufigkeit psychischer Störungen bei Kindern und Jugendlichen im Diabetesverlauf wurde erstmals von Kovacs et al. (1990) in einer kontrollierten Langzeitstudie systematisch untersucht. Hierbei wurde das Risiko für das Auftreten psychischer Komorbiditäten bei Kindern und Jugendlichen mit Typ 1 Diabetes beginnend mit der Manifestation und in den darauf folgenden zehn Jahren untersucht. Die Kinder und Jugendlichen wurden regelmäßig kinder- und jugendpsychiatrisch evaluiert und darüber hinaus wurden Interviews mit den Kindern und ihren Eltern geführt. Zehn Jahre nach Manifestation waren die Patienten im Mittel 20 Jahre alt und bei 47,6 % von ihnen wurde mindestens eine psychische Störung diagnostiziert (damals nach DSM 3 Kategorien). Es waren die depressiven Störungen mit 26,1 % am höchsten, gefolgt von Angststörungen mit 19,6 % und einer gemeinsamen Kategorie von Verhaltensstörungen (beinhaltete Störung des Sozialverhaltens) mit einer Rate von 16,3 %. In den meisten gegenwärtigen Studien wird nicht zwingend von vermehrten Angststörungen bei Kindern und Jugendlichen mit Diabetes berichtet. Dagegen wird die Depressionsrate auch in neueren Studien überwiegend als erhöht eingestuft. Da bei Vorliegen einer Depression die Komorbiditätsrate für Angststörungen deutlich höher ausfallen (Groen 2011), ist zu erwarten, dass auch bei Kindern und Jugendlichen mit Typ 1 Diabetes eine höhere Rate an Angststörungen vorliegt.

Die wichtigsten Gründe in der Diabetesbehandlung für eine Erwägung von psychiatrischer Komorbidität

Im Alltag der Kinder- und Jugend-Diabetologie müssen verschiedene Anlässe beim Behandlerteam den Gedanken an eine psychische Ursache von Schwierigkeiten in der Behandlung entstehen lassen:

- Langfristig deutlich nicht veränderbar überhöhte HbA1c-Werte mit fehlender Chance auf Besserung in der allein diabetologischen Betreuung
- Gehäufte Ketoazidosen und/oder schwere Hypoglykämien
- Nicht nachvollziehbare Entgleisungs-Episoden in der Diabetesselbstbehandlung
- Die diabetesrelevante Versorgung ist unter häuslichen Bedingungen nicht mehr zu gewährleisten (Kindeswohlgefährdung)
  → sog. Compliance-Probleme

Im Folgenden soll auf die einzelnen Krankheitsbilder detailliert eingegangen werden.

12 Psychiatrische Erkrankungen

12.1 AD(H)S

ADHS ist das häufigste psychiatrische Störungsbild im Kindes- und Jugendalter. Es betrifft etwa 5 % einer Population. Es ist eine dimensionale Störung, alle Übergänge der Ausprägung von minimal bis extrem sind möglich. Die Bedeutung für die Alltagsbewältigung ist zusätzlich abhängig von der Komplexität der Lebenssituation. Die Betroffenen fallen daher eher in der Schule auf als beim Spielen mit hohem Bewegungsanteil, weil sie dort unfähig sind, ruhig sitzen zu bleiben. Insbesondere vier Verhaltensvariablen sind charakteristisch für das ADHS nach heutiger Vorstellung:

1. Defizit der Aufmerksamkeit und Konzentration,
2. Defizit im Einhalten von Reihenfolgen,
3. gesteigerte Impulsivität
4. Hypermotorik (inkonstantes Symptom)

Die Hyperaktivität ist aber oft gerade der Anlass für die Diagnose! Somit wird die Diagnose insbesondere bei Mädchen, die oft keine Hyperaktivität zeigen, häufig nicht gestellt. Auch in der Sprechstunde zeigen die Patienten oft keine Hyperaktivität, der Untersucher kann also nur aus dem geschilderten Verhalten des Patienten auf die Diagnose schließen, die Eigenwahrnehmung ist oft nicht verlässlich. In etwa 80 % zeigt ein weiteres Familienmitglied typische Symptome, nicht selten Vater oder Mutter, die diese Auffälligkeit ihres Kindes dann nicht bemerken. Es ist also im Fall der Komorbidität Diabetes und AD(H)S notwendig, aus dem Muster der Diabetesversorgung an die Diagnose AD(H)S zu denken und eine spezifische Diagnostik etwa durch einen kooperierenden Kinder- und Jugendpsychiater zu veranlassen.

Aus statistischer Sicht sollten beide Diagnosen, Typ 1 Diabetes und AD(H)S, gemeinsam vorkommen. Soweit genetische Daten über AD(H)S vorliegen, insbesondere dem Dopamin und Noradrenalinsystem betreffend, ist eine gemeinsame Genetik der Erkrankung nicht zu erwarten. Also sollten bei sorgfältiger Untersuchung auch etwa 5 % der Diabetiker die Zweitdiagnose AD(H)S erhalten.

Klinisch fallen Kinder mit AD(H)S dadurch auf, dass sie ihren Diabetes trotz guter Schulung impulsiv versorgen: also ohne nachvollziehbaren Grund eine viel zu hohe oder niedrige Insulindosis applizieren, den BZ messen und dann doch nicht spritzen, zusätzlich messen, um dann weitere Messungen zu vergessen.

Die Kernsymptome des AD(H)S bedeuten also:

- Impulsivität heißt: handeln ohne Nachzudenken und sich nicht mehr genau daran erinnern, Insulin-Dosierung aus dem Gefühl heraus trotz BZ-Messung.
- Reihenfolgen nicht einhalten: Spritzen ohne zu messen, messen und nicht spritzen, messen nach dem Essen oder Spritzen.
- Aufmerksamkeitsdefizit heißt: mehrere Dinge gleichzeitig machen, aber nicht vollständig, in der Schulung ständig an anderes denken.
- Problem der Daueraufmerksamkeit: Komplexere Handlungen misslingen wie Katheterwechsel, Tasche packen für Freizeit, Messgerät oder Insulin werden vergessen.

Natürlich kennen alle Menschen solche Fehlleistungen, aber in der Intensität unterscheiden sich Menschen mit AD(H)S doch eindeutig. Daraus folgt: gehäufte Ketoazidosen und intermittierende Diabetes-»Fehlversorgung« sprechen auch ohne klinische Hyperaktivität (insbesondere bei Mädchen) für das Vorliegen eines AD(H)S.

Die Diagnose und Behandlung des AD(H)S sollte von einem Arzt erfolgen, der hinsichtlich dieses Krankheitsbildes erfahren ist. Allerdings sollte das Merkmal für Zielerreichung dabei vorrangig die gute Diabetes-Selbstversorgung sein und nicht etwa Schulerfolg oder Integration in der Familie.

Unter diesem Aspekt sollte bei Diabetes eine medikamentöse Ganztagstherapie angestrebt werden. Unretardiertes Methylphenidat ist hier ungeeignet, da nach 16:00 Uhr kein ausreichender Medikamenteneffekt mehr erreichbar ist. Wir empfehlen ausdrücklich die Behandlung mit 1. Atomoxetin, eventuell einschließlich einer Zusatzgabe von Methylphenidat für die Schulzeit oder 2. Lisdexamphetamin. Zu beachten ist, dass bis zum Ende der Pubertät ca. 30 % der Menschen mit AD(H)S eine Spontanheilung zeigen und daher diese medikamentöse Behandlung mindestens alle sechs Monate überprüft werden muss.

Es gibt Trainingsprogramme für AD(H)S wie das THOP-(2002) oder Optimind-Programm (2010). Ihr Einsatz soll erwogen werden, sie ersetzen aber nach unserer Erfahrung nicht den medikamentösen Behandlungseffekt, wie er bei Diabetes erforderlich ist. Der Typ 1 Diabetes stellt ein zu hohes Risiko dar, als das ein nur psychotherapeutischer Behandlungszugang versucht werden könnte, etwa bis es zur ersten Ketoazidose kommt. Es gilt hier im Einzelfall sorgfältig das individuelle Risiko abzuwägen: je selbständiger der Betroffene sein muss, umso eher ist nach unserer Meinung die medikamentöse Behandlung zwingend.

Es ist eine Responderrate, also positive Wirkung der Medikation, von 75 % für alle Substanzen Methylphenidat, Atomoxetin und Amphetamin belegt, nach Wechsel auf eine andere Substanz nochmals im Bereich weitere 45 % Responder, also bleiben etwa 15 % Nonresponder, bisher vorhandene Medikamente sind also hier nicht wirksam. Diese Patientengruppe bedarf einer erheblich intensiveren Begleitung und lückenlosen Hilfe. Ob Neurofeedback hier die Medikation ersetzen oder in Zukunft ablösen könnte, bleibt weiteren Studien vorbehalten. Hier könnte unter den heutigen Bedingungen mit einem Antrag nach § 35a, seelische Behinderung (▶ Kap. 11), Neurofeedback als Wiedereingliederungshilfe beim Jugendamt beantragt werden. Weitere neue medikamentöse Substanzen sind mit der Indikation AD(H)S bereits im Zulassungsverfahren, z. B. Guanfacin (Shire).

12.2 Störung des Sozialverhaltens und der Emotionen

Mit dem Begriff Sozialverhalten beschreiben wir die Fähigkeit, dass Kinder und Jugendliche ihr Verhalten an die jeweilige soziale Lebenssituation anpassen können und die in sie gesetzten Erwartungen an ihr Verhalten, insbesondere Verlässlichkeit und soziale Anpassungsfähigkeit erfüllen. Dies erfordert, dass man soziale Normen verinnerlicht hat, eigene Gefühle steuern kann und moralische Kategorien als verpflichtend und handlungsleitend anerkennt.

Ein gestörtes Sozialverhalten kann ganz unterschiedliche Erscheinungsformen haben.

Disruptive Mood Dysregulation Disorder (DMDD)

Diese neue Diagnose in DSM-5 (2014), dem US-amerikanischen Klassifikationssystem psychiatrischer Erkrankungen, entspricht im Deutschen am ehesten dem Begriff »heiße Aggression«, wie er voraussichtlich in der noch nicht verabschiedeten ICD 11 beschrieben sein wird. Die sog. »heiße Aggression« oder DMDD (s. Kasten unten) beschreibt das Phänomen, dass sich diese Menschen in völlig unangemessener Weise in belastenden Situationen aufregen können (Copeland 2012). Sie reagieren mit heftigen Emotionen bei geringer Kränkung oder Kritik, fühlen sich leicht angegriffen, empfinden schneller unlustbetonte Anforderungen als persönliche Kränkung, werden wütend, schimpfen, können auch körperlich auf einen vermeintlichen Aggressor losgehen.

Disruptive Mood Dysregulation Disorder – Kriterien nach DSM 5

A: schwere wiederholte Wutausbrüche, verbal oder tätlich, gegen Menschen oder Gegenstände. Wutausbrüche sind unabhängig vom Entwicklungsstand
B: Frequenz: Im Durchschnitt mehr als dreimal pro Woche
C: Stimmung zwischen den Wutausbrüchen: Fast jeden Tag ärgerlich oder gereizt
D: Dauer: Mindestens 12 Monate, davon nicht mehr als 3 Monate symptomfrei
E: Mindestens zwei Settings
F: Diagnose wird im Alter zwischen 6 und 18 Jahren gestellt
G: Beginn vor dem 10. Lebensjahr
H: Keine Symptome einer Manie/bipolaren Störung

I: Dies Verhalten tritt nicht nur während der depressiven Episode einer Major Depression oder in Verbindung mit Autismus, PTSD, Trennungsangst oder Dysthymie auf

Es wird derzeit diskutiert, dass wenn diese emotionale Dysregulation bei Kindern mit AD(H)S vergesellschaftet auftritt, es als »AD(H)S plus« benannt werden kann.

Das besondere dieser Kinder ist das Nebeneinander einer Impulsivität vom Typ AD(H)S und gleichzeitig erheblichen Stimmungsschwankungen in Form von depressiv-antriebsarmen Phasen sowie gehobener Stimmung, Größenideen mit Rededrang und Schlafstörungen. Heftige aggressive Reaktionen auf unbedeutende Hinweisreize, also soziale Fehlinterpretationen führen zu auch körperlich ausgetragenen Konflikten, die den Kindern und Jugendlichen oft schon nach kurzer Zeit leidtun. Bisherige Daten lassen eine eher schlechte Prognose dieses Krankheitsbildes erwarten: es gibt ein deutlich erhöhtes Risiko für Drogenkonsum, Suizidalität, Abbruch der Schullaufbahn (Jucksch 2011). Eine Behandlung mit einem atypischen Neuroleptikum neben Methylphenidat ist angeraten. Eine mögliche Gewichtszunahme als Nebenwirkung kann jedoch zum Absetzen der Medikation führen (▶ Kap. 13). Aus diabetologischer Sicht ist für diese Kinder zu bedenken: Sie haben ein erhöhtes Risiko, ein metabolisches Syndrom, eine Insulinresistenz und Typ 2 Diabetes zu entwickeln. US-amerikanische Kinder- und Jugendpsychiater haben diesen Patienten in der Vergangenheit die Diagnose einer bipolaren Störung gegeben (Holtmann 2009). Langzeitstudien haben diese Einschätzung aber nicht bestätigt, diese Patienten entwickeln später in aller Regel keine typische bipolare Störung (Leibenluft 2012).

Eine genaue Kenntnis dieser psychiatrischen Krankheitsbilder ist notwendig, um diesen in der Bewältigung ihres Lebens erheblich belasteten Patienten bei zusätzlich bestehendem Typ 1 Diabetes helfen zu können. Denn im Alltag der Diabetesversorgung führen diese heftigen Gefühle dazu, dass die angemessene Diabetes-Selbstversorgung unterlassen wird oder ungesteuert erfolgt.

Nach unserer eigenen Erfahrung der letzten Jahre ist die sog. »heiße Aggression«, die wir im Alltag gerne »überflutende Emotionen« nennen, neben AD(H)S die häufigste Ursache für gravierende Probleme und intrafamiliäre Konflikte in der Diabetes-Versorgung. Andere Formen der Störung des Sozialverhaltens wie oppositionelles Verhalten und Dissozialität scheinen die Diabetes-Selbstversorgung nach unserer jetzigen Erfahrung nicht so ausgeprägt zu beeinträchtigen.

Die Jugendlichen fühlen sich vom Diabetes belästigt, gekränkt und »beschließen«, sich einfach gar nicht mehr zu versorgen, den Diabetes zu vergessen, oder als Kompromiss zwischen Gefühl und Vernunft einmal am Tag »so nach Gefühl« einfach nur Basalinsulin zu spritzen. Bei sorgenvollem Nachfragen der Eltern werden sie wütend, reagieren mit Formulierungen wie: »Lass mich in Ruhe, es ist mein Diabetes, das geht dich nichts an…«. Dieses Verhalten kann bei Jugendlichen mit »überflutenden Emotionen« leicht zum Ausrasten, zu Beschimpfungen, Wutanfällen, aber auch zu Weglaufen oder körperlichen Angriffen führen. Solche Reaktionen gehen bei diesem Störungsbild (DMDD) eher über Minuten und länger:

Damit unterscheiden sie sich in der Zeitstruktur deutlich von Wutanfällen bei Klienten mit AD(H)S. Andererseits können sich diese Jugendlichen auch überschäumend freuen und sind bei guter Stimmung sehr fröhliche, angenehme, dankbare Patienten.

Das Phänomen »heiße Aggression«, also überflutende Emotionen, gibt es

1. ab früher Kindheit: dann ist es oft familiär, also ein weiteres Familienmitglied ist auch betroffen. Diese Kinder fallen bereits im Kindergartenalter mit solchen Episoden auf. Nur wenige verlieren die Symptomatik.
2. als »vorübergehende Erscheinung« im Adoleszentenalter: betrifft mehr Mädchen als Jungen, die Dauer liegt bei zwei bis drei Jahren und das Störungsbild ist bei den meisten Betroffenen selbstlimitierend.

Die genaue Zuordnung dieser Störungsbilder ist die Aufgabe eines Kinder- und Jugendpsychiaters. Die Diagnosestellung hilft sowohl Eltern wie Diabetologen nachhaltig, sie führt zu einem störungsspezifischen Umgang mit dem Jugendlichen. Eine medikamentöse und/oder psychotherapeutische Behandlung ist möglich und oft zwingend erforderlich.

> **Beispiel**
> Franz wird bei uns im Alter von zwölf Jahren vorgestellt, da im letzten Jahr mehrfach schwere Ketoazidosen mit stationären Aufenthalten in einer anderen Klinik auftraten und die Eltern inzwischen völlig verzweifelt sind. Bis vor zwei Jahren sei er zwar ein temperamentvolles, aber sonst unauffälliges Kind gewesen. Bereits die Entscheidung, dass er stationär aufgenommen werden soll, führt zu viel Geschrei und Handgemenge mit den Eltern. Auf Station kann er seine Bedürfnisse und Probleme ernsthaft besprechen: wenn seine Eltern etwas anderes entscheiden, als ihm lieb ist, wird er massiv wütend. Die Eltern und auch Franz erhalten bei uns ein Coaching zum Umgang mit diesem Verhalten, doch die Problematik eskaliert immer wieder. Er wird nach mehreren somatischen und einem psychiatrischen stationären Aufenthalt schließlich in einem Diabetesinternat untergebracht. Auch dort kommt es zu emotionalen Ausbrüchen, obwohl er sich immer wieder neu um Besserung bemüht. Zu guter Letzt wird er mit 16 Jahren wegen Fehlverhaltens auch aus dem Internat entlassen. Daraufhin entscheidet er sich bewusst, sich jetzt für die Schule intensiv einzusetzen, da er doch noch einen Abschluss schaffen und den Diabetes ohne »Druck« der Eltern gut versorgen will. Es gelingt! Er hat inzwischen eine Ausbildung begonnen und war bereits mehrfach ein zuverlässiger Helfer bei unseren Diabetes-Schulungskursen für Grundschulkinder.

Es handelte sich um eine Störung des Sozialverhaltens und der Emotionen vom späten Typ (Beginn in der Adoleszenz). Mit dieser Diagnose hätte ihm nach unserem heutigen Kenntnisstand eine begleitende medikamentöse Behandlung (z. B. niedrigdosiertes Risperidon) möglicherweise manche »Umwege« und Konflikte erspart.

Sind die Eltern oder auch nur ein Elternteil ebenfalls betroffen und emotional ungesteuert, dann kann eine Fremdunterbringung als einzig wirklich hilfreiche Lösung erforderlich werden. Da anderenfalls die Beteiligten sich fortgesetzt seelisch gegenseitig kränken und damit ihre emotionale Beziehung schwer belasten, obwohl es doch von außen betrachtet eher »ein Sturm im Wasserglas« ist, können durch eine Fremdunterbringung die familiären Beziehungen geschützt und entlastet werden. Geschulten Mitarbeitern in der Jugendhilfe als Unbeteiligten gelingt es hier viel einfacher, sachlich mit dem Jugendlichen umzugehen, sie haben daher die besseren Ausgangsbedingungen. Zu erwägen ist auch, ob für eine Zeit lang eine andere neutral handelnde Person die Diabetesbehandlung durchführt. Jugendliche lassen dies zu, wenn es emotionsfrei (kommentar- und kritiklos) vereinbart wird und sachlich nüchtern erfolgt.

Nach unserem Ermessen ist es angesichts der mittel- und langfristigen Folgen nicht akzeptabel, einen solchen Zustand um der Beziehung willen bei bestehender miserabler Diabetesversorgung zu dulden, Probleme nicht anzusprechen. Da hilft es nicht, die Rolle des einfühlsamen verstehenden Diabetologen einzunehmen, obwohl alles keinen Effekt hat. Für Eltern würde das bedeuten, dass ihre Jugendlichen »ruhig mit diesem Verhalten weiter machen können« – an dieser Stelle ist der Hinweis auf eine notwendige gute Diabetesversorgung gleichzeitig auch Unterstützung der Eltern bei der Erziehungsaufgabe.

Unzweifelhaft stellen diese Jugendlichen eine besondere therapeutische Herausforderung dar: Um in der Kooperation auch Behandlungserfolg zu erzielen, ist die Unterstützung eines Kinder- und Jugendlichen-Psychiaters oder Psychotherapeuten mit Kenntnissen dieses Krankheitskonzeptes notwendig.

Überflutende Emotionen sind auch ein Symptom anderer klinisch-psychiatrischer Bilder

Etwa 50 % der Menschen mit *Autismus* und normaler Begabung zeigen diese heftigen Emotionen, wenn die Umgebung sich für sie unlogisch, unverständlich verhält. Die Behandlungsansätze sind ähnlich, neben einer autismusspezifischen Trainingsbehandlung kann der medikamentöse Weg erfolgversprechend sein. Die Problematik hier ist die erfolgreiche Diagnosestellung.

Minderbegabte Menschen können ihre Emotionen oft deutlich schlechter steuern, sie zeigen dann schon als Kleinkinder oft die oben geschilderte Symptomatik und sprechen ebenfalls gut auf Medikation an. Hier ist begleitende Psychotherapie etwa nach einem Verstärkermodell als Maßnahme sehr sinnvoll und muss immer erwogen werden.

Hochbegabte Menschen verzweifeln nicht selten an »uns Dummen« und zeigen dann erhebliche Emotionen, von denen sie regelrecht überflutet werden. Sie sind oft bei Verstehen der Zusammenhänge schnell bereit, eine Behandlung zu wählen und können selbst gut entscheiden, ob eher medikamentös oder psychotherapeutisch vorgegangen werden sollte. Manchmal ist im Jugendalter auch eine nur einige Wochen dauernde Gabe eines Medikaments, welches den Dopamin D2- Rezeptor bremst, ausreichend.

12.3 Depression

Folgende Symptome kennzeichnen eine Depression:

- Gefühle von Hoffnungslosigkeit
- Lustlosigkeit
- Verlust an Fühlfähigkeit
- Verminderter Antrieb
- Selbstvorwürfe
- Schlafstörungen
- Wiederkehrende Todesgedanken

Die Erkrankung kann mehrere Familienmitglieder betreffen.

Diabetes und Depression

Die Komorbidität von Diabetes und depressiven Störungen ist bei Erwachsenen in den letzten 20 Jahren systematisch untersucht worden. Die empirischen Befunde zur Prävalenzrate zeigen mit 23,4 % im Vergleich zur gesunden Population (14,5 %) einen deutlichen Anstieg (Kulzer 2013, March 1998). Dabei wurden keine bedeutenden Unterschiede zwischen Menschen mit Typ-1 und Typ-2 Diabetes festgestellt. Es gilt als gesichert, dass beinahe 25 % der Menschen mit Diabetes im Verlauf ihrer Erkrankung an einer behandlungsbedürftigen Depression leiden. Die Wechselwirkungen der Depression mit der Diabetesbehandlung haben negative Auswirkungen sowohl auf die aktuelle glykämische Einstellung der Patienten als auch auf das Auftreten von Folgeschäden.

Depression bei Kindern und Jugendlichen mit Diabetes

Während eine Reihe von Studien den Zusammenhang von Diabetes und Depression bei Erwachsenen belegt hat, ist diese Fragestellung bei Kindern, Jugendlichen und Adoleszenten vergleichsweise wenig erforscht. Die Ursache hierfür liegt u. a. in der nach wie vor verbreiteten Annahme, nach der die Depression als eine Erkrankung des Erwachsenenalters gilt. Zudem unterscheidet sich die Symptomatik der Depression bei Kindern und Jugendlichen deutlich von denen erwachsener Patienten (March 2009). Bei diesen finden sich anhaltende Traurigkeit, Verlust von Freude und Interesse an Aktivitäten, die zuvor angenehm waren, Antriebslosigkeit und schnelle Ermüdbarkeit. Hinzu kommen Schuldgefühle, negative Zukunftserwartung, ein negatives Selbstbild und Suizidgedanken. Bei Kindern und Jugendlichen werden diese Leitsymptome der Depression durch weniger spezifische Ausprägungen im Erleben und Verhalten überlagert. Dazu zählen zirkadiane Schwankungen des Befindens, psychosomatische Störungen, schulische Leistungsminderung und Schulvermeidung, introvertiertes Verhalten, Schlafstörungen, sich nicht mehr freuen können/Gleichgültigkeit, Aggressivität, Vernachlässigung von Kleidung und Körperpflege und Weglaufen von zuhause. Bei Kindern und Jugendlichen mit Diabetes sind zudem persistierende Interesselosigkeit an der Behandlung, indifferente Haltung gegenüber den eigenen Blutzuckerwerten und die Ablehnung jeglicher äußerer Unterstützung zu beobachten. Die differenzialdiagnostische Abgrenzung einer behandlungsbedürftigen Depression des Jugendalters von anderen pubertären Krisen und Veränderungen bedarf besonderer Sorgfalt. Mangel an Motivation ist ein Kernsymptom der Depression und kann sich bei Kindern und Jugendlichen in einem für Außenstehende nicht nachvollziehbaren Desinteresse an der Selbstbehandlung ausdrücken.

Wie depressiv sind Jugendliche mit Diabetes?

Die Häufigkeit depressiver Störungen unter Kindern und Jugendlichen mit Diabetes fand Kovacs (1997) um das Dreifache erhöht gegenüber gesunden Gleichaltrigen. Die geschätzte Punktprävalenz einer depressiven Verstimmung bei Jugendlichen mit Diabetes variiert zwar in den wenigen diesbezüglichen Studien zwischen 2 und 10 % – dagegen liegt die kumulative Prävalenz der Depression für die Jugendzeit bei etwa 20 %. Eine aktuelle englische Studie unter Jugendlichen mit Diabetes fand bei 14 % eine milde und bei 8,6 % eine ausgeprägte depressive Symptomatik. Damit lag die Prävalenz der Depression bei Jugendlichen mit Diabetes auf ähnlichem Niveau wie bei ihren gesunden Altersgenossen. Möglicherweise sind subklinische Depressionen bei Kindern und Jugendlichen doch häufiger (Kulzer 2013).

Die Autoren empfehlen eine vermehrte Aufmerksamkeit auf depressive Störungen im Jugendalter zu richten, da der deutliche Zusammenhang zwischen depressiver Verstimmung und schlechter Diabeteseinstellung (Beeinflussung in beide Richtungen) mit gehäuften notfallmäßigen Klinikeinweisungen hohe Auswirkungen auf den Verlauf beider Erkrankungen und der Lebensperspektive der Kinder und Jugendlichen haben.

Depression als Komorbidität bei Diabetes und besondere Aspekte der Behandlung

Schon bei gering ausgeprägter depressiver Symptomatik wird besonders die Antriebsstörung zum zentralen Problemfeld bei Menschen mit der Komorbidität eines Typ 1 Diabetes. Die Selbstbehandlung des Diabetes erfordert ein hohes Maß an Initiative, Aktivität und Selbstdisziplin.

Mehrfach täglich seine gewohnten Alltagshandlungen zu unterbrechen, um die notwendigen Maßnahmen der Diabetesselbstversorgung vorzunehmen, bedarf eines starken Willens bzw. eines zuverlässigen und ausreichend starken Antriebs. Schon bei einer gering ausgeprägten Depressionssymptomatik ist der notwendige Antrieb dazu jedoch oft schon nicht mehr ausreichend. Die Diabetes-Selbstversorgung unterbleibt einfach, fällt sozusagen mangels Antrieb aus. Dies führt zu einer Diabetes-«Vernachlässigung», die mit den Symptomen einer Schilddrüsenunterfunktion oder einem relevanten Eisenmangel verwechselt werden könnte.

Die Patienten beklagen sich nicht, sie nehmen die eigene Depression als »normalen«, selbstverschuldeten, rein psychischen Zustand hin, sie suchen aus eigenem Antrieb oft keine Hilfe auf, sprechen ihre gedrückte Stimmung, ihre Hoffnungslosigkeit nicht von sich aus in der Sprechstunde an. Anfangs wird die Schule noch besucht, doch soziale Kontakte werden kaum noch gepflegt – und der Diabetes einfach nicht mehr versorgt.

Die Diagnose ist unter diesen Bedingungen eher schwierig zu stellen, es sei denn der Diabetologe denkt aktiv an eine Depression als Ursache und fragt gezielt nach. Oft wird die gedrückte Stimmung subjektiv von der betroffenen Person nicht realisiert, aber die Antriebsstörung in der mangelnden Diabetesversorgung als belastend wahrgenommen. »Manchmal habe ich einfach nicht die Kraft, mich zu messen« können die typischen Worte von depressiven Jugendlichen sein, »Ich verstehe mich dann selber nicht, eigentlich kann und will ich mich versorgen«. Depressive Menschen suchen nicht gerne den Psychiater auf, sprechen nicht ihre Symptomatik an, fühlen sich schuldig, sprechen ungern über die fehlende, hochbelastende verminderte Fühlfähigkeit. Im Rahmen einer konsiliarischen Vorstellung bei einem psychiatrischen Kollegen neigen sie zum Dissimulieren. Nach unseren Erfahrungen sollte die Diagnose einer Depression eher großzügig gestellt und die medikamentöse Behandlung sollte bei Komorbidität deutlich früher (von Beginn an) erwogen werden als bei einer Erkrankung ohne Diabetes. Die alleinige psychotherapeutische Behandlung, wenn auch aus psychiatrischer Sicht durchaus indiziert, kann dem Risiko mangelnder Diabetesversorgung nicht genügend zeitnah entgegen wirken. Weitere vier bis sechs oder gar acht Wochen mangelnde Diabetesselbstversorgung unter Psychotherapie sind nicht akzeptabel.

Hinzu kommt, dass erhöhte Blutzuckerwerte die Stimmung zusätzlich drücken und somit vermutlich die Wirksamkeit einer Psychotherapie behindern. Eine erst jetzt folgende medikamentöse Therapie braucht erneut drei bis sechs Wochen für den Wirkungseintritt.

Noradrenalin gewichtete SSRIs sind in diesem Kontext ratsamer als eher antriebsteigernde Antidepressiva. In der Adoleszenz ist die Kombinationstherapie mit Fluoxetin und kognitiver Verhaltenstherapie der »Goldstandard« (March et al 2004, 2009) und auch kosteneffektiv (Domino et al 2008). Grundsätzlich muss durch den Diabetologen für die erste Zeit eine zuverlässige »externe« Unterstützung für die Sicherstellung der Diabetesversorgung eingefordert werden, etwa durch die Eltern oder ggf. durch einen Pflegedienst. Selbst eine Medikation benötigt zwei bis drei Wochen, um wirksam zu werden, eine weiter unzureichende Diabetesselbstversorgung gefährdet bei hohen BZ-Werten den Behandlungseffekt.

Die Behandlung der Depression gelingt nur in enger Kooperation, Absprache zwischen beiden Berufsgruppen, da die Zielvariable: gute Diabetesselbstversorgung vom Diabetesteam am besten eingeschätzt werden kann, es ist in diesem Fall nicht alleine die Stimmungsaufhellung: Somit liegt das Behandlungsziel im Erfahrungsbereich des Diabetologen und der Psychiater leistet hierzu eher mit seinem Anteil eine »Auftragsarbeit« und bedarf der Einschätzung des Diabetologen.

So wird in diesem Kontext der gesunkene HbA1c zum Marker für das Gelingen der Depressionstherapie, dies ist für einen psychiatrisch tätigen Kooperationspartner sicherlich oft ein ungewohnter Blickwinkel!

Im Folgenden sollen noch einige Überlegungen zur Genese der Depression dargestellt werden.

Es gibt gute Studiendaten, dass genetische Aspekte entscheidend die Entwicklung einer Depression beeinflussen. Die Entwicklung einer bipolaren Störung hat sogar eine Heredität von 85 % (McGuffin et al 2003). Betroffene Jugendliche entwickeln allerdings oft als erstes eine depressive Episode, die klinisch nicht von einer unipolaren Depression zu unterscheiden ist. Nur mithilfe der Anamnese hinsichtlich weiterer betroffener Familienmitglieder gelingt es, die zutreffende Diagnose zu stellen. Dies ist wichtig, da die medikamentöse Behandlung bipolarer depressiver Episoden einen ganz anderen medikamentösen Ansatz erfordert, nämlich z. B. den Einsatz von Quetiapin, während SSRIs hier meist unwirksam sind.

Unipolare, rezidivierende depressive Störungen zeigen eine deutlich niedrigere Heredität von 40 % (Schulte-Körne et al. 2008), darum sind in dieser Konstellation weitere Faktoren zu erwägen, etwa Misshandlungserfahrungen (dieser Zusammenhang ist für Erwachsene gut belegt, für Jugendliche konnte es nicht gezeigt werden (Brakemeier et al. 2008)), familiäre Dysfunktionalität oder niedrige selbst wahrgenommene Erziehungskompetenz (Cote et al. 2009). Gute elterliche Zuwendung hat einen protektiven Effekt, dagegen erhöht vor allem chronischer, schwerer Streit zwischen den Eltern das Risiko für depressive Störungen im Jugendalter (Van Voorhees et al. 2008). Andauernde psychosoziale Belastungen, beginnend schon im Kindesalter, erhöhen das Risiko für depressive Episoden im Jugendalter, depressive Episoden im Kindesalter dagegen haben keinen Einfluss (Hazel et al. 2008).

Damit bestätigt sich das Modell eines chronischen Ambivalenzkonflikts nach Grawe 2004 als Begünstigung einer depressiven Reaktion (»Ich weiß, ich muss mich versorgen – ich habe überhaupt keine Lust dazu, ich mache nix, es ist mir doch egal, hört doch endlich auf, mich zu kontrollieren, macht doch nicht immer so einen Stress, ich habe doch alles im Griff, außer jetzt gerade, ist doch auch egal...«).

Hier läge Psychotherapie an erster Stelle als therapeutischer Zugangsweg sehr nahe, aber die Studiendaten (Hetrick et al. 2007, Brent et al., Evidenzgrad 2) belegen, das auch hier die Kombinationstherapie Medikation und Psychotherapie (TADS, March et. al. 2009) wirksamer ist, verbunden mit einer konsequent begleitenden Psychotherapie als Maßnahme über längere Zeit (Kennard et al. 2008).

12.4 Angsterkrankungen und Zwänge

Einteilung nach ICD 10 (2015):

1. Phobien: Soziale Phobie, Agoraphobie, Trennungsangst, altersbezogene Angsterkrankungen
2. Panikstörung: Im Kindes und Jugendalter sehr selten
3. Generalisierte Angststörung

4. Angst und depressive Störung, gemischt

5. Angst bei anderen Erkrankungen

Grundsätzlich schützen uns Ängste vor Selbstgefährdung, sie sind daher sinnvoll und bedürfen keinerlei therapeutischer Interventionen. Sie sind ein wichtiger Teil des Lernens von Alltagskompetenz, begleiten uns stetig und stellen keine psychische Belastung dar.

Angstgeleitetes Lernen erfolgt sehr schnell und ist dauerhaft stabil, allerdings sind die Inhalte einfach, plakativ und intuitiv, nicht Teil von Überlegungen und Abwägungen. Beim überraschenden Blick auf eine Schabe in der Küche der Ferienwohnung ergreifen nicht wenige Menschen die Flucht, obwohl bekannt ist, dass diese Tiere nachweislich ungefährlich für den Menschen sind. Das Ereignis prägt sich dauerhaft ein, ist mit einer spezifischen P 300-Welle im EEG stabil nachweisbar, die auch nach einer vielleicht notwendigen erfolgreichen Verhaltenstherapie unverändert lebenslang bestehen bleibt (Grawe 2004).

Erst wenn Ängste unser Handeln gegen die eigene Vernunft, d. h. Gefahreneinschätzung, bestimmen und das Handeln angstvoll, irrational wird, erfüllt es Kriterien einer Angsterkrankung im engeren Sinne. Wer beim Anblick einer Schabe sein Handeln steuern kann und rational abgewogen die Schabe bekämpft, mit ihr lebt oder doch die Ferienwohnung wechselt, ist weiterhin nicht behandlungsbedürftig. Wer deshalb nie mehr in Urlaub fährt, nähert sich damit einer Behandlungsnotwendigkeit. Beim Diabetes bedeutet das: es gibt hierbei einfach keine Option der dauerhaften Vermeidung (Insulin muss gespritzt werden). Das Objekt der Angst kann nicht vermieden werden, ganz anders als z. B. bei der häufigen Flugangst.

Angst ist im Alltag ein unangenehmes Gefühl, das gerne vermieden wird. Sprechen über angstbelegte Inhalte induziert wieder Angst und wird nachvollziehbar von den Betroffenen vermieden. Damit kommt der Identifikation von unangemessener Angst eine große Bedeutung zu. Betroffene zeigen eher durch ihr (dysfunktionales) Handeln und vielleicht durch eine vegetative Reaktion wie Schwitzen der Hände oder Erröten ihre Ängste und sie vermeiden die sprachliche Mitteilung.

Angsterkrankungen im Kindes- und Jugendalter sind häufig. Zusammen mit chronischen Erkrankungen treten sie möglicherweise häufiger auf (Blanz 1995). Dem Erkennen von für die Diabetes-Behandlung beeinträchtigenden Angsterkrankungen durch den behandelnden Diabetologen kommt daher eine besondere Bedeutung zu.

Hinweise darauf sind irrationale Handlungen im Rahmen der Diabetesversorgung, insbesondere:

1. Unterlassen von BZ-Messungen kann Ausdruck sein von:
   - Angst vor Realisierung von hohen Werten
   - Angst vor Öffentlichkeit, soziale Phobie
   - Angst vor Nadel, Injektion, Blut
2. ständig erhöhte BZ-Werte können Ausdruck sein von:
   - Angst vor Hypoglykämie

3. ständiges BZ-Messen kann Ausdruck sein von:
   – Angst vor Folgeschäden, Angst vor hohen/niedrigen BZ-Werten

Realangst

Besser »Furcht« genannt: Angemessene Angst in gefährlichen Situationen, ist entscheidend für eine gute Gefahreneinschätzung. Es besteht eine angeborene Angst vor vielen Gefahrensituationen, etwa Schlangen, Abgrund, Alleinsein.

Bei einer erhöhten, konstitutionellen Bereitschaft, mit Angst zu reagieren, steigt das Risiko, an einer Angststörung zu erkranken.

Bei wiederkehrender Konfrontation mit einer angsterzeugenden Situation verstärkt sich die Angstbereitschaft. Erst wenn man in dieser Situation bis zum Absinken der Angst ausharrt, wird das Folgende gelernt: Die Angst kommt nicht nur, sondern geht auch wieder! Dieses Phänomen ist Grundlage von Behandlungsstrategien.

Angsterkrankung vom Typ Phobie

Eine Phobie ist eine irrationale, intensive, nicht mehr zu beherrschende Angst in einer spezifischen, also markanten Situation, der Trigger liegt außerhalb der Person, zum Beispiel:

- optische Trigger: Brücke, Aufzug, Flugzeug, Injektionsnadel
- akustische Trigger: Sirene, Zahnarztbohrer

Der Gedanke, der BZ könnte einfach auf null sinken und das Kind/ich dadurch sterben, kann ebenfalls ein Trigger sein. »Trigger« ist hierbei ein dysfunktionaler Gedanke.

Behandlungsmodelle

Es bedarf zunächst der ausführlichen Erklärung der Behandlungsschritte, des Behandlungsablaufs und der Wirkweise sowie der Zustimmung des Patienten, bevor mit der eigentlichen Behandlung begonnen werden kann.

1. *Desensibilisierung:*
   Der Klient wird schrittweise mit dem auslösenden Trigger konfrontiert, in vielen kleinen Schritten. Dabei wird stetig die Konfrontation von Schritt zu Schritt gesteigert, die Angst sollte aber während der Konfrontation jeweils auf Null absinken.
   Z.B. bei Aufzugs-Angst: Der Klient bleibt so lange am Aufzug stehen, bis die Angst abgeklungen ist. Dann betritt er den Aufzug, fährt aber noch nicht los. Wenn die Angst nachgelassen hat, fährt er zunächst ein Stockwerk, und dann wieder ein Stockwerk, bis die Angst erneut abgeklungen ist, danach mehrere Stockwerke, bis keine Angst mehr erlebt wird und das Aufzugfahren schließlich als langweilig empfunden wird.

2. *Flooding:*
Beim Flooding wird der Klient vollständig und real mit dem Objekt der Angst konfrontiert. Dies wird solange unter fachlicher Begleitung durchgeführt, bis die Angstreaktion wieder vollständig abgeklungen ist. Diese Übung sollte mehrfach wiederholt werden: solange, bis keine Angst mehr erlebt wird. Bei Aufzug-Angst wäre das Vorgehen wie folgt: Mit der heftigen Angst sofort in den Aufzug gehen (mit Begleitung) und solange im Aufzug auf und ab fahren, bis die Angst »auf null« gegangen ist.

3. *Zeitbegrenzung der Angstexposition:*
Da die Tochter Angst vorm Spritzen hat, bereiten die Eltern alles sorgfältig und langsam vor, vielleicht wird vorher noch ein Pflaster zur Schmerzreduktion aufgeklebt und warten also geduldig, bis die Tochter mit dem Spritzen schließlich einverstanden ist: Bei derart langer Vorbereitung vor dem Spritzen wird das Angstniveau stetig weiter aufgebaut, dieses Vorgehen trainiert geradezu die Angstentwicklung.
Wenn dagegen ein schneller Ablauf der Versorgung vereinbart wird, etwa im Zeitrahmen von bis zu einer Minute (hierzu sollten die Eltern bereits alles für einen raschen Ablauf vorbereitet haben), kann damit eine relevante Angstentwicklung vermieden werden. Auch kann eine solche durch konkurrierende Reize, z. B. etwas festhalten, Musik über Kopfhörer, auf eine Uhr sehen und die Zeit erfassen, weiter reduziert werden.
Wichtig: Das Vorgehen sollte vorher abgesprochen werden, aber nicht erst direkt vor dem Spritzen, sondern im Vorfeld des »Projektes«.

Beispiel für Angstpriming aus dem Diabetesalltag

Am Tag der Diabetesdiagnose, oft verbunden mit einer notfallmäßigen Behandlung, befinden sich Patienten wie Eltern in einem erhöhten Erregungszustand und sind damit deutlich suggestibler als im Alltag. Wenn die Familie die hektische Notfallversorgung als Hinweis auf eine existentielle Gefahr erlebt, dann speichert sich der Diabetes intuitiv auch langfristig, sogar gegen besseres Wissen, als gefahrvoll ein. Menschen mit erhöhter Angstbereitschaft sind auch diesbezüglich eher gefährdet, eine dysfunktionale Einschätzung der Gefährlichkeit ihres Diabetes zu entwickeln. In Einzelfällen kommt es sogar zu Traumatisierungen durch das Geschehen bei Manifestation des Diabetes.

Um Angstpriming und Traumatisierung zu vermeiden, helfen in einer solchen Situation einfache Botschaften wie z. B.:

- »Ihr Kind ist nicht in Gefahr«
- »Diabetes ist gut behandelbar«
- »Alles ist gut machbar, wir erklären es ihnen später«
- »Es war gut, dass sie gekommen sind, wir kriegen das hin«
- »Es ist nur Diabetes, nichts Bedrohliches«

Hiermit vermeidet man nicht die wirkliche Darstellung der Tatsachen, legt aber ein stabileres Fundament unter den Vorgang der zukünftigen Diabetesbehandlung.

Alterstypische Angstreaktionen vom Typ Phobie:

- Angst bei Kleinkindern im Dunkeln: meist Spontanheilung
- Trennungsangst: eigenes Behandlungsmodul
- Schulphobie: braucht rasche Behandlung, da die zunehmende Krankheitsdauer mit entsprechend schlechterem Outcome korreliert.

Angsterkrankung vom Typ Panikattacke

Der auslösende Reiz kommt aus dem eigenen Körpererleben, z. B. Pulsanstieg, vegetative Reaktionen. Zu dieser Form der Angsterkrankung könnte die Hypoglykämieangst gehören, wenn subjektiv wahrgenommene tatsächliche oder vermeintliche niedrige BZ-Werte eine unangemessene Symptomatik hervorrufen, verbunden mit einer Angstreaktion – ein solches Ereignis kann zu Panikreaktionen, Hypoglykämieängsten führen und etwa in der »Herstellung« ständig hoher BZ-Werte enden.

Generalisierte Angsterkrankung

Zugrunde liegt eine dauernde hohe Bereitschaft, auf ungefährliche Hinweisreize mit überschießender Angst zu reagieren. Es gibt keinen führenden Auslöser. Alterstypische Angstreaktionen werden meist verstärkt erlebt. Familiarität ist typisch, deshalb leiden auch weitere Familienmitglieder an einer Angsterkrankung

Die Behandlung erfolgt kombiniert psychotherapeutisch–medikamentös und bedarf eines erfahrenden Therapeuten. Die oft auch betroffenen Elternteile erschweren den Behandlungsablauf, da sie im Alltag des Patienten immer weiter harmlose Ereignisse mit Angst belegen. Manchmal bedarf es daher erst der Behandlung des Erwachsenen in der Familie bevor eine Behandlung des betroffenen Kindes/Jugendlichen erfolgversprechend sein kann.

Ängste bei anderen psychiatrischen Erkrankungen

Besonders bei paranoider Psychose, posttraumatischer Stresserkrankung und Zwangserkrankung kommen ebenfalls Ängste gehäuft vor. Diese bedürfen einer diagnosenspezifischen, meist ganz anderen Behandlung, auf die hier nicht weiter eingegangen werden soll.

Resümee

Angsterkrankungen kommen generell eher häufig vor. Es bedarf einer spezifischen Klassifikation, um eine wirksame Behandlung durchführen zu können. Ängste sind psychotherapeutisch und/oder medikamentös gut behandelbar, der Behandler sollte in der Behandlung dieser Erkrankung erfahren sein. Eine Prophylaxe bei bekannter Angstdisposition ist möglich, eine Frühbehandlung ist immer anzustreben und hat eine bessere Prognose.

Zwangserkrankungen

Handlungen oder Gedanken oder beides müssen entgegen der eigenen Vernunft (= Ichdyston) unsinnig oft wiederholt werden, obwohl sie den Alltag stören. Bei Unterlassen stellt sich eine so intensive Angst ein, dass diese nur durch die Fortführung der Zwänge beherrscht werden kann. Das Erscheinungsbild ist oft familiär oder mit anderen Angsterkrankungen vergesellschaftet. Zwangserkrankte sind erheblich in der Bewältigung des Alltagslebens beeinträchtigt!

Zwänge können unterteilt werden in:

- Handlungszwänge: z. B. Waschzwang, oder man darf nur aus Gläsern trinken, die aus der Spülmaschine kommen
- Gedankenzwänge: z. B. man muss einen bestimmten Gedanken immer und immer wieder denken
- Gemischte Zwänge: man muss die Haustür ständig kontrollieren, ob sie abgeschlossen ist oder man denkt unentwegt, dass man seine Diabetesutensilien irgendwo vergisst.

Die psychotherapeutische Behandlung besteht darin, dass der Klient solange daran gehindert wird seine Zwangshandlungen auszuüben, bis der innere Druck zum Ausführen der Handlung nachlässt. Bei Gedankenzwängen wendet man z. B. eine Methode an, welche man »Gedankenstopp« nennt.

Alternativ oder besser in Kombination können auch SSRI, etwa Fluvoxamin in eher hoher Dosierung eingesetzt werden. Die Behandlung sollte durch einen mit Zwangserkrankungen erfahrenen Behandler erfolgen. Die Behandlung ist im Einzelfall durchaus anspruchsvoll.

Im Kontext des Diabetes ist zu prüfen, ob Exposition in vivo (der Patient wird daran gehindert, seinen Zwang auszuüben) überhaupt möglich ist.

Zwänge können auch bei anderen Erkrankungen, z. B. Psychose auftreten, die Behandlung richtet sich dann nach den Kriterien dieser Erkrankung und wird hier nicht weiter ausgeführt.

12.5 Essstörungen

Obwohl die Angaben zur Häufigkeit von Essstörungen unter Mädchen und Frauen mit Diabetes in der Literatur variieren, muss man in dieser Population von einer deutlich höheren Prävalenzrate ausgehen (Colton 2015). Vor allem Bulimie, EDNOS (Eating Disorders Not Otherwise Specified) und subklinische Ess-Störungen treten vermehrt auf (Young-Hyman 2010). Sowohl die klinischen Essstörungen als auch ihre subklinischen Varianten können die Einstellung des Glukosestoffwechsels erheblich erschweren und gehen meist mit einer labilen bis sehr schlechten Diabeteseinstellung einher. Durch eigenmächtiges Auslassen oder Reduzieren der Insulindosis (»Insulin purging« bzw. »stilles Erbrechen«) eröffnet sich eine wirksame Methode der Gewichtsreduktion, die für viele in einer diabetischen Ketoazidose endet.

Ohne die Aufdeckung und Behandlung von Essstörungen jeglicher Art kann die Diabeteseinstellung nicht zufriedenstellend gelingen. Selbst durch den Einsatz von Insulinanaloga, komplexen Spritzplänen, SUP und einer Insulinpumpe kann eine irrationale und diskontinuierliche Nahrungsaufnahme bzw. Nahrungsabstinenz und eine eingeschränkte Insulingabe nicht kompensiert werden. Die Behandlung der Essstörung muss immer zuerst erfolgen, damit eine akzeptable Diabeteseinstellung gelingt.

Ändert die Diabetesbehandlung das Essverhalten?

Bei der Behandlung des Diabetes mellitus nimmt die Ernährung eine zentrale Rolle ein. Auch wenn durch die ICT und den Einsatz der Insulinpumpe sowohl die Essenszeiten als auch die Nahrungsmengen flexibel geworden sind, gehört eine nach diabetologischen Gesichtspunkten geplante und mit der Insulingabe abgestimmte Ernährung nach wie vor zu den Grundlagen der Behandlung. Folglich erleben Kinder mit Diabetes ein external kontrolliertes Essensregime, das sich auf ihre Einstellung zur Ernährung ungünstig auswirken kann. Das eigene Hungergefühl muss oft ignoriert bzw. beherrscht werden, wodurch die Entstehung eines kognitiv gezügelten Essverhaltens (restraint eating) begünstigt wird. Hinzu kommt, dass vor allem Mädchen mit Diabetes in der Pubertät einen höheren BMI aufweisen als gesunde Gleichaltrige, was Abnehmversuche und Diäten triggert (Bryden 2003). Bei einer vergleichenden Untersuchung mit weiblichen Jugendlichen lag der BMI bei weiblichen Teenagern mit Diabetes durchschnittlich bei 26.3 kg/m², während die der gleichaltrigen Kontrollgruppe 23.6 kg/m² betrug. Dieser Gewichtsunterschied zu Lasten der weiblichen Diabetes-Patientinnen setzte sich auch in der späten Adoleszenz fort.

Forcierte Selbstwahrnehmung

Die täglichen Insulininjektionen bzw. Katheterwechsel an »figurenkritischen« Körperstellen wie Oberschenkel, Bauch, Po und Oberarme erzwingen zudem eine besonders genaue Beobachtung der eigenen körperlichen Erscheinung. Bei den regelmäßigen medizinischen Untersuchung, die meist vier bis sechs Mal im Jahr stattfinden, wird routinemäßig das Gewicht erfasst, womit die Aufmerksamkeit wieder auf das Körpergewicht gelenkt wird und die Patienten weiter sensibilisiert werden. Aus diesem Grund sollen bei den Gewichtskontrollen keine bewertenden

Kommentare fallen wie z. B.: »Du hast ja schon wieder zugenommen!« Ältere Kinder und Jugendliche mit Diabetes wissen nicht nur über den Kohlenhydratgehalt von Nahrungsmittel sehr gut Bescheid, sondern auch über Kalorien und Diäten. Diese Faktoren fördern zusammen mit anderen Problemen der Adoleszenz wie Streitigkeiten mit den Eltern, Autonomiebestrebungen und Schulschwierigkeiten die Entstehung einer Essstörung.

Klassifikation von Essstörungen

Folgende Formen von Essstörungen treten bei Menschen mit Typ 1 Diabetes als Komorbidität, teils gehäufter, auf:

Anorexia nervosa (AN), F50.0

Das tatsächliche Körpergewicht bleibt mindestens 15 % unter dem erwarteten Gewicht oder Body-Mass-Index (BMI) von 17,5 kg/m² oder weniger. Beginnt die Anorexie vor der Pubertät, wird die Pubertätsentwicklung verzögert oder bleibt gänzlich aus (geringes Wachstum, fehlende Brustentwicklung und primäre Amenorrhoe bei Mädchen, bei Jungen bleiben die Genitalien infantil). Häufigkeit bis 1 %, keine Zunahme in den letzten Jahrzehnten.

Auf dem Boden einer inneren Bereitschaft (Genetik) reagiert ein Mädchen von 100.000 nach einer Diät oder nach in einer anderen Weise induzierten Gewichtsabnahme nicht mit Gewichtszunahme, sondern schätzt sich dicker ein als vorher (Körperschemastörung) und nimmt stetig weiter an Gewicht ab. Die Fehleinschätzung des eigenen Körpers nimmt wahnhaften Charakter an, ist nicht korrigierbar, auch nicht durch objektive Messwerte. Maßnahmen der Gewichtsabnahme sind Fasten (restriktive Form) oder selbst herbeigeführtes Erbrechen und Abführmittel (aktive Form). Häufiges Erbrechen als Mittel der Gewichtsabnahme führt nicht selten zu unkontrollierbaren Heißhungerattacken und damit zum Krankheitsbild der Bulimie, in Komorbidität auch Bulimarexie oder bulimische Anorexie genannt.

Bulimia nervosa (BN), F50.2

Zwanghafte Beschäftigung mit Essen begleitet von Fasten und darauffolgenden Heißhungerattacken, in denen große Mengen an Nahrung in kurzer Zeit konsumiert werden. Versuche, nach dem Heißhungeranfall die kalorische Nahrung durch selbst induziertes Erbrechen zu eliminieren. Auch Laxanzienabusus und inkonsequente restriktive Diätversuche treten auf, wobei letztere wieder mit Erbrechen kompensiert werden.

Nicht näher bezeichnete Essstörung (EDNOS)

Die Kategorie »Nicht näher bezeichnete Essstörung« dient der Einordnung von Essstörungen, die nicht alle Kriterien für eine spezifische Essstörung erfüllen und wurde im DSM-4 erstmals aufgenommen. Die ICD-10 nimmt in diesem Fall folgende Einteilung vor:

- Atypische Anorexia nervosa (F 50.1)
- Atypische Bulimia nervosa (F 50.3)
- Essattacken bei anderen psychischen Störungen (F 50.4)
- Nicht näher bezeichnete Essstörungen (F 50.9)

Subklinische Essstörungen

Damit werden Vorformen von Essstörungen bezeichnet. Dazu zählen häufiges oder unregelmäßiges Diäthalten, weitere gewichtskontrollierende Verhaltensweisen wie übermäßige sportliche Betätigung und die abnorme gedankliche Beschäftigung mit Figur, Gewicht und Aussehen (Buddeberg-Fischer, 2000). Halten diese Verhaltensweisen an und werden intensiver, können sie sich zu klinisch relevanten Essstörungen entwickeln.

Binge Eating

Regelmäßige, immer wiederkehrende Essattacken mit übergroßer Nahrungsaufnahme in relativ kurzem Zeitrahmen und deutlichem Kontrollverlust während des Essens. Gegessen wird schnell, ohne wahrnehmbares Hungergefühl, alleine und nicht bis zur Sattheit, sondern bis zum Unwohlsein. Auf die Essattacke folgen Schuldgefühle, Selbstekel und depressive Verstimmung, aber kein kompensatorisches Verhalten wie Erbrechen, Fasten oder körperliche Betätigung.

Anorexie und Diabetes

Tritt bei Diabetes eine Anorexia nervosa als komorbide Störung auf, sollte auf jeden Fall eine kinder- und jugendpsychiatrische Mitbehandlung erfolgen. Wenn die aktive Nahrungs- bzw. Insulinverweigerung anhält ist die stationäre Behandlung in einer Kinder- und Jugendpsychiatrie das Mittel der Wahl. Unbehandelte oder zu spät behandelte anorektische Erkrankungen zusammen mit Typ 1 Diabetes führen zu einer deutlichen Verkürzung der Lebenszeit.

Zusammenfassung

Im klinischen Alltag geht es in erster Linie darum, eine Essstörung rechtzeitig zu entdecken und mit dem betroffenen Kind und seiner Familie einen Behandlungsplan zu erstellen, der die Hinzuziehung von psychologischen bzw. psychiatrischen Fachleuten beinhaltet. Eine ernsthafte Essstörung kann nicht allein durch die Änderung des Insulinregimes aufgefangen werden. Im Gegenteil, dadurch kann sich die Essstörung weiter entfalten und das Verhalten der Patienten negativ beeinflussen. Daher ist gerade bei beginnenden Essstörungen eine enge interdisziplinäre Kooperation notwendig.

12.6 Suchtverhalten und Diabetes

Im folgenden Kapitel wollen wir einige Gesichtspunkte zum Thema Suchtmittelgebrauch und Diabetes darstellen. Allein Alkohol stellt selbst bei nicht schädlichem Gebrauch für Menschen mit Typ 1 Diabetes eine relevante Gefährdung dar.

Rauchen erhöht zusammen mit einem hohen HbA1c das Risiko von Blutdruckanstieg und Folgeerkrankungen und potenziert das sowieso vorhandene kardiovaskuläre Risiko. Insbesondere der Drogenkonsum führt zu einer spezifischen Gleichgültigkeit, sodass der Diabetes durch den Betroffenen nicht mehr adäquat versorgt werden kann.

Menschen mit Typ 1 Diabetes sind also in höherem Maße durch Suchtmittelgebrauch gefährdet und bedürfen daher einer intensiven Aufklärung.

Definitionen Sucht

1. Akute Intoxikation: ein kurzfristig unangemessen hohe Aufnahme von Suchtmitteln erzeugt eine Intoxikation: Störung von Bewusstsein, Wahrnehmung und Affekt sind die Folgen
2. Schädlicher Gebrauch: Konsumverhalten mit Schädigung der Gesundheit: Hoher Alkoholgenuss führt schließlich zu einer Leberzirrhose
   Gemeinsame Benutzung von Spritzbesteck bei Drogen führt zu viralen Infektionen, AIDS, Hepatitis C u. a.
3. Abhängigkeit:
   a. starker Wunsch oder Zwang, eine bestimmte Substanz konsumieren zu müssen
   b. eingeschränkte Fähigkeit, Beginn, Menge und Ende des Konsums zu steuern
   c. Körperliche Entzugssymptome bei Unterbrechung oder Dosisreduktion des Konsums
   d. Entwicklung von Toleranz
   e. Vernachlässigung von Körperpflege, sozialen Kontakten, Freizeitinteressen, Schule
   f. Fortsetzen des Konsums, obwohl die Folgen erkennbar werden.

Das Kriterium Abhängigkeit ist erfüllt, wenn mindestens drei Kriterien vier Wochen im letzten Jahr erfüllt wurden, oder mehrfach in einem kürzeren Zeitraum.

Warum neigen speziell Jugendliche zum Konsum von Drogen?

Im Kapitel 9.3.4 wird eingehend darauf eingegangen, dass in diesem Alter die Steuerung der Emotionen bei ca. 30 % einer Generation unzureichend ist, sie handeln trotz ausreichendem Wissen unüberlegt und risikoreich, weil sie das subjektive Empfinden haben, das (Er)Leben könnte intensiver sein, ohne Drogen sei es einfach unerträglich fade. Dies hat einen nachvollziehbaren biologischen Hintergrund und sollte also nicht moralisch beurteilt werden. Jugendliche sind unmittelbar nach einem Exzess einer Beratung und Änderung Ihres Lebensstils zugänglich, ein kurzes Zeitfenster, das nicht verpasst werden sollte!

Ob ein Jugendlicher nach Konsum tatsächlich süchtig wird ist abhängig von folgenden Faktoren:

• Je nach Substanz typisches Abhängigkeitspotential
• Genetisch-konstitutionelle Disposition
• Häufigkeit und Ausmaß des Konsums
• Frühe Erfahrungen, z. B. frühe Traumatisierung
• Höheres Risiko bei weiteren psychiatrischen Erkrankungen: dies betrifft 60 % der betroffenen Jugendlichen mit ADHS, Angststörungen, affektive Störungen, Störung des Sozialverhaltens, Minderbegabung, Psychose, Essstörungen, Persönlichkeitsstörungen

Neben dem Erkennen von Suchtverhalten im engeren Sinne sollte also auch an weitere Diagnosen gedacht und eine Kooperation mit der Suchtberatung sowie einer KJP gesucht werden.

Im Folgenden wollen wir auf die häufigsten Suchtmittel näher eingehen unter dem Gesichtspunkt, dass auch in diesem Bereich durchaus die frühe Hilfe, das unmittelbare Ansprechen, auch wiederholt, eine erhebliche Erfolgsrate hat.

Nikotinkonsum

Rauchgewohnheiten bei Jugendlichen im Alter von 11-17 Jahren (Bundesgesundheitsblatt 2014):

• noch nie geraucht 73 %
• haben schon einmal geraucht 27 %
• Rauchen aktuell 12 %
• Rauchen täglich 5,4 %
  – Mindestens 10 Zigaretten pro Tag 2 %
  – Mindestens 20 Zigaretten pro Tag 0,3 %

Die Maßnahmen der Bundesregierung, den Beginn des erlaubten Rauchens auf 18 Jahre heraufzusetzen und Rauchen gesellschaftlich unbequem und teuer zu machen, hat durchaus einen positiven Effekt gehabt: So ist das Alter der Erstraucher von 13,4 Jahren in 1986 auf aktuell 14,3 Jahren angestiegen, trotzdem ist unverändert der rauchende Anteil junger Erwachsener mit 36,8 % hoch!

Hintergrund ist die rasche Abhängigkeitsentwicklung: Rauchen ist eines der stärksten Suchtmittel überhaupt. Allerdings gelingt bis zu 80 % der Raucher eine Entwöhnung, wenn sie erst nach dem 18. Lebensjahr mit dem Rauchen begonnen haben. Die gesetzlichen Maßnahmen machen also Sinn. In der Beratung von Eltern sollte diese Tatsache deutlich angesprochen und Eltern motiviert werden, sich an diese Vorgabe zu halten, selbst wenn sie selbst Raucher sind. Rauchen in geschlossenen Räumen erzeugt Mitraucher, auch wenn sie minderjährig sind: rauchende Eltern sollten dies bei ihrem Eigenkonsum beachten.

Nikotin erzeugt bei Abhängigkeit einen typischen Zeitverlauf der Wirkung: Nach ca. 90 min. tritt tagsüber erneut das Bedürfnis auf zu rauchen, im Schlaf gibt es eine längere Pause, aber nach dem Aufwachen haben abhängige Raucher das Bedürfnis, noch vor dem Frühstück eine erste Zigarette zu rauchen, und nehmen Regen oder Kälte dafür in Kauf. Diese hebt bei Abhängigen die Stimmung und das Wohlbefinden wieder auf »Normalniveau«, also auf das Niveau, wie es vor der Abhängigkeit ohne Nikotinkonsum bestand. Die Tragik früh begonnenen Rauchens ist, dass diese Downregulation irreversibel wird: Damit benötigen Jugendliche später einen höheren Aufwand, um wieder suchtfrei zu werden.

Manche Eltern gestalten deshalb z. B. einen dreiwöchigen Urlaub so, dass sie in dieser Zeit für vollständige Rauch-Abstinenz ihrer jugendlichen Kinder sorgen: Danach ist zwar eine Eigenmotivation trotzdem weiterhin zwingend notwendig, doch die Chance zum Gelingen größer. Bei frustrierenden Erlebnissen mit weiterem Absenken des Wohlbefindens ist das Risiko groß, erneut zu rauchen. Aus Sicht der Betroffenen gilt: nur eine Zigarette, und sofort besteht wieder Abhängigkeit. Falls möglich, wäre hier eine vorübergehende enge Betreuung im Sinne von »Rauchschutz« lohnend!

Gerade der Typ 1 Diabetes lädt also zu intensiverer Unterstützung für eine Suchtvermeidung ein und kann sogar ein guter Schutz für dauerhafte Nikotin-Abstinenz sein.

Alkoholmissbrauch

Berechnung Promillenwert

12 g Alkohol: 1 Glas=300ml Bier, oder 0,15 l Wein, oder 0,04 l Schnaps, entspricht ca. 0,3 Promille
Formel zur Berechnung des Blutalkoholspiegels:

- Alkoholmenge in g : Körpergewicht $\times$ 0,7 (Mann) oder $\times$ 0,6 (Frau)
- Abbaurate: 0,1 bis 0,2 Promille pro Stunde, Abbau erfolgt kontinuierlich durch die Leber und ist weder durch Bewegung noch durch irgendein Nahrungsmittel beeinflussbar.

Alkoholkonsum bei Jugendlichen zwischen 11-17 Jahren (Bundesgesundheitsblatt 2014):

- Riskanter Alkoholkonsum: 15,8 %
- Rauschtrinken im Alter von 14–17 Jahren: Jungen 23,1 %, Mädchen 16,5 %

Wer mit 13 Jahren regelmäßig Alkohol konsumiert, hat eine 40 %-Lebenszeit-prävalenz für Alkoholabhängigkeit. Es gibt aber *keine Kausalität* zwischen Alter bei Beginn des Alkoholkonsums und einem Suchtverhalten. Wenn ein Elternteil Alkoholiker ist, steigt das Risiko für Jungen und Mädchen *gleichermaßen* um den Faktor 8.

Sucht hat eine bedeutsame genetische Komponente. Deshalb ist die Erhebung der Familienanamnese hinsichtlich Alkoholkonsum wichtig für die Abschätzung des Risikos, ob ein gesundheitsschädigender oder suchthafter Konsum befürchtet werden muss.

Wann sollte an Alkohol als Problem gedacht werden?

- Patient riecht nach Alkohol in der Sprechstunde
- Er/sie vernachlässigt sich, Gedächtnislücken
- Er/sie vernachlässigt Beziehungen
- Patient riecht morgens nach Alkohol
- Er/sie vergisst Termine, Absprachen
- Gewichtsabnahme, ungepflegt
- Führerscheinverlust

Typen von Alkoholismus nach Jellinek (BZgA 2004)

In Deutschland werden 10 l/Kopf und Jahr Alkohol als Genußmittel konsumiert, davon:

- Konflikttrinker 5 %
- Gelegenheitstrinker 5 %
- Süchtiger Trinker mit Kontrollverlust ca. 65 %
- Gewohnheitstrinker, unfähig zur Abstinenz ca. 20 %
- Episodischer Trinker mit Kontrollverlust 5 %

Wir votieren dafür, das Thema bei Jugendlichen offen, freundlich und verständnisvoll anzusprechen und darauf hinzuweisen, dass die Kombination des Typ 1 Diabetes mit Alkoholkonsum ein besonders hohes Risiko für lebensbedrohliche Entgleisungen in sich birgt!

Aus diabetologischer Sicht empfehlen wir Eltern, vor dem ersten Alkoholkonsum eine entsprechende Schulung für die Jugendlichen zu fordern und in »geschütztem Rahmen« (im Diabetesschulungskurs oder mit den Eltern) einen berechenbaren »Alkoholversuch« durchführen zu lassen. Es bedarf der Verabredung, dass die Eltern oder die Freunde für die Stunden nach dem Alkoholkonsum über das Prozedere informiert werden, damit bei ggf. eintretender beeinträchtigter

Handlungsfähigkeit unter diesen Umständen das Umfeld helfen kann. Auch sollten Kenntnisse vorliegen über die dadurch entstehende Enzymblockade und mögliche späte und unberechenbare Hypoglykämien.

Cannabis

Konsum von Cannabis bei Jugendlichen im Alter von 11-17 Jahren (Bundesgesundheitsblatt 2007):

- 12 Monats-Prävalenz: Jungen 9,2 %, Mädchen 6,2 %
- Konsum häufiger als 1x: Jungen 6,7 %, Mädchen 4,2 %
  - bei über 17jährigen: Jungen 24,7 %, Mädchen 14,5 %

Solange ausschließlich THC konsumiert wird, ist das Risiko für eine Abhängigkeit eher gering, allerdings gefährdet THC die Diabetesselbstversorgung, da es eine subjektiv angenehm erlebte Form der Gleichgültigkeit erzeugt. »Ich mache nichts und es macht mir auch keinen Stress« ist ein fast idealer Zustand im Augenblick, hat aber für die Diabetesselbstversorgung fatale Folgen (der Diabetes wird in dieser Zeit »vergessen«). Damit stellt THC speziell für Menschen mit Typ 1 Diabetes eine besondere Gefahr dar. Bei vom Jugendlichen unbedingt gewünschtem Konsum muss er sich deshalb eine andere Person suchen, die für die Zeit des THC-Effektes die Verantwortung für den Diabetes übernimmt und natürlich selber nichts konsumiert.

12.7   Posttraumatische Stress-Erkrankung (PTSE)

Treffen uns unerwartet und ohne Vorbereitung hochbelastende, gefährliche Ereignisse, die Leib und Leben bedrohen und für die wir keine Lösungsstrategien besitzen, so werden wir in unseren Vorstellungen von Sicherheit und Unverletzlichkeit zutiefst erschüttert. Nicht nur Unfälle, auch akute Erkrankungen erfüllen diese Kriterien und können damit zur Trauma-Auslösung wirksam sein.

So kann die akute Ketoazidose im Rahmen einer Diabetes-Erstmanifestation, aber auch eine schwere Hypoglykämie (diese meist für die Beteiligten, nicht für die Betroffenen selbst) als überwältigendes Ereignis erlebt werden, insbesondere die Situation der akuten Aufnahme in eine Klinik.

Das betroffene Kind sieht, dass alle Menschen sehr besorgt sind, die Eltern vielleicht mit dem Arzt in einen extra Raum gehen, um über etwas zu sprechen, was offensichtlich sehr bedrohlich ist und von ihm nicht gehört werden darf. Gedanken wie: »Ich werde sterben und keiner will es mir sagen« oder » Ich habe etwas Schlimmes getan und ich werde jetzt bestraft dafür« brennen sich in die Erinnerung ein. Eltern überfällt der unfassbare, unerträgliche Gedanke: »Mein Kind wird nie mehr gesund, ich bin schuld«, oder »Ich habe versagt, zu viele Süßigkeiten«,

»Ich kann das nicht ertragen, dass mein Kind durch meine Schuld lebenslang leiden muss...«.

Im besten Falle können Kinder wie Eltern über diese Gedanken sprechen und sich über einige Stunden/Tage oder Wochen schrittweise von diesen dysfunktionalen Gedanken trennen. Aber sehr oft bleiben diese Erinnerungsbilder präsent und werden zur dauerhaften Überschrift dieser Erkrankung und ihrer Bewältigung.

Ca. 20 % der Patienten oder Eltern können über diese ersten Gedanken nicht weiter sprechen, sie geraten auch schon zu Beginn dieser Erinnerung unter so hohen Stress, dass sie sich der Bearbeitung dieses Erlebnisses entziehen müssen, sie wollen und können sich nicht erinnern. Genau diese Betroffenen sind gefährdet, eine posttraumatische Stresserkrankung, PTSE zu entwickeln.

Typische Merkmale einer solchen im weiteren Verlauf progredienten Erkrankung sind:

1. *Flashbacks*: Einzelne Merkmale, z. B. der Blick auf einen Infusionsständer, erzeugen wieder die Angst und den Stress der Situation bei Manifestation, ohne dass dies dem Betroffenen völlig klar ist – dies ist zu verstehen als Teil einer fragmentierten Erinnerung.
   Der traumatischen Erinnerung fehlen die zeitliche, örtliche und auf das Ereignis bezogene Eindeutigkeit der Zuordnung. Es ist vielmehr so, dass zwar der Stress aktuell erlebt wird, nicht aber der biografische Kontext.
   Da die betroffene Person in der ursprünglichen Situation hilflos war, so ist sie es unter Stress aktuell wieder, später erworbenes Schulungswissen steht plötzlich nicht mehr zur Verfügung. Eltern können ihr Kind plötzlich nicht mehr angemessen versorgen oder handeln irrational. Betroffene Kinder oder Jugendliche fühlen sich plötzlich wieder hilflos und handeln auch so: sie sind in einer solchen Situation unfähig, angemessen zu handeln.
2. *Intrusionen*: Ohne äußeren Anlass tauchen ungewollt Erinnerungsbruchstücke im Bewusstsein wieder auf und erzeugen erneut Stress. Dieser Stress behindert gleichzeitig die Möglichkeit der Erinnerungsbearbeitung.
3. *Trancezustände*: Durch Konfrontation mit Traumabruchstücken kommt es zu massiver Stressüberflutung, die durch Wechsel in einen Trancezustand beantwortet wird. Handlungen in diesem Zustand sind später nicht erinnerbar. Auch sind solche Zustände therapeutisch nicht beeinflussbar. Sie sind sehr belastend für Betroffene, da sie sich oft anschließend an Orten oder in Situationen wiederfinden, ohne zu wissen, wie es dazu gekommen ist.
4. *Albträume*: Typisch sind wiederkehrende Träume, in denen Teile des Erlebten in belastende Träume eingebaut werden, verbunden mit erheblichem Stress oder oft schweißgebadetem Aufwachen nicht immer können die Träume erinnert werden. Dann ist die Behandlung schwierig.
5. *Vegetative Reaktionen*: Trigger erzeugen Unwohlsein, Blutdruck-Anstieg, Schwitzen, es stellt sich eine Mischung aus Übererregbarkeit und Müdigkeit ein, oft verbunden mit Depressionen.

Der Verdacht einer PTSE sollte immer dann aufkommen, wenn gebunden an Trigger oder nach immer gleichen oder ähnlichen Situationen die Diabetesselbstversorgung irrationalen Regeln folgt, unverständlicherweise nicht erfolgt oder ohne sichtbare Veranlassung Panik erlebt wird. Die Diagnostik erfolgt durch mit Traumatherapie erfahrene Kinder- und Jugendpsychiater oder Psychotherapeuten. Es gibt zur Behandlung einer PTSE ganz verschiedene, gut evaluierte Behandlungsmanuale, die Prognose ist gut, wenn die zutreffende Diagnose erfolgreich gestellt wurde.

> **Beispiel 1:** Die Tochter einer fähigen Krankenschwester, die auf einer Intensivstation gearbeitet hatte, erkrankt an einem Typ 1 Diabetes (also man denkt: die beste Voraussetzung für eine perfekte Diabetes-Versorgung ist gegeben).
>
> Trotz intensiver Schulung handelt diese Mutter bei beginnender Ketonurie (Urinstix färbt sich lila) völlig gegen alle Vernunft und plötzlich geprägt von Angst mit einer Insulinüberdosierung und unangemessenen Überwachungen ihrer Tochter. Dieses Verhalten wiederholt sich immer wieder, so als ob es gegen alle Kenntnisse fest verankert ist.
>
> Erst im Rahmen einer Traumatherapie der Mutter klärt sich der Zusammenhang auf: ihre ersten beiden Intensivpatienten starben, für sie damals überraschend – sie hatten beide eine ausgeprägte Ketonurie, also einen tief lila Urinteststreifen, das führte in der Seele der Mutter zum »Marker« für baldigen Tod, als Teil eines Flashbacks.

> **Beispiel 2:** Der 16jährige Fridolin, in Ausbildung, kommt mehrfach in schwerer Ketoazidose in die Klinik, nachdem er die Diabetesselbstversorgung jeweils plötzlich völlig unterlassen hatte, z. B. weil er beim Feiern mit Gleichaltrigen seine Diabetes-Utensilien vergessen hatte und in dieser eigentlich harmlosen Situation plötzlich völlig unüberlegt, wie paralysiert (nicht mehr) handelte. Da dies mehrfach nach gleichem Muster auftrat, entschlossen wir uns zu einem Versuch einer Traumatherapie (EMDR). Unter EMDR erinnert Fridolin eine Situation zu Beginn seiner Erkrankung, als er sich völlig hilflos fand und keine Idee hatte, wie er diese Erkrankung bewältigen könnte. Wie in einer Trance findet er sich auch heute noch hilflos wieder, wenn er zum Beispiel sein Diabeteszubehör vergessen hat und mit seinen Kumpels loszieht. Durch die Therapie davon befreit, kann er sich jetzt in vergleichbaren Situationen wieder vernünftig angemessen selber helfen.

12.8 Besonderheiten im Umgang mit Hoch- und Minderbegabung

Begabung besteht aus vielen unterschiedlichen, voneinander unabhängigen Leistungsmodulen: In der Lösung komplexer Aufgaben, im Alltag eher die Regel denn die Ausnahme, bedarf es eines abgestimmten Zusammenspiels dieser Module, eine nicht immer triviale Aufgabe. So kann eine motorische Hochbegabung durchaus auch mit einer sprachlichen Minderbegabung vergesellschaftet sein. Ein gutes Gedächtnis garantiert nicht die Fähigkeit zum Rechnen. Alle Module sind also völlig unabhängig voneinander, müssen aber bei komplexen Aufgaben zusammen aktiv sein. Ohne testpychologische Untersuchungen würden wir viele Probleme der Klienten etwa bei der Diabetesversorgung nicht verstehen können.

Zur Verfügung stehende Testverfahren sind u. a.:

- *WISC-IV:* Wechsler-Intelligenztest für Kinder (Petermann 2011)
- *ZAREKI-R:* Testverfahren zur Dyskalkulie bei Kindern (Zulauf 2005)
- *OTZ:* Osnabrücker Test zur Zahlbegriffsentwicklung (Van Luit 2001)
- *DEMAT:* Deutscher Mathematiktest für unterschiedliche Altersstufen verfügbar (Hasselhorn 2004)

Welche einzelnen »kleinsten« Module der Begabung es tatsächlich gibt, wissen wir nicht genau; Intelligenztests differenzieren pragmatisch mit z. B. 15 Untertests (WISC IV) und lassen dann differenzierte Aussagen zu. Homogenes Profil versus heterogenes Profil: hierdurch ergeben sich Hinweise auf Teilleistungs- und psychiatrische Störungen.

Das Niveau der Begabung in der Bevölkerung verteilt sich entsprechend der Gauss'schen Normalverteilungskurve:

- 2,1 %: *IQ unter/gleich 70:* umgangssprachlich »geistig behindert«: Leben ohne Hilfe nicht möglich.
- 13,7 %: *IQ 70 bis 85:* umgangssprachlich lernbehindert: benötigen spezielle Förderung, also auch in der Diabetesschulung.
- 68,4 %: *IQ 85 bis 115:* normal begabt: für diese Gruppe sind im Alltag die altersgerechten Diabetes-Schulungen konzipiert.
- 13,7 %: *IQ 115 bis 130:* überdurchschnittlich begabt: ermöglicht häufig ein Hochschulstudium.
- 2,1 %: *IQ größer/gleich 130:* umgangssprachlich »Hochbegabung«.

Damit zwei Werte in der Testung als statistisch signifikant ($p < 0.05$) unterschiedlich gelten mit einer »Überlappungswahrscheinlichkeit« von 5 %, ist eine Differenz in der Größenordnung von etwa 20 Wertepunkten (dies ist im Handbuch des Testes genau angegeben) notwendig. Deshalb ist die Interpretation eines IQ-Testergebnisses nicht trivial.

Besondere Fähigkeiten lassen sich auch durch spezifische Tests erfassen wie Lese-Rechtschreib-Störung, Dyskalkulie. Eine Dyskalkulie bedeutet, wenn unerkannt, eine erhebliche Beeinträchtigung in der Versorgung eines Diabetes mellitus Typ 1.

Einige klinische Besonderheiten zeigen sich bei den »Randbegabungen«:

- *Minderbegabte Menschen* zeigen oft auch eine verminderte Fähigkeit, Emotionen zu regulieren, werden eher unkontrolliert wütend. Zudem zeigen sich bei einem IQ unter 70 viel häufiger besondere Formen von Selbstverletzung wie sich selber zu beißen. Hierzu bedarf es keiner weiteren psychiatrischen Störung, um klinisch auffällig zu werden. Ihnen fällt es meist besonders schwer, Zusammenhänge in der Diabetesbehandlung angemessen zu analysieren und anzuwenden.
- Auch *Hochbegabte* zeigen zum Teil eine erhöhte Erregbarkeit, können sich heftiger ärgern, selten in Form der Selbstverletzung, eher in Form von Beschimpfung anderer, im Kontext Beschulung kann dies durchaus problematisch sein. Sie sind oft leichter kränkbar, da sie »Angriffe« schneller realisieren. Es fällt ihnen oft schwer, entlang einer Vorgabe zu denken, sie neigen zu eigenen Lösungswegen, verteidigen diese, selbst wenn diese im Alltag unbrauchbar sind.

Für weitgehend alle psychiatrischen Krankheitsbilder gibt es differenzierte Fragebogensysteme, die wir hier nicht näher ausführen wollen.

Die Child Behavior Check List (CBCL) ist ein umfassender, hervorragend evaluierter Screening-Fragebogen, der Störungsbilder in Clustern abbildet und damit gezielt weitere psychiatrische Untersuchungen ermöglicht.

Resümee

Begabung lässt sich im Alltag oft schlecht beurteilen, wir irren uns oft in der Einschätzung. Wir raten daher, im Kontext mit der Diabeteserkrankung auch Begabungstests wie WISC IV, oder ET 6-6 für Kinder unter 6 Jahren immer dann großzügig einzusetzen, wenn Schulungsergebnisse nicht unseren Erwartungen entsprechen. Der Tester sollte erfahren im Umgang mit dem einzelnen Test sein und kompetent beraten können hinsichtlich der Ergebnisaussage.

13 Häufig eingesetzte Medikamente bei psychiatrischer Komorbidität

In der Psychiatrie werden Medikamente unter dem Aspekt der Behandlung eines Zielsymptoms eingesetzt: sie heilen also nicht, ersetzen keinen Mangelzustand, wie etwa das Insulin, sondern greifen in den Bereich der modulatorischen Transmitter ein, um die Selbststeuerung oder das Erleben zu verändern. Die Zielsymptome können je nach psychiatrischer Diagnose ganz unterschiedlich sein.

Einen dauerhaften Effekt haben diese Substanzen zum Glück – oder eben leider – nicht, nach Absetzen ist alles wieder wie vorher, manchmal besteht sogar ein Rebound-Effekt. Die überwiegenden und hier dargestellten Medikamente haben (anders als oft in der Laienpresse kommuniziert), keinerlei euphorisierenden Effekt und kein Abhängigkeitsrisiko im Kindes- und Jugendalter. Dies gilt ausdrücklich auch für Methylphenidat und Antidepressiva.

Psychotherapie kann in seiner therapeutischen Wirkung sehr eingreifend und im Effekt nachhaltiger sein. Damit verbunden ist aber auch, dass auch mögliche »Nebenwirkungen« oder besser »Fehlwirkungen« bei Psychotherapie (da eingreifender) vorkommen (im Einzelfall sogar erheblich). Allerdings wird dies von Patienten oft nicht dieser Therapie zugeordnet (da kein Medikament und somit vermeintlich als »sanfte Medizin« fehlgedeutet).

An zwei Beispielen möchten wir die Risiken von Psychotherapie bei Diabetes illustrieren:

Beispiel 1: Wenn ein einfühlsamer Berater oder Psychotherapeut mit dem Wunsch, eine gute Beziehung herzustellen, ganz wertfrei und mit zustimmender Gestik die eklatant mangelhafte Diabetes-Selbstversorgung nach seiner eigenen Sicht neutral zur Kenntnis nimmt, um alles später vielleicht auch mit den Eltern besprechen zu können, versteht der Jugendliche »Ich bin okay, es darf alles so sein« und ist jetzt endgültig »erziehungsresistent«, damit unbeeinflussbar für seine Eltern. Denn der Psychotherapeut hat ja zugestimmt, damit steigt das Risiko für eine fatale Ketoazidose.

Beispiel 2: Eine Familie geht mit ihrem Jugendlichen zur Psychotherapie, da er sich weigert, selbständig seinen Diabetes angemessen zu behandeln. Die Eltern setzen sich bisher intensiv dafür ein, dass die BZ-Messungen und Insulingaben trotzdem ausreichend gut erfolgen, indem sie die Versorgung selber durchführen. Der Psychotherapeut rät den Eltern in der ersten Sitzung: »Lassen sie jetzt doch einfach mal los, der Jugendliche muss jetzt mal seine eigenen Erfahrungen machen«. Das hat häufig zur Folge (Nebenwirkung), dass in den nächsten Wochen der Jugendliche mit einer bedrohlichen Ketoazidose in der Klinik aufgenommen werden muss.

Vermutlich wird dies nur selten als Folge (Nebenwirkung) der begonnenen Einzelpsychotherapie gedeutet. Insofern können Gesprächsinterventionen, insbesondere wenn sie ohne Beisein der Eltern erfolgen, durchaus risikobehaftet sein. Im Kontext mit der chronischen Krankheit Diabetes, bedarf es deshalb zuvor einer Klärung seitens des Psychotherapeuten (mit den Eltern oder dem behandelnden Diabetologen), ob eine solche oder vergleichbare Maßnahme machbar und verantwortbar ist.

Oft ist eine Kombination von Psychotherapie und medikamentöser Therapie angezeigt, einige Krankheitsbilder werden vorwiegend psychotherapeutisch, andere rein medikamentös behandelt.

Grundsätzlich sollte vor einer medikamentösen Behandlung sichergestellt sein, dass der Patient organisch gesund ist. Meist wird dies dokumentiert mit einem Blutbild, Transaminasen und Bilirubin und eventuell einem EKG, insbesondere sollte ein Long-QT-Syndrom in jedem Falle ausgeschlossen sein.

Die wichtigsten Medikamente im Einzelnen

(die Liste stellt eine Auswahl dar)

Antidepressiva vom Typ Selektiver Serotonin Re-Uptake-Inhibitor (SSRI)

- *Indikation Depression*: Fluoxetin (siehe S3 Leitlinie Depression AWMF 028-043):
  - Zugelassen ab 8. Lebensjahr, Dosierung 10 bis 60 mg/d, Gabe 1x tgl.
  - Beachte lange HWZ: 4 bis 6 Tage.
- *Indikation Angsterkrankung*: Fluoxetin, Fluvoxamin
  - für Kinder und Jugendliche in dieser Indikation »off label«.
- *Indikation Zwangserkrankung*:
  - Sertralin (zugelassen ab 6. Lebensjahr)
    Dosierung 1x 25 mg, nach 7 Tagen max. 1x 50 mg
  - Fluvoxamin: Zugelassen ab 8. Lebensjahr
    Dosierung: schrittweise mit 1x 25mg beginnend bis maximal 200 mg pro Tag.

Methylphenidat/Amphetaminsulfat/Atomoxetin

Indikation AD(H)S: Indikation ist die Kernsymptomatik des Aufmerksamkeitsdefizit-Syndroms, immer im Rahmen eines umfassenden Therapiekonzeptes und nach entsprechender Diagnostik. Es besteht kein Abhängigkeitsrisiko. Die Wahl der geeigneten Galenik des Medikamentes richtet sich nach der notwendigen Wirkdauer. Kombinationen verschiedener Wirkstoffe und Wirkzeiten (unretardiert und retardiert) sind möglich. Bei der Komorbidität mit Diabetes ist angesichts der »Ganztagsaufgabe Diabetesselbstbehandlung« eine medikamentöse Ganztags-Behandlung (am ehesten Lisdexamphetamin oder Atomoxetin) zu empfehlen.

Methylphenidat:

- Kurzwirksames Methylphenidat (verschiedene Hersteller): ca. 4 h
- Langwirksames Methylphenidat in retardierter Form

Aktuell verfügbare Langwirksame MPH-Präparate im Einzelnen:

Präparatname	Wirkdauer
Medikinet ret.®	6–8 h, 50 % sofort/50 % verzögert, 1. Teil säurelöslich, 2. Teil löslich in basischem Milieu
Ritalin LA®	8 h, 50 % sofort/50 % verzögert, Wirkstofffreisetzung umgebungsunabhängig
Equasym ret.®	6–8 h, 30 % sofort/70 % verzögert
Concerta®	10–12 h, 22 % sofort, 78 % verzögert

Amphetaminsulfat unretardiert:

- Attentin®: ca. 4 bis 6h

Amphetamin retardiert:

- Elvanse® (Lysdexamphetamin): 13h, hohe Wirkintensität, Praedrug, Freisetzung nahrungsunabhängig.

Atomoxetin (Noradrenalin-Wiederaufnahmehemmer): schrittweise Aufdosierung, Wirksamkeit über 24 h, deutlicher Effekt ab 2 Wochen, Optimum nach 5 Wochen.

- Keine BTM-Rezeptpflicht!

In Vorbereitung: Guanfacin

Atypische Neuroleptika

Indikation Störung des Sozialverhaltens:

- Risperidon: zugelassen ab 5. Lebensjahr für 6 Wochen bei Kindern mit Entwicklungsstörungen und Störung des Sozialverhaltens
  - Risiken: Long-QT-Syndrom (vor Behandlung EKG!), Gewichtszunahme!
  - u. a. Kontrollen von Blutbild und Transaminasen erforderlich

- Dosierung: 0,25mg morgens, Steigerung bis 4mg/Tag möglich
- eine 2. Gabe kann mittags bei schnellem Abbau sinnvoll sein
- Gabe von 0,5–0,25–0 mg bis 1–0,5–0 mg ist meist ausreichend wirksam
- Aripiprazol: Zulassung ab 13. Lebensjahr für die manische Phase einer bipolaren Erkrankung für 6 Wochen, ab 15. Lebensjahr auch bei Indikation Psychose.
  - Gut wirksam auch bei überflutender Wut (off label).
  - Aripiprazol führt gegenüber Risperidon seltener zu Gewichtszunahme, löst keine Sensitivierung des Dopamin-D2-Rezeptors aus, also kein Rebound beim Absetzen.
  - Dosierung: beginnend mit 1x 2,5 mg, steigerbar bis 30 mg, ab 15 mg besteht erhötes Risiko für EPMS (extrapyramidal-motorische Störung).

Indikation Paranoide Psychose:

Gruppe der atypischen Neuroleptika

- Aripiprazol®: Zulassung ab 15. Lebensjahr, s.o.
- Risperidon, Quetiapin, Amisulprid, Clozapin u. a.: im Jugendalter in dieser Indikation nicht zugelassen.
- Haloperidol: Zulassung im Kindesalter, nur in der Akuttherapie gebräuchlich!
- Depot-Präparate: unter dem 18. Lebensjahr in dieser Indikation nicht zugelassen.
- Risperidon Consta®: Gabe alle 14 Tage (i.m.-Applikation)
- Xeplion®: Wirkdauer 4 Wochen (i.m.-Applikation)
- Abilify maintainance®: Wirkdauer 4 Wochen (i.m.-Applikation)

Indikation Extrapyramidal motorische Bewegungsstörungen (EPMS):

- Akineton®

Indikation Tic-Störung/ Gille-de-la-Tourette-Syndrom:

- Tiapridex, Risperidon, Aripiprazol und weitere: in dieser Indikation nicht zugelassen.

Grundsätzlich sollte der verschreibende Arzt über detaillierte Kenntnisse der obigen Substanzen verfügen, wenn diese sachgerecht eingesetzt werden sollen (zum Weiterlesen: Fegert, Kölch 2013).

14 Besondere Behandlungsbedingungen

14.1 Kinder psychisch kranker Eltern

Psychisch kranke Eltern haben gleich häufig Kinder wie gesunde Eltern (Lenz 2014), d. h. etwa zwei von drei der betroffenen Elternteile haben Kinder. Drei von vier psychisch kranke Elternteile leben auch mit ihnen zusammen. Insgesamt sind etwa 3,8 Mio. Kinder in Deutschland betroffen. Davon leben insbesondere die an Psychose erkrankten Elternteile überwiegend von ihren Kindern getrennt und können diese nicht selbst versorgen.

Wenn ein Elternteil psychisch krank ist, findet eine Umkehr der Versorgung in der Familie statt: Die Kinder lernen schon früh für ihre Eltern zu sorgen. Dabei leiden der eigene Entwicklungsfortschritt und die Diabetesselbstversorgung unter dieser zusätzlichen Aufgabe.

Sind Eltern psychisch erkrankt, stellt dies für ihre Kinder eine ganz besondere Herausforderung dar. Müssen diese gleichzeitig auch noch den eigenen Diabetes versorgen, so muss dies oft in Überforderung münden!

Im Folgenden sollen einige Aspekte näher beleuchtet werden.

Trotz aller Aufmerksamkeit entgehen den Behandlern leicht die Symptome psychischer Erkrankung, oft haben sie auch eine Scheu, diese Option anzusprechen, obwohl es für viele betroffene Elternteile eher eine Entlastung bedeutet, wenn sie einen einfühlsamen, offenen Umgang mit dieser Problematik erleben.

> **Merke**
>
> In allen Fällen ist unbedingt ein Austausch mit dem Therapeuten des kranken Elternteils und seines Partners anzustreben (cave: Schweigepflichtentbindung durch die Eltern einholen!).

Folgende Kennzeichen können in der Diabetesambulanz auf psychiatrische Erkrankungen eines Elternteils hinweisen:

- eine stark schwankende Zusammenarbeit
- unzuverlässige Ambulanzbesuche
- Termine werden immer wieder vergessen
- Kinder/Jugendliche kommen alleine in die Sprechstunde
- das Kind wirkt ungepflegt, verwahrlost

- das Kind geht nicht zuverlässig in die Schule
- evtl. wenig Freunde
- das Kind vermeidet, über die Versorgung zuhause zu reden
- sehr selbständige Kinder, die erkennbar auch Verantwortung für Elternteile übernehmen
- auffallend angepasstes Verhalten der Eltern, trotzdem keine effektive Zusammenarbeit
- Eltern sind zeitweilig nicht erreichbar
- Eltern haben plötzlich keinen Führerschein mehr
- Familien verarmen
- emotional sehr unterschiedlich auftretende Elternteile
- lange Krankenhausaufenthalte von Elternteilen

Kinder unter dem 7. Lebensjahr

Diese können sich oft in keiner Weise von ihren kranken Elternteilen distanzieren. Sie können noch kein tragfähiges Krankheitsverständnis erwerben. Hier steht das Ringen um eine gute Versorgung durch »fremde Personen« in oder eben auch außerhalb der Familie ganz im Zentrum des Bemühens.

Mit Zustimmung des kranken Elternteils ist eine kindgerechte Aufklärung bzw. Erläuterung des elterlichen Krankheitsbildes für das Kind ab ca. dem 3. Lebensjahr sehr zu empfehlen. Die Aufnahme für ein betroffenes alleinerziehendes Elternteil in ein gemeinsames betreutes Wohnen ist hier eine oft hilfreiche Lösung.

Kinder im Alter 7. bis 9. Lebensjahr

Im beginnenden Schulalter steht Lernen ganz im Vordergrund. Kinder dieses Alters können unter Anleitung bereits begrenzt erlernen mit einem kranken Elternteil angemessen umzugehen, ein anfängliches Krankheitsverständnis erlaubt auch ein dosiertes Sich-Abgrenzen. Ein kompetenter Erwachsener muss aber stets dem Kind zur Seite stehen. In diesem Alter kann es auch schon zum Rollentausch zwischen erkranktem Elternteil und dem Kind kommen.

Kinder im Alter 9. bis 12. Lebensjahr

Mit dem Beginn der Adoleszenz beginnen die Kinder deutlicher emotional die Not ihres kranken Elternteiles zu erleben, ohne aber über ausreichende Fähigkeiten der Abgrenzung zu verfügen. Sie geraten ab diesem Alter immer häufiger in den Konflikt, die eigene Diabetesversorgung zu Gunsten der elterlichen Versorgung zu vernachlässigen. Diese Gefahr besteht bis etwa um das 25. Lebensjahr. Auch erleben sie die Stigmatisierung ihres Elternteiles oft als sehr belastend. Bei Unkenntnis über den Verlauf der Erkrankung kann es zu unangemessener Sorglosigkeit, aber auch zu nicht zu bewältigenden Befürchtungen oder dysfunktionalen

Ängsten kommen. Es kann das sichere Gefühl für »normal versus krank« erschüttert werden.

Jugendliche im 12. bis 15. Lebensjahr

Jetzt neigen viele Jugendliche unter dem Eindruck der Not dazu, die eigenen Bedürfnisse zurückzustellen, Diabetes und Schule zu vernachlässigen, die Familie mit hoher Einsatzbereitschaft zu versorgen, oft ohne zu klagen. Ihren Einsatz verändern sie erst, wenn eine sichere, wirksame Versorgung des erkrankten Elternteils durch andere Personen gelungen ist.

Jugendliche ab dem 16. Lebensjahr

Langsam beginnen Jugendliche, sich die Frage der Verantwortlichkeit für die Erkrankung des Elternteiles zu stellen, externe Hilfen anzufordern und vielleicht auch die Adhäsion an die wirksame Therapie des Elternteiles deutlich einzufordern. Immer noch kann im Einzelfall ein erheblicher Verzicht gegenüber den eigenen Bedürfnissen erfolgen und die eigene Ausbildung oder Diabetesversorgung vernachlässigt werden. Manche Jugendliche aber entscheiden sich aktiv, die Familie zu verlassen, um sich zu »retten«, nicht selten mit Selbstzweifeln und Neigung zu extremen Lösungsmodellen: früh zu heiraten, frühe Schwangerschaft, Studium oder Arbeit im Ausland, am anderen Ende Deutschlands einen Beruf mit enger Bindung und wenig Freizeit, z. B. als Erzieher. *Die außerfamiliäre Aktivität muss für den Jugendlichen dann ethisch das Verlassen eines bedürftigen Elternteiles aufwiegen!*

Bei Geschwistern kann es zu extremen Aufgabenteilungen kommen: Der eine bleibt zu Hause und übernimmt die Rolle des Versorgers, der andere geht ins Ausland und studiert. Dies kann auch zu anhaltenden Spannungen zwischen den Geschwistern führen, da der eine im Leben erfolgreich ist, während der andere sein Lebensziel aufgibt.

Lösungen mit ausgeglichener Lastenverteilung anzuregen könnte auch ein möglicher Beitrag des Diabetologen in einer solchen Situation sein. Eine Fremdunterbringung als neutralere Maßnahme ist für die Kinder oft zwar eine innere Belastung, aber doch eine brauchbare Lösung.

14.2 Wenn Eltern selbst auch Diabetes haben

Es liegt die Erwartung nahe, gerade betroffene Elternteile könnten ideale Vorbilder der Selbstversorgung sein, gepaart mit hoher Kompetenz. Das besonders gute Einfühlungsvermögen, die eigene Kenntnis über Episoden eigenen Versagens allerdings können auch oft die Anleitung zur konsequenten Selbstversorgung und das Einfordern, den Diabetes niemals einfach »laufen zu lassen«, behindern. Gleichzeitig sind diese Elternteile »Fachleute«, als Betroffene im eigenen Erleben dem Diabetesteam in einigen Anteilen sogar voraus, aber leider nicht selten beratungsresistent. Mütter oder Väter, die ebenfalls Diabetes haben, können sich ganz anders in die Symptome und Aufgaben des Kindes hineindenken. Im positiven Fall kann diese Konstellation in manchen Familien gelingen, wenn das selbst betroffene Elternteil sich mit dem Kind gegenseitig motiviert oder gar einen humorvollen »Wettbewerb der gelungenen Behandlung« daraus macht.

Als Erwachsene haben diese Eltern und alle Verwandten mit Diabetes stets eine Vorbildfunktion inne, die nicht unterschätzt werden darf: Führt die Mutter kein Tagebuch, hat einen hohen HbA1c, misst nur selten ihren BZ oder hat häufige schwere Hypoglykämien, prägt das das Verhalten des Kindes in seiner Selbstbehandlung:

»Mein Opa und meine Mutter haben auch einen Typ 1 Diabetes, bei beiden ist der HbA1c nie unter 9 % gewesen, warum soll es dann bei mir gelingen – ich bin doch noch ein Kind.«

Nicht selten kommen weitere Aspekte dazu: die Belastung mit dem eigenen Diabetes ist für die Mutter/den Vater bereits hoch, da fehlt gelegentlich die Motivation dafür, auch noch den Diabetes des Kindes mit zu behandeln. Oder: Wenn ich selbst keine Lust auf konsequente Diabetesversorgung habe, kann ich mein Kind auch nicht dazu bewegen.

Daraus lässt sich folgern:

• in der *Erstschulung* sollte der Diabetes des Kindes ebenfalls wie ein »neues« Krankheitsbild – nämlich der neue Diabetes des Kindes – behandelt werden und nicht davon ausgegangen werden, dass die Mutter/der Vater ja alles schon weitgehend weiß.
• es lohnt sich, die »Schwachstellen« und Ressourcen der Diabetesversorgung des betroffenen Elternteils (oder auch eines Verwandten) früh zu kennen und einen konstruktiven Umgangsstil damit für das Kind zu entwickeln (z. B. »Wie wäre es, wenn du die Erste wärst, die mit Diabetes perfekt umgeht, und deine Mutter/dein Vater von dir lernen kann?«).

Es ist wichtig, dass das Kind früh lernt, sich von evtl. Schwächen oder misslungenen Behandlungssituationen eines Elternteils, Verwandten abzugrenzen und mit seinem eigenen Diabetes adäquat leben zu lernen.

14.3 Diabetes in Migrantenfamilien

Der ethnische und religiöse Hintergrund einer Familie hat nicht selten eine relevante Bedeutung, sowohl für die Krankheitsverarbeitung als auch beim täglichen

Umgang mit dem Diabetes. Somit lohnt es sich für ein Diabetesteam, sich bei Familien mit Migrationshintergrund ein Grundverständnis zu deren Krankheitsverständnis (»Health beliefs«) zu erarbeiten. Auch die gewohnte Ernährung sollte in den Schulungen berücksichtigt werden. Ebenso ist es bei den Diabetesschulungen wichtig, den sprachlich-kulturellen Hintergrund zu berücksichtigen. Sprachbarrieren können vermeintlich gut vermittelte Schulungsinhalte für den Alltag dieser Familien unwirksam machen. Der Schulende sollte immer berücksichtigen, dass manche Menschen sich nicht trauen, zu zeigen, wenn sie Inhalte nicht (vollständig) verstehen. Sorgfältiges Nachfragen und eine Unterstützung durch Dolmetscher sind da wichtige Hilfen. Untersuchungen haben gezeigt, dass Kinder und Jugendliche mit Migrationshintergrund im Durchschnitt auf jeder Entwicklungsstufe (Kindheit–Schulkindalter–Jugendzeit) signifikant höhere HbA1c-Werte aufweisen als gleichaltrige Kinder deutscher Abstammung (Hecker et al. 1998). Oft haben Familien mit Migrationshintergrund vielfältige Belastungen (ökonomische Probleme, Verwandtschaft in der Heimat, Integrationsprobleme usw.), sodass der Diabetes eines Kindes sehr an den ohnehin schon begrenzten Ressourcen der Familie zehrt. Daher sollte auch an eine ausführliche Sozialberatung gedacht werden.

Weitere beispielhafte relevante Aspekte sind:

- chronische Krankheit mindert in einigen Kulturen den »Heiratswert«: der Aufwand, den Eltern sich für diese Kinder machen, ist manchmal sehr gering (und das Diabetesteam versteht nicht, warum!)
- Kranke »bedürfen« in einigen Kulturen (z. B. Osteuropa) der ständigen Betreuung: dadurch ist oft die Verselbstständigung eines Kindes mit Diabetes erschwert.
- religiöse Berater und Heiler werden von den Eltern befragt: Es lohnt sich, den Austausch mit diesen nicht zu verhindern, sondern den Kontakt zu pflegen – dann gelingt die langfristige Krankheitsbewältigung besser.

In den letzten Jahren sind auch muttersprachliche Schulungsmaterialien erstellt worden, die das Verständnis für den Diabetes erleichtern.

14.4 Diabetes und Gefährdung des Kindeswohls nach §8a SGB VIII

Der Schutz eines Kindes oder der Umgang mit der Problematik bestehender Kindeswohlgefährdung haben in unserer Gesellschaft eine hohe Bedeutung. Bei Diabetes handelt es sich um eine chronische Erkrankung, die bei ungenügender Behandlung einerseits die psychosoziale Entwicklung, die schulische (und folglich später auch die berufliche) Karriere, aber auch direkt die Gesundheit eines Kindes deutlich beeinträchtigen kann. Rezidivierende schwere (vor allem hyperglyämische) Stoffwechselentgleisungen können zu (lebens-)gefährlichen Situationen führen, aber auch, wenn sie häufig vorkommen, zu gravierender Schulabstinenz. Meist liegt einem solchen Phänomen eine relevante psychiatrische oder soziale Problematik zugrunde. Langfristige hyperglyämische Stoffwechselentgleisungen können außerdem zu gravierenden mittel- bis langfristigen Folgen führen (z. B. Polyneuropathien oder Retinopathien bereits am Ende der Adoleszenz).

Kinderdiabetologische Behandlerteams sind deshalb aufgerufen, frühzeitig angemessene externe Hilfen (Kinder- und Jugendpsychiater, -psychotherapeut, -psychologe, Hilfeangebote des Jugendamtes) einzubeziehen, wenn Hinweise auf eine drohende Gefährdung des Kindeswohls vorliegen (hier sei auf die Stellungnahme zur Kindeswohlgefährdung der PPAG e.V. -Arbeitsgruppe für Psychiatrische, psychotherapeutische und psychologische Aspekte der Kinderdiabetologie, www.ppag-kinderdiabetes.de verwiesen) (▶ **Anhang 1** und **Kap. 5.6**).

14.5 Diabetes und alternative Behandlungsmethoden

Menschen mit chronischer Erkrankung suchen häufig über die Schulmedizin hinaus nach Hilfen für die Heilung oder Besserung ihrer Erkrankung. Das trifft auch auf Familien zu, die ein Kind mit Diabetes haben. Ist das Kind auch noch von einer psychischen Komorbidität betroffen, erhöht sich der Leidensdruck zu einem Behandlungswunsch, der möglichst alle Probleme lösen soll. Eine Untersuchung von Kapellen et al. (2006) ging der Frage nach, wie häufig alternative Behandlungsmethoden bei Kindern und Jugendlichen mit Diabetes angewandt werden. Die Ergebnisse zeigen, dass 18 % der betroffenen Familien alternative Behandlungsmethoden anwenden bzw. angewandt haben. Dabei gab es deutliche regionale Unterschiede. In Leipzig wurden in 16 % der Fälle alternative Methoden verwendet, dagegen in Stuttgart 28 %. Zu den alternativen Methoden zählten Homöopathie, Vitamin-/Mineralsupplemente, Ernährungsumstellung, naturheilkundliche Verfahren, anthroposophische Verfahren und Ayurveda.

Die Einholung von Zweitmeinungen und ergänzenden Ansätzen ist legitim, solange die Basis der Insulinbehandlung nicht verlassen wird und die diabetologische Versorgung sich an den Leitlinien der DDG bzw. der AGPD orientiert. Eine seriöse komplementärmedizinische Mitbehandlung, wie etwa durch die anthroposophische Medizin, kann den Verlauf des Diabetes und auch die Lebensqualität der Patienten verbessern helfen. Gerade bei Kindern und Jugendlichen mit Diabetes und einer psychischen Komorbidität können die anthroposophische Kunst- und Musiktherapie, die Heileurythmie und die äußeren Anwendungen wie Einreibung, Wickel und rhythmische Massage die psychotherapeutischen bzw. psychopharmakologischen Maßnahmen ergänzen und sie in ihrer Wirkung optimieren.

Familien mit dem Wunsch nach alternativen Behandlungsmethoden sollen nicht stigmatisiert, sondern ernst genommen und in der Wahl der Methoden unterstützt werden. Dabei gilt es im Rahmen einer zugewandten und akzeptierenden Gesprächsführung zu verdeutlichen, dass komplementärmedizinische Ansätze eine sinnvolle und effektive Unterstützung sein können. Gleichzeitig ist es auch die Aufgabe des Diabetes-Teams, die Eltern vor falschen (und gefährlichen) Heilsbringern zu bewahren, um Schaden vom Kind abzuwenden. Bei Eltern, die eine auffällig unkritische bis euphorische Erwartungshaltung gegenüber unseriösen Heilsversprechen entwickeln und zunehmend realitätsferne Gesundheitsüberzeugungen hinsichtlich des Diabetes ihres Kindes erkennen lassen, sind auch psychiatrische Erkrankungen und ggf. eine Abklärung in Erwägung zu ziehen.

Einige menschenkundliche Gesichtspunkte zu Diabetes mellitus Typ 1 bei Kindern und Jugendlichen

Für Familien mit an (meist neu manifestiertem) Typ 1 Diabetes erkrankten Kindern, die Hilfe in der Alternativ-/Komplementärmedizin suchen, ist die Grundinformation wichtig, dass es sich bei diesem Krankheitsbild pathophysiologisch um eine autoimmun bedingte Destruktion der Beta-Zellen (also einer »Narbenbildung«) mit Folge des irreversiblen Funktionsausfalls handelt. Daraus erklärt sich, dass auch mit komplementärmedizinischen Therapieansätzen diese Form des Diabetes nicht »geheilt« werden kann und somit das »Reduzieren der Insulinmenge« oder »das Überflüssigwerden des Insulins« kein seriöses Ziel der Behandlung sein kann.

Merke

Komplementärmedizinische Ansätze, die auf Reduktion des Insulinbedarfs hinwirken, können wirksam sein für Typ 2 Diabetes (Insulinresistenz), sind aber untauglich für den insulinpflichtigen Typ 1 Diabetes. Dies gilt es zu bedenken.

Die Komplementärmedizin verfügt über Möglichkeiten, betroffene Familie auf dem Weg zu unterstützen das Kind, den Jugendlichen und seine Eltern zu befähigen, sich für und durch seine besondere Lebensaufgabe mit dem Diabetes Ressourcen und neue Stärken zu erarbeiten (Kienle 2013).

An vielen Stellen dieses Buches werden Bausteine einer ganzheitlichen Sichtweise der Behandlung dargestellt. Angestrebt wird von Beginn an eine Behandlung unter Einbeziehung der individuellen Besonderheiten und des Entwicklungsweges eines Kindes. In einem solchen Betreuungs-Setting kann die altersgemäße Entwicklung mit der chronischen Krankheit angemessen begleitet und gefördert werden. Im geglückten Fall können für den betroffenen Menschen somit aus dem Leben mit dem Diabetes besondere Ressourcen entstehen, die Bedeutung für das ganze Leben haben werden: Es entstehen Fähigkeiten, die angesichts des Diabetesalltags intensiver geübt werden, als wenn der Diabetes nicht da wäre – so hilft der Diabetes, bestimmte Lebensaufgaben zu meistern – und ist nicht nur »bedauernswertes Schicksal«. Insofern kann er als eine zusätzliche große Herausforderung, oder auch »Schulung fürs Leben« verstanden werden. Der Krankheitsaspekt tritt dahinter zurück. Anders ausgedrückt, kann es auch bedeuten, dass man als Mensch mit

Diabetes hinsichtlich bestimmter Herausforderungen in der Gesellschaft besonders geschult ist.

Die anthroposophische Medizin hat bereits Anfang des 20. Jahrhunderts durch ihren Gründer Rudolf Steiner erfolgreiche Therapieansätze für den sog. Altersdiabetes entwickelt. Für den Typ 1 Diabetes muss diesbezüglich neu und anders gedacht und therapiert werden. Denn zu Rudolf Steiners Lebzeiten starben diabetische Kinder noch innerhalb von ca. sechs Monaten und erst 1922 wurde das erste Kind mit Insulin behandelt. Nicht bekannt ist, ob Steiner je einem Kind mit insulinpflichtigem Diabetes begegnet ist (Rudolf Steiner lebte bis 1924). Somit können die entsprechenden Angaben Steiners zum Typ 2 Diabetes nicht direkt auf den Typ 1 übernommen werden, sondern erfordern eine sorgfältige klinische Prüfung auf eine mögliche Relevanz. Ansätze hierfür werden erst in neuester Zeit erarbeitet (Hilgard 2002).

Folgende Bausteine können aus unserer Erfahrung als erweiterte Therapieansätze durch die anthroposophische/ganzheitliche Medizin bei Typ 1 Diabetes beigetragen werden:

- Altersgerechte Schulungen unter Berücksichtigung der individuellen Persönlichkeit und Entwicklungsaspekte bei Kindern und Jugendlichen
- Flexibel angepasste Insulinsubstitution unter Berücksichtigung von individuellen circadianen Rhythmen
- Heileurythmie und Künstlerische Therapien als Bausteine zur Befähigung für Diabetesbewältigung, Selbstwirksamkeit und Selbstwahrnehmungsschulung
- Z. B. kann besonders bei Familien mit Kleinkindern die Heileurythmie helfen, die Bewältigung und das familiäre Zusammenleben mit der chronischen Erkrankung zu stärken, dem Kind den Weg in die neue Aufgabe zu vermitteln
- *Sinnesschulungen* (z. B. nach Kügelhaus 2008) und *Geschicklichkeitsübungen* (z. B. Zirkusspiele, Klettern) können sekundär-präventiven Charakter haben, sie können zur Optimierung der Selbstwahrnehmung und bei Hypoglykämie-Wahrnehmungs-Störungen helfen
- Ggf. *komplementärmedizinisch-medikamentöse Therapien* (z. B. als Konstitutionstherapie, bei Insulinunempfindlichkeit oder Hepatopathien)

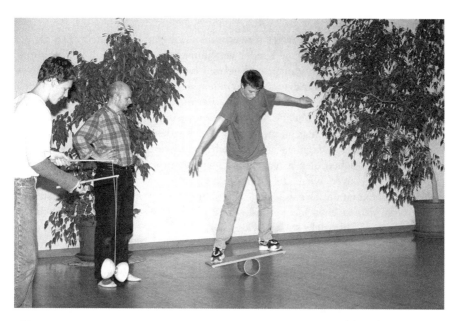

Abb. 14.1: Zirkus macht Freude und übt Gleichgewicht und Selbstwahrnehmung (mit freundlicher Genehmigung von Bärbel Liebmann, blue design+werbung Dortmund)

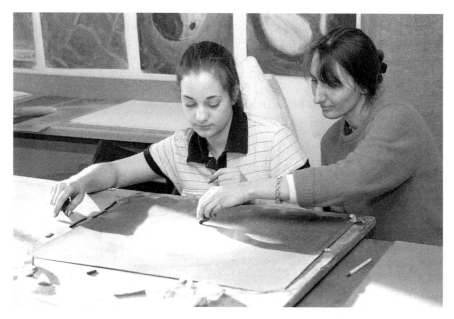

Abb. 14.2: Mit künstlerischen Übungen gelingt oft ein neuer Zugang zu sich selbst (mit freundlicher Genehmigung von Bärbel Liebmann, blue design+werbung Dortmund)

Beispiel

Es wird ein knapp dreijähriger Junge in der Ambulanz vorgestellt. Der größte Wunsch des Vaters für seine Kinder war immer, dass diese bloß keine chronischen Krankheiten bekommen und gesund bleiben sollten. Der Mutter waren seit einer Woche die ständig nassen Windeln des Jungen und sein starker Durst aufgefallen, er wirkte abgeschlagen und war nicht mehr »wie wir ihn kennen«. Alle Versuche, die drohende Diagnose zu verhindern (wenig Süßes, wenig Kohlenhydrate, viel Bewegung) misslangen. Als den Eltern die bereits von der Mutter vermutete Diagnose bestätigt wird, sind sie zutiefst betroffen und geschockt. Sie erleben diesen Augenblick, wie wenn ihnen der Boden unter den Füßen weggezogen wird: die Vollkommenheit – oder besser das Gefühl der Vollkommenheit des Organismus – ist von nun an verloren. Das Urvertrauen in den Organismus ihres kleinen Sohnes ist plötzlich weg – das Leben nach der Diagnose wird nie mehr so sein wie zuvor.

Aus diesen Gegebenheiten heraus muss sich die Familie rasch auf die neue Situation umstellen und eine sehr viel größere Wachheit für alles, was das Kind betrifft, entwickeln. Das bewusste Denken und Einschätzen der Situationen durch die Eltern wird ab jetzt die unbewussten Aufgaben der ß-Zellen voll übernehmen, die spezielle Pankreasfunktion des Insulins wird externalisiert. Gewohnheiten wie Essen, Bewegen und Schlafen, selbst Stimmungsschwankungen bekommen einen neuen Charakter und Bezug zum Diabetes. Das Leben muss in vielen kleinen Details, die sonst aus Gewohnheit vollbracht werden, neu gelernt und bewusst geführt werden.

Am Ende der Adoleszenz können die Eltern heute sagen: Wir Eltern haben soziale Fähigkeiten hinzugelernt, mit welchen wir uns sonst nicht auseinander gesetzt hätten. Der Umgang mit Unvollständigkeit, mit Unverständnis durch das Umfeld hat die Familie geprägt, aber auch in Selbstvertrauen und Einsatzstärke für die eigenen Belange befähigt. Der junge Mann steht heute mit hoher Selbstsicherheit da und es gelingt ihm gut, für seine Belange und auch die von anderen Menschen mit Benachteiligungen einzustehen.

Therapeutische Gesichtspunkte für die Manifestationsphase

Man weiß heute, dass es langfristig für den Umgang mit der Krankheit und das gesamte Leben mit dem Diabetes von prägender Bedeutung ist, wie die erste Phase des Diabetes gelingt. Die Anbahnung, Begleitung und Stabilisierung, aber auch die Schulung in dieser Zeit beeinflussen den Stellenwert und das Gelingen der langfristigen Alltagsbehandlung des Diabetes. Es ist heute bekannt, dass eine langanhaltende Remissionsphase sich positiv auf den langfristigen Diabetesverlauf auswirkt (Danne 2010). Diese Phase der Manifestation und Remissionszeit ist somit eine Ausnahmesituation im Krankheitsverlauf. Es gibt Hinweise darauf, dass psychosoziale Stabilität und eine normnahe Stoffwechsellage mit optimaler Insulinsubstitution (ß-Zell-protektiv) in dieser Phase nützlich sein könnten. Durch ein kompetentes Team, das Umfeld des Betroffenen und schrittweises Hereinbegleiten in die neue Aufgabe kann das unterstützt werden.

Eine Mutter bemerkt wenige Tage nach der Manifestation eines Diabetes bei ihrem zweijährigen Kind: »Jetzt, da mein Kind Diabetes hat und ich die Aufgabe der Betreuung übernommen habe, habe ich größte Hochachtung vor dem menschlichen Organismus und seinen Fähigkeiten bekommen. Dabei brauche ich ja nur *eine einzige* Organfunktion übernehmen, und *das* gelingt mir nur mit großer Mühe und unzulänglich – der Körper dagegen hat noch unzählige andere, sicher mindestens ebenso diffizile Aufgaben zu bewältigen!«

Fähigkeiten, die im Leben eines Menschen mit Insulinmangel-Diabetes besonders gefordert und ausgebildet werden:

- Genauigkeit, höhere Aufmerksamkeit und Verantwortung für viele Details des eigenen Organismus
- Vorausdenken, Planen, den Alltag organisieren, man muss sehr »sortiert« und bewusst sein
- Innere Beweglichkeit durch ständiges bewusstes Anpassen
- Erhöhte Willensaktivität
- Umgang mit Ponderabilien: Messen und Wiegen, Rechnen (Insulindosierung und Essensberechnung)
- Leben-Können mit Unsicherheiten: Leben mit dem ständigen Risiko, in den nächsten Minuten ggf. nicht »Herr der Lage« zu sein, nicht bewusst handeln zu können (Hypoglykämie). Die Lebenssicherheit ist nicht selbstverständlich.
- Immer auf andere kompetente Mitmenschen angewiesen zu sein stärkt das Vertrauen in Mitmenschen
- Der Blick auf langfristige Folgeschäden und schwere Hypoglykämien führen zu einer Gratwanderung zwischen Ängsten und dem Entwickeln von Absicherungsstrategien
- Hohe Frustrationstoleranz, da es trotz aller Berechenbarkeit viele unwägbare Ereignisse und immer wieder unsensible Mitmenschen gibt

Rolle der Insulintherapie aus menschenkundlicher Sicht

Die Wirkverläufe der dem Menschen mit Diabetes zugeführten Insuline können niemals die feine physiologische Pulsatilität des gesunden Organismus nachahmen. So herrscht z. B. durch die subkutane Injektion stets im gesamten Blutkreislauf ein Insulinspiegel, wie er normalerweise nur in der Pfortader besteht. Eine optimale Insulinpumpentherapie kann zwar sehr normnah den circadianen Rhythmus nachahmen, doch gelingt die Wiederherstellung des physiologischen Ausgangszustandes angesichts der enorm vielen Einflussfaktoren auf den Kohlenhydrat-Stoffwechsel auch damit nur annähernd. Für eine möglichst uneingeschränkte Lebensweise und entsprechende Lebensqualität ist eine flexibel angepasste Insulinsubstitution bedeutsam.

15 Am Ende noch: Was die Autoren Ihnen mit auf den Weg geben wollen

Insulinpflichtiger Diabetes ist nicht nur eine somatische Erkrankung, sondern stellt eine erhebliche Anforderung an Disziplin, Zuverlässigkeit, Emotionsregulation, Durchhaltevermögen, Beständigkeit dar. Unverändert zeigen auch neuere Untersuchungen: Auch die ausgefeiltesten technischen Möglichkeiten können unzureichende menschliche Handlungskompetenz und -durchführung (schlampige Diabetesselbstversorgung, Vergesslichkeit und mangelndes Krankheitsverständnis) nicht kompensieren.

Also werden bei Diabetes zusätzliche subklinische psychiatrische Störungsbilder zur Stolperfalle und sind damit unbedingt behandlungsbedürftig.

Die vertrauensvolle Zusammenarbeit dreier Berufsgruppen (Psychotherapeut, Kinder- und Jugendpsychiater und Diabetologe, bzw. das Diabetesteam) erfüllt das Kriterium einer »State of the Art«-Behandlung und bedeutet zugleich Neuland für alle Beteiligten.

Die Autoren wollen mit diesem Buch die Leser einladen, an ihren bisherigen Erfahrungen teilzunehmen und Anregungen zu innovativen Schritten der kooperativen Betreuung von Kindern, Jugendlichen, jungen Erwachsenen und deren Familien zu suchen. Hierzu gehört es auch, manch liebgewonnene Handlungsabläufe zu überdenken und neue Bausteine der Gesprächsführung in den Behandlungsalltag einzubauen. Wir hoffen, dass das Buch hierzu einige alltagsnahe Anregungen geben kann. Am Ende möchten wir den Leser insbesondere auch dazu motivieren, eigene fachübergreifende Teams zu bilden, in denen sie stetig zu diesen Themen voneinander lernen. Man kann diese Zusammenarbeit als eine neue Form der erweiterten interdisziplinären Medizin begreifen. Wir erleben diese existentielle Form der Gegenseitigkeit in der Therapie als Neuland und möchten viele Leser für diese Entdeckungsreise begeistern.

Glossar

Adoleszenz: Jugendliche bis zum max. 25. Lebensjahr, Übergang vom Kind zum Erwachsenen, verbunden mit erhöhtem Risikoverhalten und instabiler Emotionalität. Die Entwicklung psychiatrischer Störungsbilder ist in diesem Alter gehäuft.

Appraisal: Psychologischer Begriff, bezeichnet die Bewertung eines emotionsauslösenden Objekts oder Ereignisses als erwünscht oder unerwünscht, nützlich oder schädlich, gut oder schlecht für die Person. Je nach persönlicher Einschätzung kann dabei mehr oder weniger Emotion (Stress bzw. Angst) erlebt werden.

Bezogene Individuation: Wenn Menschen sich in der Entwicklung mehr von anderen abzugrenzen lernen, dann geben sie nicht bisherige Beziehungen auf, sondern verändern die bestehenden Beziehungen und passen sie den neuen individuellen Bedürfnissen an.

Bindung: Ist ein in den ersten 18 Monaten gelerntes Verhaltensrepertoire, auf das Menschen in Notsituationen mit ihrem Verhalten zurückgreifen.

Blutzuckersensoren: Kontinuierliche Blutzuckermessung mithilfe eines unter der Haut befindlichen Sensors, verbunden über Bluetooth mit einem Empfänger. Der Sensor muss je nach Gerät nach mehreren Tagen gewechselt werden. Eine Eichung des Gerätes durch übliche Blutzuckerkontrollen ist bisher bei allen herkömmlichen Geräten mehrfach täglich erforderlich.

BZ-Messen: Blutzucker-Messungen werden an den Fingerkuppen mithilfe einer Stechhilfe (mit einer sehr kleinen Nadel) und einem Blutzucker-Messgerät durchgeführt.

Diabetes(selbst)versorgung: Unter diesem Begriff verstehen wir im Alltag die angemessene Abfolge von Blutzuckermessung, Einnahme der berücksichtigten Mahlzeit, Berechnung von Insulinkorrekturen und Mahlzeitenmenge, richtige Berücksichtigung der KE-Faktoren, Dokumentation, Berücksichtigung von Bewegung in der Therapie, das Vorhandensein aller erforderlichen Utensilien und die sichere technisch-praktische Durchführung dieser Maßnahmen.

EMDR: »Eye movement desensitisation and reprossessing« ist eine anerkannte Traumatherapie, in der begleitet durch seitenwechselnde Bewegungen traumatische

Erlebnisse im Gehirn des Betroffenen nachbearbeitet werden können. Dadurch kann der mit dem Trauma verbundene Stress reduziert werden.

Emotionen und Gefühle: Emotionen treten auf, ohne dass wir sie beeinflussen können. Wenn wir Emotionen einen Namen geben, nennen wir sie Gefühle.

Empathie: Auch »einfühlendes Verstehen« genannt, wird in der klientenzentrierten Psychotherapie definiert als eine aktive Haltung, um sich in das Erleben des anderen einzufühlen. Therapeuten oder Berater bemühen sich, Gefühle und Empfindungen des Patienten von dessen Perspektive her, d.h. so wie dieser sie wahrnimmt, zu verstehen und nachzuempfinden und ihm das Verstandene möglichst präzise und konkret zu reflektieren.

Entwicklungsaufgaben: Altersspezifische Entwicklungsanforderungen, die sich im Wechselspiel von körperlichem Wachstum, gesellschaftlichen Erwartungen und eigens angestrebten Zielen stellen. Sie müssen für eine gelungene Entwicklung bearbeitet werden.

Impulsivität: Unüberlegtes, spontanes Handeln. Charakteristisch für AD(H)S.

Insulinpumpentherapie (CSII=continuous subcutaneous insulin infusion): Das Insulin wird bei dieser Methode mithilfe einer programmierbaren Insulinpumpe und einem subcutan liegenden winzigen Katheter aus Teflon oder einer Nadel (verbunden mit einem dünnen Schlauch oder ohne) auf der Basis einer vorprogrammierten Dosierung kontinuierlich abgegeben. Zu den Mahlzeiten und zur Korrektur der Blutzuckerwerte sind zusätzliche Bolusgaben erforderlich. Außerdem kann die Therapie durch temporäre Basalratenanpassungen und Bolusvariationen der physiologischen Insulindosierung eines Gesunden deutlich näher angepasst werden als mit einer »Intensivierten Insulintherapie«.

Kindeswohlgefährdung: Ist im Sozialgesetzbuch (SGB VIII) eindeutig definiert, dieses beinhaltet eine differenzierte Handlungsweise.

Labeling: Begriff aus der Sozialpsychologie. Beim Etikettierungsansatz (engl.: labeling approach) wird ein auffälliges Verhalten dadurch erklärt, dass Eigenschaft(en) oder Auffälligkeit(en) (positiv oder negativ) sozial konstruiert und einer Person zugeschrieben werden und nicht objektiv vorhanden sein müssen. Einer Person oder einer Gruppe ein »Label« zuzuschreiben bedeutet, diese auf bestimmte Eigenschaften oder Besonderheiten zu reduzieren.

Priming: Die Aktivierung einer bestimmten Gedächtnisspur bewirkt die Aktivierung von weiteren vernetzten Gedächtnisspuren. Z.B. sind die Begriffe *Urlaub* und *Ferien* assoziativ miteinander verknüpft. Wenn eine Person sich an seinen »Urlaub« erinnert, wird gleichzeitig das Wort »Ferien« aktiviert. Ebenso können negative Gedächtnisinhalte durch einzelne Begriffe oder Reize aktiviert werden, die weitere negative Kognitionen auslösen.

Risikoverhalten: Wird definiert als Verhalten, das mittelbar oder unmittelbar das Wohlbefinden, die Gesundheit oder die Persönlichkeitsentwicklung beeinträchtigen kann (Jessor 1998). Risikoverhalten tritt gehäuft im Alter der Adoleszenz auf.

Transition: Ist in diesem Kontext die Überleitung der Behandlung vom Kinder- und Jugendarzt in die Erwachsenenmedizin. Die Transition ist besonders relevant bei Krankheiten, die vom Kindesalter bis ins Erwachsenenalter durchgehend bestehen.

Verstärkerplan: Ist ein gemeinsam erarbeiteter Plan, bei dem vereinbart wird, wie ein angestrebtes Verhalten durch Belohnung gestützt und verstärkt wird. Es ist ein therapeutisches Vorgehen aus der Verhaltenstherapie.

Websites und Apps

Sowohl die medizinische als auch die psychiatrisch/psychotherapeutische Behandlung von Kindern und Jugendlichen erfordert einen aktiven Austausch und eine gute fachliche Vernetzung. Daher haben wir im Folgenden die wichtigsten Gesellschaften, Vereine und Organisationen aufgeführt, die zu speziellen Themen in Zusammenhang mit dem Diabetes Informationen bereithalten bzw. Auskunft geben können (kein Anspruch auf Vollständigkeit!).

www.diabetes-kinder.de
Die AGPD (Arbeitsgemeinschaft für Pädiatrische Diabetologie) hat das Ziel, die Verbesserung der Versorgung von Kindern und Jugendlichen mit Diabetes zu fördern. Sie vermittelt Wissen über den Diabetes mellitus und seine Behandlung sowie über alle damit zusammenhängenden medizinischen, pädagogischen und psychosozialen Probleme. Die AGPD ist eine Arbeitsgemeinschaft der Deutschen Diabetes Gesellschaft (DDG) und ist assoziiert mit der Deutschen Gesellschaft für Kinderheilkunde und Jugendmedizin (DGKJ). Hilfreiche Broschüren für Erzieherinnen und Lehrer, ein Dokument zur Medikamentengabe an Schulen u.a. können heruntergeladen werden.

www.dgkjp.de
Deutsche Gesellschaft für Kinder- und Jugendpsychiatrie, Psychosomatik und Psychotherapie e.V. (DGKJP). Die DGKJP ist die wissenschaftliche Vereinigung der Fachärzte für »Kinder- und Jugendpsychiatrie und -psychotherapie« und anderer auf dem Gebiet tätiger Wissenschaftler.

www.kinderpsychiater.org
Berufsverband für Kinder- und Jugendpsychiatrie, Psychosomatik und Psychotherapie in Deutschland e. V. (BKJPP). Auf der Website finden sich Informationen, Adressen und Termine des BKJPP, aber auch zur Kinder- und Jugendpsychiatrie, Kinderneurologie und Psychotherapie allgemein. Suchfunktion für Praxen oder Kliniken bzw. Abteilungen für Kinder- und Jugendpsychiatrie und Psychotherapie bundesweit.

www.deutsche-diabetes-gesellschaft.de
Die Deutsche Diabetes Gesellschaft (DDG) ist eine medizinisch-wissenschaftliche Fachgesellschaft für die Diabetes-Berufe in Deutschland. Sie unterstützt Wissenschaft und Forschung, engagiert sich in Fort- und Weiterbildung, zertifiziert Behandlungseinrichtungen und entwickelt Leitlinien.

www.ppag-kinderdiabetes.de
Arbeitsgruppe für psychiatrische, psychotherapeutische und psychologische Aspekte in der Kinderdiabetologie (PPAG e.V., Arbeitsgruppe der AGPD). Einsatz für die Verbesserung der psycho-sozialen Betreuung von Kindern und Jugendlichen mit Diabetes. Bietet Fortbildungen zu diesen Themen, entwickelt Konzepte für Diagnostik und kooperative Behandlung bei psychiatrischen Komorbiditäten bei Diabetes. Weitere Themen: Verbesserung der Zusammenarbeit mit Jugendamt und Jugendhilfe, Kindeswohl.

www.diabetes-psychologie.de
Diabetes und Psychologie e.V., Arbeitsgemeinschaft in der Deutschen Diabetes Gesellschaft (DDG). Fördert die Wissenschaft und Forschung von psychosozialen Aspekten des Diabetes, bietet Fort- und Weiterbildungen an und entwickelt psychosoziale Konzepte für Menschen mit Diabetes, deren Angehörige und soziales Umfeld. Vertretungsorgan der psychosozialen Berufe in der Diabetologie.

www.zentrales-adhs-netz.de
Bundesweites Netzwerk zur Verbesserung der Versorgung von Kindern, Jugendlichen und Erwachsenen mit Aufmerksamkeitsdefizit-/Hyperaktivitätsstörungen (ADHS). Das Netzwerk richtet sich sowohl an Experten als auch an Betroffene, ihre Angehörigen und Bezugspersonen.

www.dgpe.de
Deutsche Gesellschaft für Psychoedukation e.V. (DGPE): Der bundesweite Verein fördert und verbreitet die Psychoedukation.

www.bund-diabetischer-kinder.de
BdKJ e.V. (Bund diabetischer Kinder und Jugendlicher e.V.). Schulung der an Diabetes mellitus erkrankten Kinder und Jugendlichen und Aufklärung und Information über den Diabetes.

www.diabetes-deutschland.de
Ausführliche Informationen zu allen Gebieten des Diabetes mit Experten, Stellungnahmen und Links.

www.diabetes-eltern-journal.de
Informationen über Kinder mit Diabetes mellitus und ihre Eltern. Offizielles Organ der Arbeitsgemeinschaft für Pädiatrische Diabetologie für Eltern.

www.diabetes-sport.de
Website der Arbeitsgemeinschaft Diabetes & Sport der Deutschen Diabetes Gesellschaft (DDG). Eines der Ziele dieser Arbeitsgemeinschaft ist es, für Typ 1 Diabetiker eine Anleitung und praktische Erfahrungen für den Umgang mit Insulin bei körperlicher Aktivität zu vermitteln.

www.diabetesde.org
DiabetesDE ist die gemeinsame Dach-Organisation von Ärzten, Wissenschaftlern, Beratern und Patienten. Ziel von DiabetesDE ist es, die zahlreichen Aktivitäten zu bündeln und gemeinsam wirkungsvoller einzusetzen. Dort können Sie Experten direkt Fragen stellen und in den Protokollen alter Chats stöbern.

www.idf.org
Internationale Diabetes Gesellschaft (International Diabetes Federation).

www.ispad.org
Internationale Fachgesellschaft für Diabetes bei Kindern und Jugendlichen (International Society for Pediatric and Adolescent Diabetes, ISPAD). Ziel ist es, die klinische und Grundlagenforschung voranzutreiben sowie für Schulungen und rechtliche Belange der Kinder und Jugendlichen mit Diabetes einzustehen.

www.diabetikerbund.de
Der Deutsche Diabetiker Bund e.V. ist die größte Selbsthilfeorganisation für Menschen mit Diabetes in Deutschland, in jedem Bundesland vertreten auch mit Jugendreferenten für Fragen rund um den Diabetes bei Kindern und Jugendlichen.

http://menschen-mit-diabetes.de
Die Deutsche Diabetes Hilfe ist eine Selbsthilfeorganisation und Interessenvertretung im Bereich Diabetes. Sie engagiert sich politisch für die Rechte und Nöte von Betroffenen. Sie macht sowohl bundesweit als auch regional Selbsthilfearbeit.

www.diabetesinformationsdienst-muenchen.de
Hier bietet das Helmholtz Zentrum München wissenschaftlich abgesicherte Informationen rund um den Diabetes, außerdem Downloads über aktuelle Forschung und derzeit laufende klinische Studien.

www.d-p-v.eu
Datenbank, in die fast alle deutschen und österreichischen Diabetes-Zentren für Kinder und Jugendliche ihre anonymisierten Behandlungsdaten zum Benchmarking eingeben. Umfangreiche Studien und Forschungs-Veröffentlichungen (DPV-Wiss.).

www.sweet-project.eu
Europäisches Netzwerk zur Verbesserung der Diabetesversorgung von Kindern. Informationen über die Behandlung von Kindern und Jugendlichen mit Diabetes in Europa.

www.familienratgeber.de
Familienratgeber für Menschen mit Behinderungen und ihre Familien.

www.triplep.de
Triple P-Beratungen, Kurse, Trainings und Materialien für Eltern werden in zahlreichen Arbeitsfeldern eingesetzt. Unterschiedliche Fortbildungen für verschiedene Berufsgruppen.

www.sesk.de
»Starke Eltern, Starke Kinder« ist ein Kursangebot für alle Mütter und Väter, die mehr Freude und zugleich mehr Sicherheit in der Erziehung erreichen möchten. Es ist ein Angebot des Deutschen Kinderschutzbundes.

www.stiftung-dianino.de
Gemeinnützige Stiftung. Hilft betroffenen Kindern und Jugendlichen und ihren Eltern mit einer Hotline und mit bundesweiten Einsätzen von Diabetes-Nannys in schwierigen Lebenssituationen. Eltern und Kinder mit Diabetes können in Absprache mit ihrem Arzt direkte häusliche Unterstützung erhalten.

www.diabetes-kids.de
Die private Initiative Diabetes-Kids ist ein kostenloses Forum und die größte virtuelle deutschsprachige Selbsthilfegruppe für Kinder und Jugendliche mit Diabetes mellitus und deren Eltern. Motto: Einer für alle und alle für einen! Ziel ist, den Zusammenhalt und Informationsaustausch zwischen Kindern und Jugendlichen mit Diabetes sowie deren Eltern zu fördern.

www.bunter-kreis-deutschland.de
Sozialmedizinische Nachsorge nach dem Modell Bunter Kreis wird an ca. 80 Standorten in Deutschland durchgeführt. Hierdurch wird die Versorgung von chronisch und schwerstkranken Kindern und Jugendlichen sowie Frühgeborenen und deren Familien nach der Entlassung aus der Klinik in den Alltag unterstützt, vernetzt, organisiert und gefördert.

www.dksb.de
Der Deutsche Kinderschutzbund e.V. wurde 1953 in Hamburg gegründet und setzt sich für den Schutz von Kindern vor Gewalt, gegen Kinderarmut und für die Umsetzung der Kinderrechte in Deutschland ein. Auf der Website finden sich zahlreiche Kontakte und Angebote zu diesem Thema.

www.dianet24.com
Dianet24 ist eine Service Gemeinschaft von Diabetikern, Eltern von Kindern mit Diabetes und medizinischem Fachpersonal. Kreative eigene Geräte fürs Diabetes Management.

www.mydario.com
Entwicklung eines Diabetesmanagements über Smartphone.

www.agpps.de
Arbeitsgemeinschaft Pädiatrische Psychosomatik e.V. (AGPPS).

Apps

(ohne Anspruch auf Vollständigkeit)

Zum Thema Tagebuch:

- MySugr
- DiabetesConnect
- DiabetesPlus
- Sidiary
- iGlu
- meinDiabetes
- Diabetes-Tagebuch
- Diabass
- vitadock medisana
- iHealth GlucoSmart

Software

Bietet jede Messgeräte- und Insulinpumpenfirma an, zusätzlich:

- Diabass PC-Programm für BZ-Werte und vieles andere mehr
- Spectrum
- diabeto cloud

Zum Thema Ernährung

- fooddb
- Nährwerte
- carbs +cals
- Diabetes-Ernährung pro
- Broteinheiten-Rechner
- Nährwerte
- FPE Rechner
- Restaurant Fast Food

Wecker zur Unterstützung für BZ-Messung und Insulinabgaben

- Casio Baby G BG-1001
- Casio Wave Ceptor Funkuhr WV-300 DE-7 BER Digital. https://itunes.apple.¬com/de/app/wecker-fur-diabetiker-gold
- http://www.popseller.de/templates/product0.tpl.php?artnr=RE9824
- Ein Beispiel: http://www.dia-beat-this.de/2015/03/der-diabetes-macht-urlaub.¬html

Literatur

Albert M, Hurrelmann K, Quenzel G (2015) TNS Infratest Sozialforschung. 17. Shell Jugendstudie, Jugend. Fischer-Verlag, Frankfurt.

American Psychiatric Association: Diagnostic and Statistical Manual of Mental Disorders. 2014.

Amelang M, Zielinski W (2002) Psychologische Diagnostik und Intervention: Springer-Verlag, Berlin, Heidelberg, New York.

Aust-Claus E (2010) Manual für den Eltern Coach. Das kompakte Handbuch zur Durchführung eines Elterntrainings für Eltern von ADS/ADHS-Kindern mit 49 Präsentationsfolien und 20 OptiMemos. ISBN: 978-3-937003-03-0.Verlag Optimind Media, Wiesbaden.

Bächle C, Stahl-Pehe A, Rosenbauer J: Auffälliges Essverhalten und Essstörungen bei Kindern und Jugendlichen mit Diabetes mellitus Typ 1: Ursachen und Häufigkeit. Ernährungsumschau International 2013. 60(4):58-65.

Banaschewski T, Coghill D, Paramala S, Zuddas A, Asherson P, Buitelaar J, Danckaerts M, Döpfner M, Faraone SV, Rothenberger A, Sergeant J, Steinhausen HC, Sonuga-Barke EJ, Taylor E: Langwirksame Medikamente zur Behandlung der hyperkinetischen Störungen. Eine systematische Übersicht und europäische Behandlungsleitlinien. Teil II: Ein quantitativer Vergleich der langwirksamen Präparate. Z Kinder Jugendpsychiatr Psychother. 2008. 36: 81-96.

Bargh JA: What have we been priming all these years? On the development, mechanisms, and ecology of nonconscious social behaviour. Eur. J. Soc. Psychol. 2006. 36, 147–168.

Barkley RA (2006) Attention deficit hyperactivity disorder: A Handbook for Diagnosis and Treatment, 3rd edn. Guilford, New York.

Barnard KD, Lloyd CE (Ed.) (2012) Psychology and Diabetes Care. A Practical Guide. Springer-Verlag, Berlin, Heidelberg, New York.

Bartus B, Holder M (2015) Das Kinder-Diabetes-Buch. Glücklich groß werden mit Diabetes Typ 1. Trias, Stuttgart.

Bartus B, Holl RW, Leichter HE, Hecker W: Veränderung der Blutzuckerwerte junger Kinder mit Diabetes mellitus-Typ-1 nach einem altersgerechten Eltern-Kind-Training zur Hypoglykämie-Vermeidung. Diabetes und Stoffwechsel. 2004. (13): 187–192.

Bartus B, Holl RW, Hecker W: Evaluation eines altersgerechten, spielorientierten Hypoglykämie-Trainings bei jungen Kindern. 37. Jahrestagung der Deutschen Diabetes-Gesellschaft, Dresden. Abstract: Diabetes und Stoffwechsel. 2002. 11(1).

Belfer M: Child and adolescent mental disorders: the magnitude of the problem across the globe. J Child Psychol Psychiatr. 2008. 49(3):226-236.

Berry JG, Bloom S, Foley S, Palfrey JS: Health inequity in children and youth with chronic health conditions. Pediatrics. 2010. 126 Suppl 3:111-9.

Blackman JA, Conaway MR: Developmental, emotional and behavioral co-morbidities across the chronic health condition spectrum. J Ped Rehab Med. 2013. 6(2):63-71.

Blanz B (1995) Psychische Störungen und Compliance beim juvenilen Diabetes. Band 2. Barth-Verlag, Heidelberg.

Bohleber W (2011) Grundzüge adoleszenter Entwicklung: Psychoanalytische Perspektiven. In: Uhlhaas PJ, Konrad K: Das adoleszente Gehirn. Kohlhammer Verlag.

Bonfig W, Kapellen T, Dost A, Fritsch M, Rohrer T, Wolf J, Holl RW: On behalf of the DPV-initiative and the BMBF competence network for diabetes mellitus: Growth in children and adolescents with type 1 diabetes. J Pediatr. 2012. Jun.160(6):900-903.

Bradley C (Ed.) (1996) Handbook of Psychology and Diabetes. A Guide to psychological measurements in diabetes research and management. Harwood.

Brakemeier EL, Normann C, Berger M: The etiopathogenesis of unipolar depression. Neurobiological and psychosocial factors. Bundesgesundheitsblatt Gesundheitsforschung Gesundheitsschutz 2008. 51:541-550.

Brent D, Emslie G, Clarke G et al: Switching to another SSRI or to venlafaxine with or without cognitive behavioural therapy for adolescents with SSRI-resistent depressions: the TOR-DIA randomized controlled trial. JAMA 2008. 299:901-913.

Bryden KS, Dunger D, Mayou RA, Peveler RC, Neil HA: Poor Prognosis of Young Adults With Type 1 Diabetes: A Longitudinal Study. Diabetes Care 2003. 26(4):1052-7.

Chen HJ, Lee YJ, Yeh GC, Lin HC: Association of attention-deficit/hyperactivity disorder with diabetes: a population-based study. Pediatr Res 2013. April 73: 492-6.

Cohen E, Mackenzie RG, Yates GL: HEADSS, a psychosocial risk assessment instrument: implications for designing effective intervention programs for runaway youth. J Adolesc Health 1991. 12:539-544.

Colton PA, Olmsted MP, Daneman D, Farquhar JC, Wong H, Muskat S, Rodin GM: Eating Disorders in Girls and Women With Type 1 Diabetes: A Longitudinal Study of Prevalence, Onset, Remission, and Recurrence. Diabetes Care July 1, 2015. 38:1212-1217.

Copeland WE, Angold A, Costello EJ, Egger H: Prevalence, Comorbidity and Correlates of Proposed DSM-5 Disruptive Mood Dysregulation Disorder. Am J Psychiatry. 2013 Feb 1. 170(2): 173–179.

Cote SM, Boivin M, Liu X et al: Depression and anxiety symptoms: onset, developmental course and risk factors during early childhood. J Child Psychol Psychiatry 2009. 50:1201-1208.

Cox DJ, Gonder-Frederick L, Ritterband L, Clarke W, Kovatchev BP: Prediction of severe hypoglycemia. Diabetes Care. 2007. Juni.30(6):1370-3.

Craig ME, Hattersley A, Donaghue K. International Society for Pediatric and Adolescent Diabetes: ISPAD Clinical Practice Consensus Guidelines 2006-2007. Definition, epidemiology and classification. Pediatr Diabetes 2008. 7:343-351.

Cryer PE: Diverse causes of hypoglycemia-associated autonomic failure in diabetes. N Engl J Med 2004. 350:2272-2279.

Cryer PE (2012) Hypoglycemia in diabetes: pathophysiology, prevalence and prevention. 2nd ed. Alexandria, VA: American Diabetes Association.

Cryer PE: Mechanisms of Hypoglycemia-Assosiated Autonomic Failure in Diabetes. N Engl J Med 2013. 369:362-72.

Danne T, Kordonouri O: Use of technology to potentially preserve C-Peptide in type 1 diabetes mellitus. Pediatr Endocrinol Rev. 2010. Aug 7. Suppl 3:396-400.

De Shazer S (1982) Patterns of brief family therapy. An ecosystemic approach. New York. Guilford Press (The Guilford family therapy series).

Deutscher Kinderschutzbund e.V. (2009) Handbuch Starke Eltern, Starke Kinder.

Deutsches Institut für Medizinische Dokumentation und Information (2015) Internationale statistische Klassifikation der Krankheiten und verwandter Gesundheitsprobleme ICD 10-GM.

De Zwaan M et al.: Association between Obesity and Adult Attention-Deficit/Hyperactivity Disorder in a German Community-Based Sample. Obes Facts 2011. 4:204-211.

Diabetes-Atlas, International Diabetes Federation 2011, 3rd edn.

Döpfner M, Schürmann S, Frölich J, Gehrmann K (2002) Therapieprogramm für Kinder mit hyperkinetischem und oppositionellem Problemverhalten THOP. Beltz-Verlag, Weinheim. 3. Auflage.

Döpfner M, Plück J, Bölte S, Lenz K, Melchers P, Heim K (1998) Fragebogen für Jugendliche, Deutsche Bearbeitung des Youth Self-Report (YSR) der Child Behavior Checklist, Einführung und Anleitung zur Handauswertung Köln: KJFD, Arbeitsgruppe Kinder-, Jugend- und Familiendiagnostik.

Domino ME, Burns BJ, Silva SG et al: Cost-effectiveness of treatments for adolescent depression: results from TADS. Am J Psychiatry 2008.165:588-596.

Egle U (2012): Welche Auswirkungen können Verletzungen des Kindeswohles auf Kinder haben? In: Kinderschutzzentrum Berlin e.V. (Hrsg.): Kindeswohlgefährdung Erkennen und Helfen. Kindeswohlgefährdung aus neurobiologischer Sicht. Kinderschutzzentrum Berlin e.V.

Egmont Media Solutions: Kids Verbraucher Analyse 2015. Berichtsband.

Ehehalt S, Dietz K, Willasch AM, Neu A, DIARY-Group Baden-Wuerttemberg: Prediction model for the incidence and prevalence of type 1 diabetes in childhood and adolescence: evidence for a cohort-dependent increase within the next two decades in Germany. Pediatr Diabetes 2012. Feb.13(1):15-20.

Esch T (2012) Die Neurobiologie des Glücks. Wie die positive Psychologie die Medizin verändert. Thieme, Stuttgart, New York.

Esser G, Weinel H (1990) Vernachlässigende und ablehnende Mütter in Interaktion mit ihren Kindern. In: Martinius J, Frank R (Hrsg.): Erkennen, Bewusstmachen, Helfen. Huber, Bern, Stuttgart, Toronto.

Fegert JM, Kölch M (Hrsg.) (2013) Klinikmanual Kinder- und Jugendpsychiatrie und -psychotherapie. Springer, Berlin, Heidelberg, 2nd ed.

Feldman HM, Reiff MI: Attention Deficit-Hyperactivity Disorder in Children and Adolescents. N Engl J Med 2014. 370:838-846.

Felitti VJ: The relationship of adverse childhood experiences to adult health: turning gold into lead. Z Psychosom Med Psychother 2002. 48:359-369.

Fritsch M, Rosenbauer J, Schober E, Neu A, Placzek K, Holl RW for the German Competence Network: Diabetes mellitus and the DPV initiative Predictors of diabetic ketoacidosis in children and adolescents with type 1 diabetes. Experience from a large multicenter data base. Pediatric Diabetes 2011. 12: 307-312.

Gehr B (2015) Spectrum - Schulungsset. Schulungs- und Behandlungsprogramm zur kontinuierlichen Glukosemesseng (CGM) für Menschen mit Typ-1-Diabetes. Kirchheim-Verlag.

Gelfand K, Geffken G, Lewin A, Heidgerken A, Grove MJ, Malasanos T, Silverstein J: An initial evaluation of the design of pediatric psychology consultation service with children with diabetes. J Child Health Care 2004. 8(2):113-23.

Geisbüsch CM, Bühren K: Essstörungen bei Diabetes mellitus. Monatsschr Kinderheilkd 2015. 163:696-700.

Gilbert R, Spatz Widom C, Browne K et al: Burden and consequences of child maltreatment in high-income countries. Lancet 2009. 373(9657);68-81.

Grabert M, Schweiggert F, Holl RW: A framework for diabetes documentation and quality management in Germany: 10 years of experience with DPV. Comput Methods Programs Biomed 2002. 69(2):115-21.

Grave K (2004) Neuropsychotherapie. Hogrefe, Göttingen, Bern, Toronto, Seattle, Oxford, Prag.

Grossmann K, Grossmann KE (2008) Bindungen – das Gefüge psychischer Sicherheit. Klett-Cotta: Stuttgart.

Groen G, Petermann F (2011) Depressive Kinder und Jugendliche. Klinische Kinderpsychologie. 2., überarbeitete Auflage. Hogrefe Verlag, Göttingen.

Haberthür N (2005) Kinder im Schatten. Geschwister behinderter Kinder. Zytglogge.

Haak T, Kellerer M (Hrsg.) (2009): Diagnostik, Therapie und Verlaufskontrolle des Diabetes mellitus im Kindes- und Jugendalter. Kirchheim-Verlag, Mainz.

Hasselhorn M, Marx H, Schneider W (Hrsg.) (2004) DEMAT 2+. Deutscher Mathematiktest für zweite Klassen. Hogrefe-Verlag, Göttingen.

Hazel NA, Hammen C, Brennan PA, et al: Early childhood adversity and adolescent depression: the mediating role of continues stress. Psychol Med 2008. 38:581-589.

Hecker W, Bartus B, Heinze E, Holl RW: Stoffwechseleinstellung des Diabetes mellitus Typ-1 bei Kindern und Jugendlichen deutscher und ausländischer Herkunft. Diabetes und Stoffwechsel. 1998. 7:177-180.

Heinroth K: Oskar Heinroth (1988) In: Der Kreis um Konrad Lorenz. Ideen, Hypothesen, Ansichten. Festschrift anlässlich des 85. Geburtstages von Konrad Lorenz am 7. Nov. 1988. Verlag Paul Parey, Berlin/Hamburg.

Herpertz-Dahlmann B, Hagenah U: Essstörungen in Kindheit und Adoleszenz. Monatsschr Kinderheilkd 2015. 163:688-695.

Hetrick S, Merry S, McKenzie J et al: Selective serotonin reuptake inhibitors (SSRIs) for depressive disorders in children and adolescents. Cochrane Database Syst Rev 2007; CD 004851.

Hilgard D: Kooperative Behandlungsansätze bei Diabeteskranken Kindern. In: Der Merkurstab (2002). Sonderheft Diabetes.

Hoey H, Hvidoere Study Group on childhood Diabetes: Psychosocial factors are associated with metabolic control in adolescents: research from the Hvidoere Study Group on Childhood Diabetes. Pediatr Diabetes 2009. 10(Suppl.13):9-14.

Holterhus PM, Beyer P, Bürger-Büsing J et al. (2009) Diagnostik, Therapie und Verlaufskontrolle des Diabetes mellitus im Kindes- und Jugendalter. In: Haak T, Kellerer M (Hrsg): S3 Leitlinie der Deutschen Diabetes Gesellschaft. Kirchheim-Verlag, Mainz.

Hucklenbroich C: Chronisch kranke Jugendliche: Mit achtzehn reißt der Kontakt zum Arzt einfach ab. FAZ 18.9.2014.

Hürter P, Lange K, Jastram HU et al. (2013) Diabetes-Buch für Kinder: ein Behandlungs- und Schulungsprogramm. 4. Auflage. Kirchheim-Verlag, Mainz.

Icks A, Strassburger K, Baechle C, Rosenbauer J, Giani G, Beyer P, Holl RW: Frequency and cost of diabetic ketoacidosis in Germany – study in 12,001 paediatric patients. Exp Clin Endocrinol Diabetes. 2013 Jan. 121(1):58-9.

Jaser SS, Linsky R, Grey M: Coping and psychological distress in mothers of adolescents with type 1 diabetes. Matern Child Health J. 2014 Jan;18(1).

Jaser SS, White LE: Coping and resilience in adolescents with type 1 diabetes. Child Care Health Dev 2011. 37:335-342.

Jessor R: New perspectives on adolescent risk behavior. In: Jessor R (Hrsg.) (1998) New perspectives on adolescent risk behaviour. Cambridge: Cambridge University Press. S. 1-10.

Jucksch V, Salbach-Andrae, Lenz K et. al.: Severe affective and behavioural dysregulation is associated with significant psychosocial adversity and impairment. J Child Psychol Psychiatry. 2011 Jun. 52(6):686-95.

Kakleas K1, Kandyla B, Karayianni C, Karavanaki K: Psychosocial problems in adolescents with type 1 diabetes mellitus. Diabetes Metab. 2009. Nov 35(5):339-50.

Karges B, Neu A, Hofer SE, Rosenbauer J, Kiess W, Rütschle H, Dost A, Kentrup H, Holl RW: Frequency and influencing factors of ketoacidosis at diabetes onset in children and adolescents–a long-term study between 1995 and 2009. Klin Padiatr. 2011 Mar 223 (2):70-3.

Kennard BD, Emslie GJ, Mayes TL et al: cognitive-behavioral therapy to prevent relapse in pediatric responders to pharmacotherapy for major depressive disorder. J Am Acad child Adolesc Psychiatry 2008. 47:1395-1404.

Kienle GS, Meusers M, Quecke B, Hilgard D: Patient-centered diabetes care in children: an integrated, individualized, systems-oriented, and multidisciplinary approach. Glob. Adv. in Health and Med. 2(2):10–17.

Kolb, H (2000) Äthiopathogenese des Typ 1 Diabetes inkl. Genetik, in: Berger M (Hrsg.) Diabetes mellitus. Urban und Fischer. p. 247ff.

Konrad K, Fink C, Uhlhaas PJ: Hirnentwicklung in der Adoleszenz. Neurowissenschaftliche Befunde zum Verständnis dieser Entwicklungsphase. Dtsch Aerztebl Int 2013. 110 (25):425-31.

Konrad K, Thon A, Fritsch M, Fröhlich, Reiterer E, Lilienthal E, Wudy SA, Holl RW for the German/Austrian DPV Initiative: Comparison of Cystic Fibrosis-related diabetes with type1 diabetes based on a German/Austrian pediatric diabetes registry. Diabetes Care 2013. 36, 879-886.

Kordonouri O: Diabetestherapie bei Kindern und Jugendlichen. Diabetologie 2013. 8;R15-R30.

Kovacs M, Iyengar S, Goldston D, Stewart J, Obrosky DS, Marsh J: Psychological functioning of children with insulin-dependent diabetes mellitus: a longitudinal study. J Pediatr Psychol 1990. 15:619–632.

Kovacs M, Obrosky DS, Goldston D, Drash A: Major depressive disorder in youths with IDDM. A controlled prospective study of course and outcome. Diabetes Care 1997. Jan. 20(1):45-51.

Kromeyer-Hauschild K, Wabitsch M, Kunze D et al.: Perzentile für den Body Mass Index für das Kindes- und Jugendalter unter Heranziehung verschiedener deutscher Stichproben. Monatsschrift Kinderheilkunde 2001. 149:807-818.

Kükelhaus H (2008) Entfaltung der Sinne, Verlag Schloss Freudenberg.

Kulzer B, Albus C, Herpertz S, Kruse J, Lange K, Lederbogen F, Petra F: Psychosoziales und Diabetes (Teil 1). S2-Leitlinie Psychosoziales und Diabetes – Langfassung. Diabetologie 2013. 8:198-242.

Kulzer B, Schmitt A, Haak T, Hermanns N: Behandlung von subklinischer Depression bei Menschen mit Diabetes. DIAMOS: ein Behandlungsprogramm zur Reduktion der sub-klinischen Depressivität bei Menschen mit Diabetes. Diabetes, Stoffwechsel und Herz 2013. 3:22: 169-174.

Kulzer B, Schmitt A, Haak T, Kruse J, Hermanns N: Behandlung von subklinischer Depression bei Menschen mit Diabetes. Diabetes, Stoffwechsel und Herz 2013. 22,3;169-74.

Kyngas HA, Kroll T, Duffy MY: Compliance in adolescents with chronic diseases: a review. J Adolesc Health 2000. 26;379-388.

Laffel LM, Connell A, Vangsness L, Goebel-Fabbri A, Mansfield A, Anderson BJ: General quality of life in youth with type 1 diabetes: relationship to patient management and diabetes-specific family conflict. Diabetes Care 2003 Nov. 26(11):3067-73.

Lampert T, Kuntz B, KIGGS Study Group: Tabak- und Alkoholkonsum bei 11 – 17-jährigen Jugendlichen. Ergebnisse der KIGGS-Studie - Erste Folgebefragung (KIGGS Welle 1). Bundesgesundheitsbl 2014. 57:830-839.

Lange K, Burger W, Haller R et al (2009) Jugendliche mit Diabetes – ein Schulungsprogramm. 2. Aufl. Kirchheim Verlag, Mainz.

Lange K, Hirsch A (2002) Psycho-Diabetologie. Personenzentriert beraten und behandeln. Kirchheim Verlag, Mainz.

Lange K, Saßmann H: Diabetes Education in Pediatric Care. Structures and implementation in practice. Diabetologe 2013. 9:140-146.

Laron Z, Galatzer A, Amir S, Gil R, Karp M, Mimoun M: A Multidisciplinary, Compre-hensive, Ambulatory Treatment Scheme for Diabetes Mellitus in Children. Diabetes Care 1979. 2,4.

Laucht M, Esser G, Schmidt MH: Längsschnittforschung zur Entwicklungsepidemiologie psy-chischer Störungen: Zielsetzung, Konzeption und zentrale Befunde der Mannheimer Risi-kostudie. Zeitschrift f. klinische Psychologie und Psychotherapie. Okt. 2000. 29(4):246-262.

Lazarus RS, Folkman S (1984) Stress, appraisal and coping. New York, Springer.

Lehmkuhl G (Hrsg.) (1996) Chronisch kranke Kinder und ihre Familien. Quintessenz, München.

Leibenluft E: Severe Mood Dysregulation, Irritability, and the Diagnostic Boundaries of Bi-polar Disorder in Youths. Am J Psychiatry. 2011 Feb. 168(2): 129-142.

Lenz A (2014) Kinder psychisch kranker Eltern. 2. Auflage Hogrefe-Verlag, Göttingen.

Lytle LA, Murray DM, Perry CL et. al.: School-Based Approaches to Affect Adolescents' Diets: Results From the TEENS –Study. Health Educ Behav April 2004. 31, 2: 270-287.

Levine B-S, Anderson BJ, Butler DA et al.: Predictors of glycemic control and short-term adverse outcomes in youth with type 1 diabetes. J Pediatr 2001. 139: 197-203.

Longcamp M, Boucard C, Gilhodes J, Velay J: Learning through hand- or typewriting influences visual recognition of new graphic shapes: behavioral and functional imaging evidence. J Cogn Neurosci. 2008 May. 20(5):802-15.

Lotstein DS, Seid M, Klingensmith G, Case D, Lawrence JM, Pihoker C, Dabelea D, Mayer-Davis EJ, Gilliam LK, Corathers S, Imperatore G, Dolan L, Anderson A, Bell RA, Waitz-felder B; SEARCH for Diabetes in Youth Study Group. Transition from pediatric to adult care for youth diagnosed with type 1 diabetes in adolescence. Pediatrics. 2013 Apr. 131(4): e1062-70.

Luit van JEH, Rijt van de BAM, Hasemann K (2001) OTZ: Osnabrücker Test zur Zahlbegriffsentwicklung. Hogrefe, Göttingen.

March J, Silva S, Curry J et al: The treatment for Adolescents with Depression Study (TADS): outcomes over 1 year of naturalistic follow-up. Am J Psychiatry 2009. 166:1141-1149.

March J, SilvaS, Petrycki S et al: Fluoxetine, cognitive-behavioral therapy, and their combination for adolescents with depression: Treatment for Adolescents With Depression Study (TADS) randomized controlled trial. JAMA 2004. 292:807-820.

Martin, S. and H. Kolb, Pathogenese und Immuntherapie des Diabetes mellitus Typ 1. Diabetes und Stoffwechsel, 1998. 7: 17-24.

Marrero DG, Guare JC, Vandagriff JL, Fineberg NS: Fear of hypoglycemia in the parents of children and adolescents with diabetes: maladaptive or healthy response? Diabetes Educator 1997. 23:281-286.

McGuffin P, Rijsijk F, Andrew M et al: The heritability of bipolar affective disorder and the genetic relationship to unipolar depression. Arch Gen Psychiatry 2003. 60:497-502.

Meissner T, Wolf J, Kersting M, Fröhlich- Reiterer E, Flechtner-Mors M, Salgin B, Stahl A, Holl RW for the DPV-Wiss-Study Group, and the BMBF competence networks Diabetes mellitus and Obesity: Cross-sectional analysis of the reported carbohydrate intake in relation to BMI, glycated hemoglobin A1c and lipid profile in children and adolescents with type 1 diabetes. Clinical Nutrition 2014. 33(1):75-78.

Mesotten D, Gielen M, Sterken C et al: Neurocognitive development of children 4 years after critical illness and treatment with tight glucose control. A randomized controlled trial. JAMA 2012. 308:1641–1650.

Meusers M, Scheuing N, Bächle C, Becker M, Berger G, Haberland H, Mirza J, Plener P, Sengbusch S, Thienelt M, Holl RW für die DPV-Wiss-Initiative und das Kompetenznetz Diab. mell des BMBF. CSII bei Kindern und Jugendlichen mit T1DM und psychiatrischer Komorbidität – Therapiebeginn und -abbrüche im Vergleich. Eine Analyse auf Basis von DPV-Daten. JAPED 2014 – Gemeinsame Jahrestagung der Deutschen Gesellschaft für Kinderendokrinologie und -diabetologie e.V. und der Arbeitsgemeinschaft Pädiatrische Diabetologie. Monatsschr Kinderheilkd 2014. 162 (10):938 (FVD-03).

Minden K, Niewerth M: In Bewegung bleiben. Transition vom Kindes- ins Erwachsenenalter bei Rheumapatienten. Monatsschr Kinderheilkd 2012. 160:855-862.

Mortensen HB, Robertson KJ, Aanstoot HJ et al. Hvidore Study Group on Childhood Diabetes. Insulin management and metabolic control of type 1 diabetes mellitus in childhood and adolescence in 18 countries. Diabet Med 1998. 15: 752-759.

Mumme S, Bielstein A, Otto KP, Lepler R, Holl RW: ADHS bei Diabetes mellitus in der Pädiatrie. Diabetologie und Stoffwechsel 2009. 4 - P_117.

Müther S, Müller B, Moers A von, Burger W (2012) Berliner Transitionsprogramm – ein Strukturkonzept für die Transition in die Erwachsenenmedizin. In: Reincke M, Zepp F (Hrsg): Medizinische Versorgung in der Transition. Spezielle Anforderungen beim Übergang vom Kindes- und Jugendalter zum Erwachsenenalter. Report Versorgungsforschung, Bd.5. Deutscher Ärzteverlag: Köln. 157-168.

Nordfeldt S, Jonsson D: Short-term effects of severe hypoglycaemia in children and adolescents with type 1 diabetes. A cost-of-illness study. Acta Paediatr. 2001 Feb. 90(2):137-42.

Patterson CC, Gyürüs E, Rosenbauer J, Cinek O, Neu A, Schober E, Parslow RC, Joner G, Svensson J, Castell C, Bingley PJ, Schoenle E, Jarosz-Chobot P, Urbonaité B, Rothe U, Krzisnik C, Ionescu-Tirgoviste C, Weets I, Kocova M, Stipancic G, Samardzic M, de Beaufort CE, Green A, Dahlquist GG, Soltész G. Trends in childhood type 1 diabetes incidence in Europe during 1989-2008: evidence of non-uniformity over time in rates of increase. Diabetologia. 2012, Aug. 55(8):2142-7.

Paul M, Backes J: Frühe Hilfen zur Prävention von Kindesmisshandlung und -vernachlässigung. Monatsschr Kinderheilkd 2008. 156:662-668.

Peacock JL, Peacock PJ (2011) Oxford Handbook of Medical Statistics. Oxford.

Pescosolido BA, Perry BL, Martin JK et al: Stigmatizing attitudes and beliefs about treatment and psychiatric medications for children with mental illness. Psychiatr Serv 2007. 58 (5):613-618.

Petermann F (Hrsg.) (1997) Patientenschulung und Patientenberatung. Ein Lehrbuch. Hogrefe: Göttingen, Bern, Toronto, Seattle, 2. Auflage.

Petermann F, Petermann U (2011) WISC IV: Wechsler-Intelligenztest für Kinder. 4. Auflage, Hogrefe, Göttingen.

Petrak F, Herpertz S (Hrsg.) (2013) Psychodiabetologie. Springer-Verlag: Berlin, Heidelberg.

Piaget J (1978) Das Weltbild des Kindes. Klett-Cotta.

Pihoker C, Badaru A, Anderson A, Morgan T, Dolan L, Dabelea D, Imperatore G, Linder B, Marcovina S, Mayer-Davis E, Reynolds K, Klingensmith GJ; SEARCH for Diabetes in Youth Study Group: Insulin regimens and clinical outcomes in a type 1 diabetes cohort: the SEARCH for Diabetes in Youth study. Diabetes Care. 2013 Jan. 36(1):27-33.

Pinquart M (Hrsg.) (2013) Wenn Kinder und Jugendliche körperlich chronisch krank sind. Psychische und soziale Entwicklung, Prävention, Intervention. Springer-Verlag, Berlin, Heidelberg.

Ravens-Sieberer U, Wille N, Bettke S, Erhart M: Psychische Gesundheit von Kindern und Jugendlichen in Deutschland. Bundesgesundheitsblatt Gesundheitsforschung Gesundheitsschutz 2007. 5-6:871-878.

Remschmidt H, Mattejat F, Warnke A (Hrsg.) (2010) Therapie psychischer Störungen bei Kindern und Jugendlichen. Ein integratives Lehrbuch für die Praxis. Thieme Verlag, Stuttgart, New York 2. Auflage.

Robert-Koch-Institut (2008) KIGGS. Kinder- und Jugendsurvey 2003-2006. Berlin.

Robert-Koch-Institut (2011) Beiträge zur Gesundheitsberichterstattung des Bundes. Referenzperzentile für anthropometrische Maßzahlen und Blutdruck aus der Studie zur Gesundheit von Kindern und Jugendlichen in Deutschland (KiGGS). Berlin.

Rogers C. R (1994) Therapeut und Klient. Grundlagen der Gesprächspsychotherapie. Fischer Taschenbuch-Verlag, Frankfurt am Main.

Rosenbauer J, Dost A, Karges B et al: Improved metabolic control in children and adolescents with type 1 diabetes – a trend analysis using prospective multi-centre data from Germany and Austria. Diabetes Care 2012. 35:80-86.

Rosenbauer J, Icks A, Giani G: Epidemiologie des Typ 1-Diabetes im Kindes- und Jugendalter. Kinder- und Jugendarzt, 2001. 32.

Roth R (2002) Kinder mit Diabetes: die ganze Familie ist betroffen. In Lange, K. & Hirsch A. (Hrsg.). Psycho-Diabetologie: personenzentriert beraten und behandeln. 92-112. Mainz, Kirchheim-Verlag.

Scheuing N, Bächle C, Becker M, Berger G, Haberland H, Meusers M, Mirza J, Plener P, von Sengbusch S, Thienelt M, Holl RW: Mental disorder and type 1 diabetes: initiation and discontinuation of CSII in pediatric and young adult patients with ADHD, depression, eating disorder, needle phobia, anxiety or obsessive compulsive disorder or psychosis. A German/Austrian DPV analysis. 40th Annual conference of the International Society for Pediatric and Adolescent Diabetes, Toronto, Canada, 09.2014

Schlippe von A, Schweitzer J (2007) Lehrbuch der systemischen Therapie und Beratung. Vandenhoeck u. Ruprecht, Göttingen.

Schneider S, Iannotti RJ, Nansel TR et al. Identification of distinct selfmanagement styles of adolescents with type 1 diabetes. Diabetes Care 2007. 30(5):1107-12.

Schober E, Otto KP, Dost A, Jorch N, Holl RW for the German / Austrian DPV Initiative and the BMBF competence network diabetes: Association of epilepsy and type1 diabetes in children and adolescents. Is there an increased risk for DKA? J Pediatr. 2012 Apr. 160 (4):662-666.e1.

Schulte-Korne G, Allgaier AK: The genetics of depressive disorders. Z Kinder Jugendpsychiatr Psychother 2008. 36:27-43.

Schwartz DD, Cline VD, Axelrad ME, Anderson BJ: Feasibility, acceptability, and predictive validity of a psychosocial screening program for children and youth newly diagnosed with type 1 diabetes. Diabetes Care. 2011 Feb.34(2):326-31.

Seiffge-Krenke I, Boeger A, Schmidt C, Kollmar F, Floß A, Roth M (1996) Chronisch kranke Jugendliche und ihre Familien. Belastung, Bewältigung und psychosoziale Folgen. Kohlhammer: Stuttgart, Berlin, Köln.

Shazer S (1989) Der Dreh. Überraschende Wendungen und Lösungen in der Kurzzeittherapie. Auer-Verlag, Heidelberg.

Sinzig J: Autismus-Spektrum-Störungen. Monatsschr Kinderheilkd 2015. 163:673-680.

Soltész G: Hypoglycaemia in the diabetic child. In Bailliére's Clinical Endocrinology and Metabolism. Elsevier 1993. 7, (3).

Sozialgesetzbuch (SGB VIII), Achtes Buch. Kinder- und Jugendhilfe. Neugefasst durch Bek. v. 11.9.2012 I 2022; zuletzt geändert durch Art. 2 Abs. 8 G v. 21.1.2015. I 10

Spahis S, Vanasse M, Bélanger SA, Ghadirian P, Grenier E, Levy E.: Lipid profile, fatty acid composition and pro- and anti-oxidant status in pediatric patients with attention-deficit/hyperactivity disorder. Prostaglandins Leukot Essent Fatty Acids. 2008 Jul-Aug. 79(1-2): 47-53.

Spierling KH, Mohr L: Multifamilientherapie in der stationären Diabetesbehandlung. Diabetologie 2014. 9: 391-395.

Spitzer M (2002) Lernen. Gehirnforschung und die Schule des Lebens. Spectrum-Verlag.

Stahl A, Straßburger K, Lange K, Bächle C, Holl R, Giani G, Rosenbauer J: Health-Related Quality of Life Among German Youths With Early-Onset and Long-Duration Type 1 Diabetes. Diabetes Care 2012. 35:1736-1742.

Steiner R (1954) Philosophie der Freiheit. Grundzüge einer modernen Weltanschauung. Rudolf Steiner-Verlag, Dornach Schweiz.

Stierlin H (2007) Gerechtigkeit in nahen Beziehungen. Systemisch-therapeutische Perspektiven. Carl-Auer Verlag, 2. Auflage, Bergheim.

Swift PGF: Diabetes education in children and adolescents. ISPAD clinical practice consensus guidelines 2009 compendium. Pediatr Diabetes 2009. 10 Suppl 12:51-57.

Taylor E, Döpfner M, Sergeant J et al: European Clinical guidelines for hyperkinetic disorder – first upgrade. Eur Child Adolesc Psychiatry 2004. 13 Suppl 1, I7- 30.

The Diabetes Control and Complications Trial Research Group. The effect of intensive treatment of diabetes on the development and progression of long-term complications in insulin-dependent diabetes mellitus. N Engl J Med 1993. 329: 977–986.

Thun-Hohenstein: Kinder im Spannungsfeld von Psyche und Soma. Das Aufgabenfeld Mental Health. Monatsschr Kinderheilkd 2012. 160:839-849.

Uhlhaas PJ, Konrad K (Hrsg) (2011) Das adoleszente Gehirn. Kohlhammer, Stuttgart.

Von Hagen C, Schwarz HP (Hrsg.) (2009) Psychische Entwicklung bei chronischer Krankheit im Kindes- und Jugendalter. Kohlhammer, Stuttgart.

Von Voss H (Hrsg.) (2002) Unaufmerksam & hyperaktiv. Wissen und Praxis zu ADHD. Kirchheim, Mainz.

Voorhees Van BW, Paunesku D, Kuwabara SA et al: Protective and vulnerability factors predicting new onset depressive episode in a representative of U.S. adolescents. J Adolesc Health 2008. 42:605-616.

Wabitsch M, Zwiauer K, Hebebrand J, Kiess W (Hrsg) (2005) Adipositas bei Kindern und Jugendlichen. Grundlagen und Klinik. Springer-Verlag, Berlin, Heidelberg, New York.

Wabitsch, M, Kunze, D (2002) Leitlinien der Arbeitsgemeinschaft Adipositas im Kindes- und Jugendalter AGA. Leitlinien der DGfKJ, Urban und Fischer.

Walter J: Jugendliche mit Diabetes Typ 1 in der Kinder- und Jugendpsychiatrie und -psychotherapie. Prax. Kinderpsychol. Kinderpsychiat. 2013. 62:707-725.

Watzlawick W (Hrsg.) (1981) Die erfundene Wirklichkeit. Piper, München.

Werther GA, Court JM (Ed.) (1998) Diabetes and the Adolescent. Miranova: Melbourne.

Wewetzer C: Zwangsstörungen mit Beginn im Kindes- und Jugendalter. Symptomatik und Therapie. Monatsschr Kinderheilkd 2015. 163:681-687.

Whittemore R, Jaser S, Chao A, Jang M, Grey M (2013) Psychological experience of parents of children with type 1 diabetes: a systemic mixed-studies review. Diabetes Educ. 2012. 38 (4):562-79.

Wiedebusch S, Ziegler R (2013): Diabetes mellitus (Typ 1). In: Lohaus A, Heinrich N (Hrsg.): Chronische Erkrankungen im Kindes- und Jugendalter. Psychologische und medizinische Grundlagen. Beltz: Weinheim, Basel.

Wienberg G (Hrsg.) (1992) Die neue »Psychiatrie-Personalverordnung«. Chance für die Gemeindepsychiatrie. 2. erweiterte Auflage, Psychiatrie-Verlag, Bonn.

Wysocki T, Taylor A, Hough BS, Linscheid TR, Yeates KO, Naglieri JA: Deviation from developmentally appropriate self-care autonomy. Association with diabetes outcomes. Diabetes Care 1996 Febr. 19 (2):119-25.

Young-Hyman DL, Davis CL: Disordered Eating Behavior in Individuals with Diabetes: Importance of context, evaluation, and classification. Diabetes Care March 1, 2010. 33:683-689.

Ziegler R, Heidtmann B, Hilgard D, Hofer S, Rosenbauer J, Holl R; DPV-Wiss-Initiative: Frequency of SMBG correlates with HbA1c and acute complications in children and adolescents with type 1 diabetes. Pediatr Diabetes. 2011 Feb. 12 (1):11-7.

Ziegler R, Kiess W: Hypoglykämien bei Kindern und Jugendlichen mit Typ-1-Diabetes. Diabetologe 2013. 9:111-116.

Ziegler, AG, Hummel M, Entstehung des Typ-1-Diabetes - Die ersten Lebensjahre sind entscheidend. Ergebnisse der deutschen Multicenterstudie BABYDIAB. Dt Ärztebl, 2001. 98 (19): p. A 1260-1265.

Zulauf MW, Schweiter M, von Aster M, Weinhold M, Horn R, Zareki R (2005) Testverfahren zur Dyskalkulie bei Kindern. Rev. Fassung Pearson.

Anhang

Anhang 1: Stellungnahme der PPAG e.V. zur Kindeswohlgefährdung bei Diabetes mellitus

Überarbeitete Version 2015

Präambel

Diese Stellungnahme dient dem Schutz der Kinder und Jugendlichen mit Diabetes mellitus. Sie beschreibt Indikationen für frühzeitige Hilfen für Familien, die trotz der Betreuung durch ein multiprofessionelles Diabetes-Team mit der Versorgung ihres Kindes oder Jugendlichen überfordert sind. Die unzureichende Diabetesversorgung führt zu schwerwiegenden Krankheitszuständen, die das Kindeswohl gefährden. Aus diabetologischer Sicht sind Hilfen und Unterstützung für diese Familien im Interesse des Kindeswohls geboten.

Diese Handreichung soll Diabetes-Teams, Jugendämtern und Familiengerichten die Beurteilung einer möglichen Gefährdung des Kindeswohls – orientiert an aktuellen wissenschaftlichen Daten und internationalen Leitlinien – erleichtern.

I. Eine Kindeswohlgefährdung (KWG) aus diabetologischer Sicht liegt regelmäßig vor, wenn eines der folgenden Kriterien als Folge einer unzureichenden psychosozialen Versorgung erfüllt ist:

1. HbA1c-Werte (»Langzeitblutzucker«)[2] von $> 10\%$ über einen Zeitraum von länger als 6 bis 12 Monaten
   oder
2. häufige oder schwere Ketoazidosen (potenziell lebensgefährliche Stoffwechselentgleisungen durch Überzuckerung)
   – mehr als eine Ketoazidose pro Jahr mit pH $< 7{,}2$ oder
   – jede lebensbedrohliche Ketoazidose, z. B. mit pH $< 7{,}0$
oder
3. mehr als zwei unerklärliche Hypoglykämie (Stoffwechselentgleisung durch zu wenig Zucker) mit Bewusstseinsverlust pro Jahr

---

2 sogenanntes »Blutzuckergedächtnis«, i.e. an roten Blutfarbstoff Hämoglobin gebundener Glukoseanteil der letzten zwei bis drei Monate, Zielbereich $< 7{,}5\%$

und obwohl

1. eine leitliniengerechter Behandlung
   und
2. ausreichend durchgeführte altersgerechte Schulungsmaßnahmen (z.B. ambulant, stationär, Reha-Maßnahme)
   und
3. mehrfach Krisengespräche mit dem/der Kinder- und Jugenddiabetologen/in und Psychologen/in/Kinder-/Jugendpsychiater/in
erfolgt und dokumentiert sind.

II. Weitere Hinweise auf eine Kindeswohlgefährdung können sein:

- Es bestehen zusätzliche psychiatrische Erkrankungen, die die Diabetesversorgung gefährden. Es ist dann zwingend vor weiteren Maßnahmen eine psychiatrische Abklärung zu veranlassen und gegebenenfalls eine entsprechende Behandlung sicherzustellen.
- Kind jünger als 12 Jahre kommt unbegleitet in die Diabetesambulanz.
- Termine in der Diabetesambulanz werden wiederholt nicht wahrgenommen.
- Es gibt Hinweise auf Drogen, Alkohol, Gewalt, Missbrauch oder psychiatrische Erkrankungen der Eltern.

III. Liegen die oben genannten Voraussetzungen vor, entscheidet das Diabetes-Team (Vier-Augen-Prinzip, davon mindestens ein/eine Diabetologe/in) unter Berücksichtigung aller sonstigen Umstände, ob eine Kindeswohlgefährdung vorliegt. Die Entscheidung wird schriftlich dokumentiert.

IV. Es gelten die folgenden Empfehlungen für das weitere Vorgehen (Vorgehen bei KWG):

1. Es wird umgehend ein Gesprächstermin mit der Familie und mit mindestens zwei Mitarbeitern der Diabetes-Teams vereinbart. Die Sorgeberechtigten werden darüber informiert, dass, wenn sie zu dem vereinbarten Gesprächstermin nicht kommen, das Jugendamt umgehend schriftlich über die Kindeswohlgefährdung verständigt wird.
2. In dem Gespräch mit den Sorgeberechtigten werden die folgenden Inhalte besprochen und schriftlich dokumentiert:
   - Die Kriterien der Kindeswohlgefährdung sind erfüllt, dies wird (auch schriftlich) erläutert.
   - Der aktuelle Hilfebedarf und die Hilfemöglichkeiten für die Familie werden erarbeitet.
   - Es müssen geeignete Maßnahmen ergriffen werden und konkret dokumentiert werden (z.B. Erziehungshilfe, Jugendhilfe, kinder- und jugendpsychiatrische Behandlung), um die Kindeswohlgefährdung abzuwenden. Die vereinbarten Maßnahmen werden schriftlich dokumentiert.
   - Sind die Erziehungsberechtigten nicht bereit oder in der Lage, an der Abwendung der Kindeswohlgefährdung mitzuwirken oder werden die ver-

einbarten Maßnahmen nicht eingehalten, so ist das Diabetes-Team verpflichtet, dies dem zuständigen Jugendamt umgehend mitzuteilen. Diese Konsequenz wird mit den Sorgeberechtigten besprochen. (In dieser Situation gilt die ärztliche Schweigepflicht nicht und es wird sichergestellt, dass umgehend das Jugendamt über die Kindeswohlgefährdung informiert wird. Im Bericht an das Jugendamt werden bereits erfolgte Maßnahmen erwähnt. Damit ist sichergestellt, dass das Jugendamt seine Aufgaben und seine Verantwortung im psychosozialen Bereich zur Abwendung der Kindeswohlgefährdung übernehmen kann.)

PPAG e.V., 31.10.2015, www.ppag-kinderdiabetes.de

Anhang 2: Empfehlungen für auf die Versorgung von Kindern und Jugendlichen mit Diabetes spezialisierte Wohngruppen i.S. einer wohnortnahen Integration

(Arbeitsgruppe für psychiatrische, psychotherapeutische und psychologische Aspekte der Kinderdiabetologie, PPAG e.V., verabschiedet am 14.3.2015)

Erforderliche Bedingungen für gute Diabetesversorgung in einer Jugendhilfeeinrichtung oder Wohngruppe:

- Strukturiertes multiprofessionelles Betreuungssystem (z. B. Sozialpädagogen, Heilerziehungspfleger), hinreichend groß: »face to face« mit mind. 2:1-Schlüssel.
- Alle Mitarbeiter müssen eine Diabetes-Grundschulung* erhalten und die Grundlagen zur Therapie sowie die Risikosituationen gelernt und verstanden haben.
- Nachschulungen erforderlich mindestens 1x/Jahr, zusätzlich ggf. bei Beginn einer Pumpentherapie, neuen Mitarbeitern, Aufnahme eines neuen Kindes in Einrichtung.
- Eindeutige, verschriftlichte Verantwortungsstruktur und nachvollziehbare Absprachen im Team für die Diabetesversorgung, ein Letztverantwortlicher mit Vertretung ist zu benennen.
- Tägliche (z. B. abendliche) »Tagebuchbesprechungen« (»Sugar-Hour«) durch einen Mitarbeiter der Einrichtung, 1x/Woche ggf. Begleitung durch einen »Diabetesspezialisten« (z. B. Diabetesberater, im Thema erfahrener und geschulter Mitarbeiter, Krankenschwester o.ä.) für Besprechung von diabetesrelevanten Themen in der Gruppe oder einzeln.
- Die Mitarbeiter müssen wissen, wann und wie sie Kontakt mit dem Diabetesteam zeitnah aufnehmen müssen/können, wie z. B.
  - Bei 2 Tagen mit hyperglykämischen BZ-Werte (> 200 mg/dl)
  - Bei akuten Ereignissen (schwere Hypoglykämien, Ketonurie, Abhängigkeit u. ä.)
  - Bei akuter Erkrankung, Operation der betroffenen Kinder → oben!

- Supervision durch einen Supervisor mit fachspezifischer Kompetenz alle 3 Monate.
- Die nächtliche Diabetesversorgung durch geschultes Personal muss gewährleistet sein.
- Erreichbarkeit einer Rufbereitschaft des zuständigen Diabetesteams im Rahmen einer verbindlichen Anbindung an ein Kinder-Diabetes-Team.
- Vorstellung der Kinder mind. alle 3 Monate in der kooperierenden Kinderdiabetologie.
- Behandlungsplanung im Team wöchentlich mit entsprechender Dokumentation, nachvollziehbar dokumentiert.
- Prozesshafte Dokumentation, konkrete Behandlungsdokumentation (BZ-Tagebuch) in der Hand des Betreuerteams.
- Fallbesprechungen mit Team der Einrichtung, Diabetesteam und ggf. Fachberatung alle 6 Monate.
- Die Mitarbeiter müssen Schwierigkeiten der Kooperation von Kindern und Jugendlichen mit Diabetes einschätzen können sowie adäquate Lösungsstrategien anbieten und umsetzen.
- Das Team braucht Handlungsoptionen, um Jugendliche in Motivationskrisen aufzufangen (sozialpädagogisches Handwerkzeug bezogen auf Diabetesversorgung) und eine abgestimmte Diabetesverselbständigung gewährleisten zu können.
- Kenntnis und Berücksichtigung, Umsetzung von Transitions-Gesichtspunkten (Betreuungsgesetz, §35a Jugendhilfe) im diabetesrelevanten Verselbständigungsprozess.
- Zusätzliche Zeit und finanzieller Aufwand ($8 \times 30{,}42 \, € \times 4{,}3$) ist zur Sicherstellung der Diabetesversorgung erforderlich

* Grundschulung = mind. 6 Schulungen à 2 Stunden in der Einrichtung mit den Inhalten eines altersgerechten strukturierten Diabetes-Schulungsprogramms

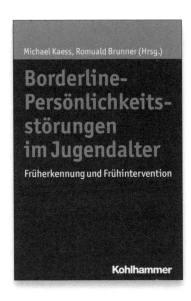

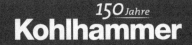

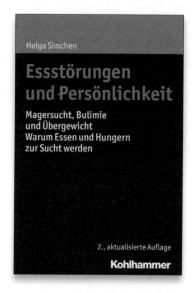

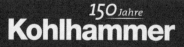